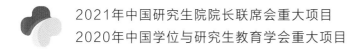

2021年中国研究生院院长联席会重大项目

2020年中国学位与研究生教育学会重大项目

医学教育创新发展
理论与实践

吴凡　汪玲　包涵 等◎著

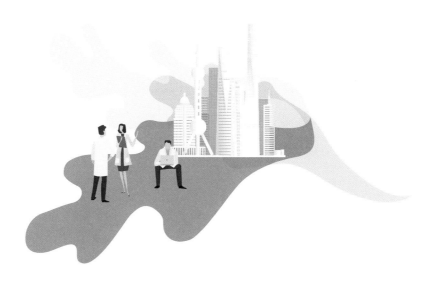

复旦大学出版社

图书在版编目(CIP)数据

医学教育创新发展理论与实践/吴凡等著.—上海：复旦大学出版社，2022.9
ISBN 978-7-309-16385-8

Ⅰ.①医…　Ⅱ.①吴…　Ⅲ.①医学教育-研究　Ⅳ.①R-4

中国版本图书馆 CIP 数据核字(2022)第 156068 号

医学教育创新发展理论与实践
吴　凡　汪　玲　包　涵　等著
图书策划/魏　岚
责任编辑/王　瀛

复旦大学出版社有限公司出版发行
上海市国权路 579 号　邮编：200433
网址：fupnet@ fudanpress. com　　http://www.fudanpress.com
门市零售：86-21-65102580　　团体订购：86-21-65104505
出版部电话：86-21-65642845
上海丽佳制版印刷有限公司

开本 787×1092　1/16　印张 30　字数 415 千
2022 年 9 月第 1 版
2022 年 9 月第 1 版第 1 次印刷

ISBN 978-7-309-16385-8/R・1967
定价：150.00 元

著者简介 ｜ Biography

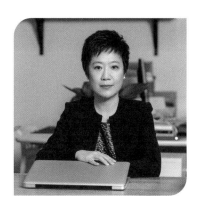

　　吴凡，复旦大学上海医学院副院长，上海市重大传染病和生物安全研究院院长，医学博士，主任医师，二级教授，享受国务院特殊津贴专家，博士生导师，世界卫生组织健康城市合作中心主任，全国医学专业学位研究生教育指导委员会副主任委员，上海医学教育创新发展改革工作小组组长，上海市预防医学会会长。承担医学类国家及省部级课题 20 多项，在 *NEJM* 等国际顶尖期刊发表 SCI 论文 40 余篇。作为第一完成人获上海市教学成果特等奖、上海市决策咨询研究一等奖、上海市科技进步一等奖等各类科技奖项 10 余项，以主要完成人获国家科技进步特等奖 1 项。

著者简介 ｜ Biography

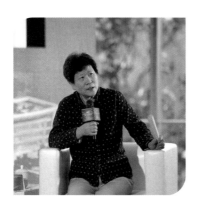

　　汪玲，复旦大学克卿书院院长，医教所所长，医学博士，二级教授，博士生导师。全国医学专业学位研究生教育指导委员会副秘书长，中国学位与研究生教育学会学术委员会委员和医药科委员会副主任，教育部医学人文素质与全科医学教学指导委员会委员，中华医学会医学教育分会常委，上海市医学会医学教育分会候任主任委员。作为第一完成人获国家级教学成果特等奖（2014）、国家级教学成果二等奖（2018）各1项、上海市教学成果特等奖2项（2013/2017）和上海市青年科技博览会金奖（1993）；作为第二完成人获中国研究生教育成果二等奖2项（2016/2018）、国家级教学成果二等奖1项（2014）。

著者简介 ┃ Biography

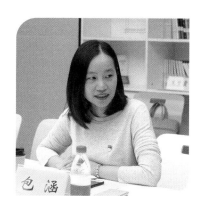

　　包涵，复旦大学上海医学院党委学生工作部部长，副教授。中国共产党第十七次和十八次全国代表大会代表。专著《包涵心语》获首届"高校德育创新发展研究成果"二等奖（2009）；项目"中国首个博士生医疗公益服务团体——复旦大学博士生医疗服务团"获中国"互联网＋"大学生创新创业大赛金奖（2021）；个人获全国教育新闻年度人物、全国高校优秀辅导员、全国高校模范教师、中国五四青年奖章、上海市新长征突击手标兵、上海市育才奖、上海市高校优秀学生辅导员、上海市优秀党务工作者、上海市科教系统"三八红旗手"等多项荣誉称号。

序 | Foreword

2018 年 12 月 21 日，教育部、国家卫生健康委员会和上海市人民政府签署共建托管复旦大学上海医学院及其直属附属医院，复旦大学成为首批综合性大学医学教育管理体制改革试点单位，肩负着培育高素质创新人才、打造一流导师队伍、构建一流学科专业、产出一流研究成果、提供一流社会服务的使命与任务。

面对实施健康中国战略的新任务、世界医学发展的新要求、疫情带来的新挑战，2020 年 9 月 17 日，《国务院办公厅关于加快医学教育创新发展的指导意见》提出，要落实立德树人根本任务，把医学教育摆在关系教育和卫生健康事业优先发展的重要地位。

近年来，复旦大学不断推动医学教育思想创新、理念创新、方法创新和模式创新的探索。《医学教育创新发展理论与实践》这本专著，正是以复旦大学为例，阐述新时代医学教育创新发展之路的思考。也是目前出版的第一本关于"医学教育创新发展"的专著。

本书展示了教育改革"理论研究"和人才培养"教学成果"的典型案例；呈现了研究生"导学团队"和本科生"科创活动"的示范模式；提供了"社会实践"的途径方式和"调研报告"的优秀范文；发掘了复旦医学生榜样——"枫林之星"的成才之路。

理论研究篇来源于中国工程院重大咨询项目"医学院校教育规模布局及人才培养发展战略研究"、中国高等教育学会"十三五"规划重大攻关课题"健康中国建设对医学人才培养的新要求"、中国学位与研究生教育学会重大研究课题"健康中国建设与医学研究生教育改革发展研究"等医学教育创新发展的研究成果。

教学成果篇来源于 2021 年上海市高等教育优秀教学成果奖项

目："临床医学研究生教育创新发展的理论研究与复旦实践""双轮驱动 顶天立地 公共卫生人才培养体系二十年创新与实践""建设健康中国 扎根祖国大地——医教协同实践育人体系的探索与实践"和"'一加强 二联动 三融合'思政融入儿少妇幼卫生人才培养的创新探索"。

导学团队篇来源于近年来复旦大学医科研究生"学术研究好、人才培养好、文化建设好"的"三好"导学团队风采。如中山医院葛均波院士"攀登高峰 开拓创新"、公共卫生学院阚海东教授"创新思维 勤勉为先"等团队。

科创活动篇来源于 2021 级本科生申请的复旦大学"克卿-德济"科创项目。如章李高月同学的"蛋白质三维结构及其变化的精准定量分析工具开发"、夏佳妍同学的"氧化还原微环境对 BACH1 的调控及其在重塑肠癌能量代谢中的作用机制初探"等。

社会实践篇来源于 2020 年以来"看需求、悟变化、讲担当"主题实践项目。如"见证脱贫攻坚 讲述健康扶贫""学习血防精神 牢记公卫使命""珍惜护佑生命 科普急救技能"和"弘扬中山精神 践行护理初心"等。

调研报告篇来源于 2021 年"赓续建党红色百年、争做医学时代新人"为主题的"克卿-德济"寒假社会实践项目。如"慢性病防控的问题与对策""药品供应的保障与安全"等。

枫林之星篇来源于 2020 年以来"复旦医学生"微信公众号的"医学生榜样",有的是上海市优秀毕业生,有的多次获得国家奖学金。"枫林之星",用信念坚定不忘初心的医学生誓言,用文字书写开拓进取的青春奋斗史,用行动展现当代青年的理想与担当。

我本人非常熟悉本书的三位著者。吴凡、汪玲和包涵,分别是现任上海医学院副院长、克卿书院院长和上海医学院党委学生工作部部长,也分别是上海市医学教育创新发展改革工作小组的组长、副组长和成员。

愿上海医学院胸怀"国之大者",以习近平新时代中国特色社会主义思想为指导，落实立德树人根本任务，更加坚定地走好综合性大学办医学院新路，以新理念谋划医学发展、以新定位推进医学教育发展、以新内涵强化医学生培养、以新医科统领医学教育创新，突出"国家意识、人文情怀、科学精神、专业素养、国际视野"的复旦育人特色，不断提高人才培养质量，提升医药创新能力，为加快建设"第一个复旦"贡献力量。

复旦大学校长
中国科学院院士

2022 年 8 月

前　言 | Preface

　　面对疫情带来的新挑战、实施健康中国战略的新任务、世界医学发展的新要求，2020 年 9 月 17 日，《国务院办公厅关于加快医学教育创新发展的指导意见》（国办发 〔2020〕34 号）提出，要以习近平新时代中国特色社会主义思想为指导，落实立德树人根本任务，把医学教育摆在关系教育和卫生健康事业优先发展的重要地位，立足基本国情，以服务需求为导向，以新医科建设为抓手，着力创新体制机制，分类培养研究型、复合型和应用型人才，全面提高人才培养质量，为推进健康中国建设、保障人民健康提供强有力的人才保障。

　　2020 年 12 月 18 日，以"面向人民生命健康，培育卓越医学人才"为主题的东方医学教育论坛在复旦大学上海医学院举行。上海市医学会会长徐建光认为，这次大会是上海全面贯彻落实《国务院办公厅关于加快医学教育创新发展的指导意见》精神，不断推动医学教育思想创新、理念创新、方法创新和模式创新的有益探索。复旦大学作为《上海市关于加快医学教育创新发展的实施意见》起草小组组长单位，从"健康中国新要求、医教协同新路径，人才培养新探索、教育改革新成果，时代之需新医科、医学教育新发展"等方面在会上作主题报告。

　　呈现在大家面前的这本著作《医学教育创新发展理论与实践》，以复旦大学为例，阐述新时代医学教育创新发展之路，面向人民生命健康，以新理念谋划医学发展、以新定位推进医学教育发展、以新内涵强化医学生培养、以新医科统领医学教育创新，突出"国家意识、人文情怀、科学精神、专业素养、国际视野"的育人特色，在医学生培养中强化"救死扶伤的道术、心中有爱的仁术、知识扎实的学术、本领过硬的技术、方法科学的艺术"。

本书是目前出版的第一本关于"医学教育创新发展"的专著。由国家科技进步特等奖主要完成人（吴凡）、国家教学成果特等奖第一完成人（汪玲）、中国"互联网＋"大学生创新创业大赛金奖指导老师（包涵）等联袂出版。

吴凡，复旦大学上海医学院副院长，上海市重大传染病和生物安全研究院院长，医学博士，主任医师，二级教授，享受国务院特殊津贴专家，博士生导师，全国医学专业学位研究生教育指导委员会副主任委员，上海医学教育创新发展改革工作小组组长。

汪玲，复旦大学克卿书院院长，曾任医学研究生院院长，医学博士，二级教授，博士生导师，全国医学专业学位研究生教育指导委员会副秘书长，上海医学会医学教育分会候任主任委员。

包涵，复旦大学上海医学院党委学生工作部部长。中国共产党第十七次和十八次全国代表大会代表。全国高校优秀辅导员、全国高校模范教师、中国五四青年奖章获得者。

本书正文包括理论研究、教学成果、导学团队、科创活动、社会实践、调研报告和枫林之星七个篇章，由医学博士尤小芳，在读工程博士李瑞岚负责资料整理，以及上海市医学会医学教育分会青年委员何珂等协助校对。

第一篇　理论研究

2020 年 9 月以来，吴凡（第一作者）和汪玲（通信作者）以"医学教育创新发展"专稿形式在北大中文核心期刊《中国卫生资源》发表 7 篇系列论文，总结了中国工程院重大咨询项目"医学院校教育规模布局及人才培养发展战略研究"、中国高等教育学会"十三五"规划重大攻关课题"健康中国建设对医学人才培养的新要求"、中国研究生院院长联席会研究生教育研究重大课题"临床医学专业八年制培养模式研究"、中国学位与研究生教育学会重大研究课题"健康中国建设与医学研究生教育改革发展研究"和"高层次应用型公共卫生人才培养创新项目的实施路径研究"等医学教育创新发展的理论研究成果。

"面向人民生命健康 培育卓越医学人才"一文，提出医学教育创新发展，一是以习近平新时代中国特色社会主义思想为指导，引领医学教育改革创新；二是以服务健康中国重大战略需求为目标，优化医学人才培养结构；三是以医教研协同培育卓越医学人才为导向，提升医学人才培养质量；四是以深化住院医师培训和继续教育改革为抓手，完善终身医学教育体系；五是以加强组织领导和统筹各方资金资源为保障，落实国家重大战略工程。

"加快医学教育创新发展 促进卫生健康事业全面提升"一文，聚焦医学研究生教育创新，对接高层次人才需求，优化规模结构，加大医学紧缺专业和急需人才培养力度；深化体制机制改革，推进高层次应用型公共卫生人才培养创新，深化临床医学专业学位博士培养改革，创新"生物与医药"工程博士培养模式，交叉融合培养高层次复合型拔尖创新医学人才。

"以新时代教材建设为载体 推进医学教育创新发展"一文，围绕新时代教材建设的新目标与新要求，分析新时代教材建设的新重点与新任务，提出"新上医"教材建设要结合学科专业建设、课程思政和人文医学教育的新思考与新举措。

"创新体制机制 促进八年制医学教育健康发展"一文，提出八年制医学教育健康发展，一是要医教协同，制订八年制教育培养基本要求和学位授予新标准；二是要体系创新，对八年制临床医学博士专业学位设置新类别；三是要过程各表，探索八年制医学教育综合改革新模式，支持医学生毕业后进入临床医学博士后流动站；四是要管理改革，建立招生计划弹性管理新机制，通过博士生"申请-考核制"转段入学注册学籍。

"构建新时代"MD + PhD"医学教育新模式"一文，以"卓越医师+医学科学家"培养计划为例，构建优化"MD+PhD"医学教育新模式，提出了包括教育部确立招生规模、国家自然科学基金委员会设立专项基金、国家留学基金管理委员会单列项目联合培养"MD+PhD"医学生的相关政策建议。

"深化临床医学'5+3'改革若干问题探讨"一文，测算了2021—2035年全国临床医学"5+3"招录计划趋势，分析了临床医学"5+3"同等学力面临的"瓶颈"问题及其解决方案，提出了临床医学"5+3"综合能力提升的有效路径，包括明确培养目标、构建课程体系、注重临床实践、结合临床需求开展科研训练和学位论文研究。

"规范学位论文基本要求　提高专业学位培养质量"一文，在回顾我国公共卫生硕士专业学位发展历程、指导性培养方案和学位基本要求的基础上，提出了我国公共卫生硕士专业学位各类学位论文（专题研究/调研报告/案例分析）的基本定位、选题、内容、规范性和创新与贡献要求。

第二篇　教学成果

本篇选自2021年上海市高等教育优秀教学成果奖项目。

吴凡、汪玲、樊嘉等完成的"临床医学研究生教育创新发展的理论研究与复旦实践"，在荣获2014年国家级教学成果特等奖、2018年国家级教学成果二等奖、2021年上海市教学成果特等奖基础上，拟申报2022年国家级研究生教育教学成果奖。本成果基于医学教育创新发展理论研究，深化临床医学专业学位教育改革，实施一流研究生教育引领计划，学术学位和专业学位研究生教育双轮驱动，分类培养研究型、复合型和应用型人才。率先全国试点临床医学专业学位博士和专科医师培训结合的"5+3+X"模式，再次引领示范全国临床医学教育创新发展，培养高层次临床医师，服务人民群众日益增长的对高水平医疗服务需求。通过建立健全"三全育人"长效机制、拓展学术学位"Med-X"新模式、构建培养质量保障监督体系、探索"MD+PhD"双学位教育、提升医学研究生国际化水平，在实践中探索如何以创新促改革，以改革促发展，培养未来解决健康领域重大科学问题和应对重大疾病防控挑战的医学拔尖创新人才。

何纳、汪玲、吴凡等完成的"双轮驱动 顶天立地 公共卫生人才培养体系二十年创新与实践"，在 2017 年上海市教学成果一等奖、2018 年中国研究生教育成果二等奖、2021 年上海市教学成果特等奖基础上，拟申报 2022 年国家级高等教育教学成果奖。本成果以公共卫生与预防医学（医学类）和公共管理（管理类）两个一级学科"双轮驱动"为架构，探索培养基础厚实、知识面广、科创能力强的高精尖领军型"顶天"人才以及勇立一线、快速研判、精准施策的高层次应用型"立地"人才。2002年率先开展非全日制公共卫生硕士培养并出版系列专用教材；2005 年首次提出本研一体化公共卫生人才培养体系；2010 年率先全国试点全日制公共卫生硕士培养；2014 年开始在全国唯一招收培养预防医学专业武警国防生；2020 年成为首批国家高层次应用型公共卫生人才培养创新项目试点单位。

包涵、汪玲、吴凡等完成的"'三全育人'视角下复旦书院提升导师育人能效的探索与实践"，发挥综合性大学办医学院优势，在克卿书院内构建"三全育人"工作体系和工作机制，为每位医学生配备书院导师，通过导师全方位实施贯通全程的学业指导和生涯教育，引导医学生实现成长、成熟、成功、成才的个性化发展。

史慧静、汪玲、蒋泓等完成的"'一加强 二联动 三融合'思政融入儿少妇幼卫生人才培养的创新探索"，通过"加强"基层党支部建设，师生"联动"，将"思政融入教学、科研和实践"的人才培养全链条，构建思政融入儿少妇幼卫生人才的培养路径，创新建立思政教育、专业培养和学科建设"三位一体"的协同育人机制，实现支部党建与学科发展双赢。

包涵、徐军、陈文婷等完成的"建设健康中国 扎根祖国大地——医教协同实践育人体系的探索与实践"，针对中西部地区优质医疗资源不足、分布不均的社会问题，拓展国情考察、医疗服务、爱心义诊、社区志愿等实践形式，坚持医疗扶贫与教育扶智相结合，以专业所学助力医疗扶贫，带动优质医疗资源整合下沉。

第三篇　导学团队

复旦大学基础医学、临床医学、公共卫生与预防医学、药学、中西医结合是国家"双一流"建设学科，以培养医德高尚、医术精湛的人民健康守护者和解决健康领域重大科学问题、应对重大疾病防控挑战的未来医学领军人才为目标。导师是研究生培养的第一责任人，研究生导师既要做研究生学习科研的指导者，也要成为研究生成长发展的引路人，学生不仅从导师身上学习创新能力，也从导师的言传身教中立德立身。

本篇展示近年来复旦大学医科研究生导学团队"学术研究好、人才培养好、文化建设好"的"三好"风采。

复旦大学附属中山医院葛均波院士导学团队"攀登高峰　开拓创新"：以临床实际问题为着眼点，以国家卫生健康领域重大需求为目标，以缺血性心脏病为重点攻关方向，辐射开展整个心血管疾病事件链的防控研究，尤其聚焦于缺血性心肌疾病的基础研究、应用基础研究和转化医学研究。

公共卫生学院阚海东教授导学团队"创新思维　勤勉为先"：围绕环境流行病学开展系列研究，秉承严谨治学的学术态度，全面发展的育人观念，恪守"学高为师、德高为范"的教育理念，践行"实干兴教，立德树人"的师德标准。

基础医学院汤其群教授导学团队"医路相伴　携手此行"：以培养学生综合素质、全面发展、树立远大理想为目标；以医者仁心析生命之理，恪守医学生誓言；以慎思明辨博学审问之道，在科学前沿中求实求新。

肿瘤医院虞先濬教授导学团队"服务临床　注重创新"：在实践中构建优秀人才培养机制，在因材施教中创新人才培养模式，在教学相长中营造人才培养氛围，在产出高水平科研成果的同时，培养出高质量的研究生。

儿科医院郑珊教授导学团队"只要路对 不怕路远":坚持以临床促进科研、以科研服务临床的理念,在科学研究和临床实践中培养研究生。在出生缺陷相关疾病研究,特别是在胆道闭锁方面处于国际领先水平。

妇产科医院李大金教授导学团队"杏林妙手 薪火相传":秉承亦师亦友、因材施教、培育仁心的理念,营造团结向上充满朝气活力的氛围,为研究生搭建攀登学术前沿、成长成才的阶梯。

公共卫生学院史慧静教授导学团队"使命在肩 勇攀高峰":以培养"具有大健康理念、全球化视野、创新能力和社会责任感"为目标,构建"平等关爱、团结协作、积极向上"的育人氛围,对研究生进行学科前沿引导、科研方法指导和学术规范教导。

华山医院陈世益教授导学团队"百年大计 育人为先":瞄准国际一流水平,坚持严谨创新科学态度,重视临床与基础结合,开展跨学科合作,鼓励学生参加体育赛事保障,增长实干,全面发展。

基础医学院孙宁研究员导学团队"潜心科研 不忘初心":专注心血管疾病研究,在心血管疾病机制及治疗中坚持多学科相结合,注重因材施教,研究生个性发展与专业素养并进。

公共卫生学院余宏杰教授导学团队"竞速病毒 守护苍生":以"育人为本、德育为先"为理念,强调"做事先做人",带领研究生开展新冠流行病学研究,为制订有针对性新冠干预措施提供重要科学依据。

第四篇 科创活动

复旦大学基础医学、临床医学、预防医学、药学、公共事业管理和护理学是国家级一流本科专业建设点。开展科技创新活动是大学创新教育的重要组成部分。克卿书院通过设立科创项目,由书院导师带领医学生早期参加科创活动,激发其学术科研兴趣,培养其科研能力和创新精神。

本篇选自2022年复旦大学"克卿-德济"科创项目,5位项目牵头申请人均为上海医学院2021级本科生。

基础医学专业章李高月同学申报项目"蛋白质三维结构及其变化的精

准定量分析工具开发"，指导老师是基础医学院周庆同青年研究员。项目聚焦开发基于 RRCS 算法的 GROMACS 的插件，并最终转化为能够分析分子轨迹的软件。

基础医学专业夏佳妍同学申报项目"氧化还原微环境对 BACH1 的调控及其在重塑肠癌能量代谢中的作用机制初探"，指导老师是基础医学院施冬云教授。项目拟分析 ROS 通过 BACH1 介导所导致的肿瘤细胞代谢改变，认识氧化还原微环境与肿瘤代谢之间的联系，解释抗氧化剂促癌和抑癌之间存在的广泛矛盾。

临床医学专业张智恒同学申报项目"上海市社区中老年人脑卒中急救知识现况调查"，指导老师是华山医院熊祖泉副主任医师。项目拟调查上海市社区中老年人脑卒中急救知识现况，分析脑卒中预防工作在宣传教育方面的成效及其存在问题。

临床医学专业罗怡华同学申报项目"谷氨酰胺/α酮戊二酸代谢异常在蜕膜化不良相关不孕中的作用初探"，指导老师是妇产科医院李明清研究员。项目拟以"谷氨酰胺/α酮戊二酸代谢维持子宫内膜蜕膜化"为切入点，开展借助体外实验和小鼠模型子宫内膜相关不孕的代谢机制和干预研究。

护理学专业颜姝瑜同学申报项目"头颈部肿瘤人工智能辅助诊断系统研发"，指导老师是眼耳鼻喉科医院唐作华主任医师。项目拟基于深度学习中卷积神经网络算法大量训练高质量的国内影像数据，建立特定的人工智能模型并进行验证，为头颈部肿瘤的筛查与诊断提供多维度信息。

第五篇　社会实践

本篇选自 2020 年以来复旦大学医科"看需求、悟变化、讲担当"主题实践项目，充分展示本科生和研究生通过参加社会实践，用脚步丈量祖国大地，在学思践悟中坚定理想信念，在奋发有为中践行初心使命。

"见证脱贫攻坚　讲述健康扶贫"由预防医学专业 2018 级本科生李则宇牵头负责，于 2020 年暑期走访调研晋吉豫滇四省脱贫攻坚和乡村振兴。

"学习血防精神　牢记公卫使命"由社会医学与卫生事业管理2018级硕士研究生夏泽敏牵头负责，项目团队于2020年暑期前往江西省余江县中国血防纪念馆，追溯血防历史，学习血防精神。

"珍惜护佑生命　科普急救技能"由临床医学专业2018级本科生决浩牵头负责，项目团队于2020年暑期赴甘肃省兰州第一中学科普宣讲急救知识。

"打开'唐宝'心扉　用爱助力梦想"由药学2019级硕士研究生郭晓宇牵头负责，项目团队于2019年1月至2020年7月，利用周末时间在上海市中华艺术宫图书馆向唐氏综合征患儿——"唐宝"进行健康教育。

"弘扬中山精神　践行护理初心"由护理学2018级硕士研究生季单单牵头负责，项目团队2021年深入调研附属医院的整体护理、护患关系、护理研究和护理科普等。

"跨越数字鸿沟　构建温情社会"由公共卫生2020级专业学位硕士生王佳韵牵头负责，项目团队2021年暑期深入调研上海市中老年人数字健康服务现状和存在问题并提出对策建议。

第六篇　调研报告

本篇所选7篇调研报告来源于2021年"赓续建党红色百年，争做医学时代新人"为主题的"克卿-德济"寒假社会实践项目，此次项目由16位书院导师指导204名医学本科生完成，实践地点涉及全国15个省27个城市。

"慢性病防控的问题与对策"在公共卫生学院刘孟嘉老师指导下，由预防医学专业2017级本科生杜荣负责，项目团队调研甘肃省通渭县医疗资源分布情况及医保报销现况，重点关注慢性病患者血压、血糖监测及控制，提出农村地区慢性病患者疾病管控的对策建议。

"家庭医生的签约与服务"在公共卫生学院杨肖光老师指导下，由公共事业管理专业2019级本科生史高乐负责，项目团队面向社区卫生服务中心相关管理者、社区家庭医生、患者和普通居民开展调研，探究家庭医生制度对居民日常生活影响，提出现有家庭医生制度需完善家庭医生签约居民人数并拓展服务群体到年轻居民。

"药品供应的保障与安全"在药学院陈瑛老师指导下，由药学专业2020级本科生宋承誉负责，项目团队调研山西大同、山东临沂、辽宁大连、湖南怀化和河南南阳等地药品供应保障制度实施现状，探讨药品供应保障制度发展规划。

"医疗扶贫的现状与发展"在基础医学院夏春梅老师指导下，由基础医学专业2020级本科生夏乐源负责，项目团队调研甘肃省庆阳市镇原县居民的医保与医疗扶贫现状和发展愿景。

"农村医改的历史与未来"在基础医学院刘琼老师指导下，由基础医学专业2020级本科生薛羽珊负责，项目团队在河南刘集高家村、山西稷山县新庄村等开展乡镇医改、医疗和"新农合"调研。

"精神卫生的需求与服务"在护理学院贾守梅老师指导下，由护理学专业2020级本科生何馨语负责，项目团队现场调研安徽合肥市精神领域医疗卫生事业现状和存在问题，以及人民群众对精神卫生服务的具体需求。

"边境医疗的机遇与挑战"在药学院虞文嫣老师指导下，由临床医学专业2020级本科生唐思憧负责，项目团队通过实地调研延边大学附属医院，分析延边朝鲜族自治州医疗卫生服务体系的发展历程、发展现状和面临挑战。

第七篇　枫林之星

本篇所选11位"枫林之星"主要来源于2020年以来"复旦医学生"微信公众号的"医学生榜样"，他们用信念坚定不忘初心的医学生誓言；用行为展现当代青年的理想与担当；用文字书写自己开拓进取的青春奋斗史。

霍香如：2021年上海市优秀毕业生，2020年国家奖学金获得者。基础医学院生物化学与分子生物学 2016 级硕士/2018 级博士（硕博连读），导师是文波研究员。

王政民：2021 年上海市优秀毕业生，2021 年"挑战杯"上海市特等奖，2018 年中国"互联网＋"大学生创新创业大赛银奖。中山医院临床医学 2021 级本校直博生，导师是葛均波院士。

卢文涵：2021 年复旦大学优秀学生标兵，国家奖学金获得者，中山医院临床医学（八年制）专业 2016 级本科生。

孙冰清：2021 年国家奖学金获得者，华山医院临床医学（八年制）专业 2017 级本科生。

陈弟：2021 年上海市优秀毕业生，2020 年国家奖学金获得者。华山医院外科学 2016 级硕士/2018 级博士（硕博连读），导师是周良辅院士。

杨慧丽：2021 年上海市优秀毕业生，以主要完成人获全国妇幼健康科技奖自然科学三等奖和第 31 届上海市优秀发明选拔赛优秀发明金奖。妇产科医院妇产科学专业 2016 级硕士/2018 级博士（硕博连读），导师是李大金教授。

徐子清：创作《爱因为在心中》战"疫" MV 获上海市"守护你我，爱满天下"公益主题网络文化原创行动优秀作品奖。儿科医院儿科学专业 2018 级硕士研究生，导师是黄国英教授。

刘聪：2020 年上海市优秀毕业生，多次获国家奖学金，以第一作者在顶尖医学期刊 NEJM 发表学术论文。公共卫生学院劳动卫生与环境卫生学 2015 级本校直博生，导师是阚海东教授。

侯东岳：2022 年上海市优秀毕业生，上海市高校应急救护大赛志愿服务总负责人。药学院药学 2022 级本校直博生，导师是鞠佃文教授。

何小豪：2022 年上海市优秀毕业生。护理学院护理学专业 2022 级本校推免生，导师是丁焱教授。

尤小芳：2021 年中国"互联网＋"大学生创新创业大赛金奖获得

者，2016年上海市优秀毕业生。公共卫生学院儿少卫生与妇幼保健学2011级硕士/2013级博士（硕博连读），导师是汪玲教授。

本书完稿于2022年5月27日，是复旦大学117周年校庆纪念日，也是上海解放73周年纪念日。今年，我们还将迎来上医创建95周年，谨以此书献礼上医，祝愿上医再创辉煌，为"第一个复旦"贡献医科力量。

目　录　| Contents

第一篇　理论研究 —— 001

第一章　面向人民生命健康　培育卓越医学人才 —— 003

第二章　加快医学教育创新发展　促进卫生健康事业全面
　　　　提升 —— 012

第三章　以新时代教材建设为载体　推进医学教育创新
　　　　发展 —— 026

第四章　创新体制机制　促进八年制医学教育健康发展 —— 035

第五章　构建新时代"MD＋PhD"医学教育新模式 —— 044

第六章　深化临床医学"5＋3"改革若干问题探讨 —— 052

第七章　规范学位论文基本要求　提高专业学位培养
　　　　质量 —— 065

第二篇　教学成果 —— 075

第八章　临床医学研究生教育创新发展的理论研究与复旦
　　　　实践 —— 077

第九章　双轮驱动　顶天立地　公共卫生人才培养体系二十年
　　　　创新与实践 —— 090

第十章　"三全育人"视角下复旦书院提升导师育人能效的探索
　　　　与实践 —— 100

第十一章　"一加强　二联动　三融合"思政融入儿少妇幼卫生
　　　　　人才培养的创新探索 —— 108

第十二章　建设健康中国，扎根祖国大地——医教协同实践
　　　　　育人体系的探索与实践 —— 117

第三篇　导学团队 —— 125

第十三章　攀登高峰　开拓创新 —— 127

第十四章　创新思维　勤勉为先 —— 132

第十五章　医路相伴　携手此行 —— 136

第十六章　服务临床　注重创新 —— 142

第十七章　只要路对　不怕路远 —— 148

第十八章　杏林妙手　薪火相传 —— 154

第十九章　使命在肩　勇攀高峰 —— 160

第二十章　百年大计　育人为先 —— 166

第二十一章　潜心科研　不忘初心 —— 170

第二十二章　竞速病毒　守护苍生 —— 176

第四篇　科创活动 —— 181

第二十三章　蛋白质三维结构及其变化的精准定量分析工具
　　　　　　开发 —— 183

第二十四章　氧化还原微环境对 BACH1 的调控及其在重塑肠癌
　　　　　　能量代谢中的作用机制初探 —— 194

第二十五章　上海市社区中老年人脑卒中急救知识现况
　　　　　　调查 —— 208

第二十六章　谷氨酰胺/α 酮戊二酸代谢异常在蜕膜化不良相关
　　　　　　不孕中的作用初探 —— 215

第二十七章　头颈部肿瘤人工智能辅助诊断系统研发 —— 224

第五篇　社会实践 —— 235

第二十八章　见证脱贫攻坚　讲述健康扶贫 —— 237

第二十九章　学习血防精神　牢记公卫使命 —— 244

第三十章　珍惜护佑生命　科普急救技能 —— 250

第三十一章　打开"唐宝"心扉　用爱助力梦想 —— 258

第三十二章　弘扬中山精神　践行护理初心 —— 264

第三十三章　跨越数字鸿沟　构建温情社会 —— 271

第六篇　调研报告 —— 277

第三十四章　慢性病防控的问题与对策 —— 279

第三十五章　家庭医生的签约与服务 —— 289

第三十六章　药品供应的保障与安全 —— 299

第三十七章　医疗扶贫的现状与发展 —— 314

第三十八章　农村医改的历史与未来 —— 321

第三十九章　精神卫生的需求与服务 —— 329

第四十章　边境医疗的机遇与挑战 —— 338

第七篇　枫林之星 —— 349

第四十一章　"笨"鸟先飞　乘风破浪 —— 351

第四十二章　脚踏实地筑牢基础　科研追光服务人群 —— 355

第四十三章　从路医林　脚踏实地　无愧于心 —— 360

第四十四章　积跬步以至千里　为热爱而赴医途 —— 365

第四十五章　从医　是对生命的坚守与笃定 —— 371

第四十六章　披荆斩棘科研路　践行使命临床心 —— 378

第四十七章　繁荣校园文化　服务同学需求 —— 384

第四十八章　从投稿人到 12 本 SCI 期刊的学术审稿人 —— 389

第四十九章　博爱奉献　"红十字精神"的践行者 —— 395

第五十章　过往问心无愧　当下脚踏实地　未来方能灿烂
　　　　　光明 —— 399

第五十一章　善用科研思维　一路扬帆远航 —— 404

附录 —— 410

附录一　国务院办公厅关于加快医学教育创新发展的指导
　　　意见 —— 410

附录二　国务院办公厅关于深化医教协同　进一步推进医学教育
　　　改革与发展的意见 —— 419

附录三　顶尖医学人才也应是给人温暖的人 —— 428

附录四　要在建设"第一个复旦"的征程中走在前列 —— 438

附录五　与病毒赛跑，加速攻关传染病防控关键技术 —— 448

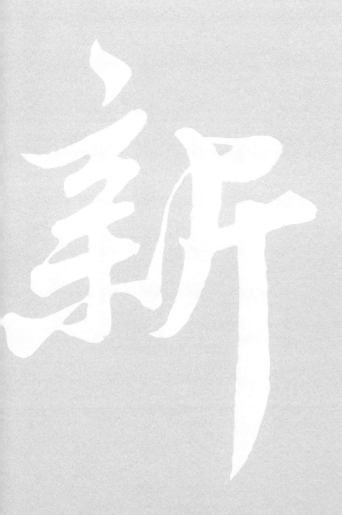

第一篇

理论研究

第一章

面向人民生命健康 培育卓越医学人才

2020年9月17日,《国务院办公厅关于加快医学教育创新发展的指导意见》(国办发〔2020〕34号),对加快推进医学教育创新发展,全面提高医学人才培养质量作出系统部署。

2020年11月26日,《教育部办公厅关于贯彻落实加快医学教育创新发展的指导意见有关工作的通知》(教高厅函〔2020〕25号)印发,要求部属有关高校深刻把握文件精神,加快医学教育创新发展;制定实施方案,系统规划医学教育创新发展;先行先试,示范引领医学教育创新发展。

2020年12月18日,以"面向人民生命健康,培育卓越医学人才"为主题的东方医学教育论坛在复旦大学上海医学院举行。上海市医学会会长徐建光认为,这次大会是上海全面贯彻落实《国务院办公厅关于加快医学教育创新发展的指导意见》精神,不断推动医学教育思想创新、理念创新、方法创新和模式创新的有益探索。复旦大学作为《上海市关于加快医学教育创新发展的实施意见》起草小组组长单位,从"健康中国新要求、医教协同新路径,人才培养新探索、教育改革新成果,时代之需新医科、医学教育新发展"等方面进行了阐述。

2020年12月21日,上海市委副书记、市长、市政府党组书记龚正主持召开市政府常务会议,原则同意《上海市关于加快医学教育创新发展的实施意见》,并指出要努力打造国际一流的医学教育,进一步提升本市医学教育和医技诊疗能力，在对外开放合作中办好医学教育；要大力建设全球顶级的医学人才高地，吸引最优秀的学生，为医学生学习和职业发展创造更好的条件和环境。

现结合《上海市关于加快医学教育创新发展的实施意见》，以复旦大学为例，阐述新时代医学教育创新发展之路，面向人民生命健康，以新理念谋划医学发展、以新定位推进医学教育发展、以新内涵强化医学生培养、以新医科统领医学教育创新，以服务"健康中国"规划人才培养，加快医学教育创新发展。

一、 以习近平新时代中国特色社会主义思想为指导，引领医学教育改革创新

党的十八大以来，复旦大学医学教育肩负着培育高素质创新人才、打造一流导师队伍、构建一流学科专业、产出一流研究成果、提供一流社会服务的使命与任务，为卫生健康事业输送了大批高素质医学人才。在新型冠状病毒肺炎疫情防控中，复旦大学医学教育培养的医务工作者发挥了重要作用。但同时，面对疫情提出的新挑战、实施健康中国战略的新任务、世界医学发展的新要求，医学教育还存在人才培养结构亟需优化、培养质量亟待提高、医药创新能力有待提升等问题。

复旦大学在全面总结"十三五"建设成效的基础上，结合"十四五"发展目标和各项建设目标，以习近平新时代中国特色社会主义思想为指导，全面贯彻党的十九大和十九届二中、三中、四中、五中全会精神，按照党中央、国务院的决策部署，落实立德树人根本任务，把医学教育摆在关系教育和卫生健康事业优先发展的重要地位，立足基本国情，弘扬上医文化，以服务需求为导向，以新医科建设为抓手，加强学校、医学院以及附属医院之间的协调配合和统筹谋划，着力创新体制机制，不断优化人才培养结构和人才培养模式，提高人才培养质量，提升医药创新能力。

到 2030 年，建成具有中国特色、复旦特点的医学人才培养体系，培

养质量进一步提升，医学科研创新能力显著提高，建成一批能充分支撑医学前沿领域重大突破和跨越式发展的高水平科研平台和基地，医科与多学科深度交叉融合。产出更多对推动医学进步和国家经济社会发展具有重大意义和贡献的原创突破性学术成果，形成若干在国际有显著影响力的学科或学科领域，切实支撑推动医疗卫生服务和人民健康水平提升，成为上海建成全球科创中心和亚洲医学中心城市的核心力量，成为具有重要国际影响力的医学教育、科研和临床医疗中心，全面建设成为世界一流顶尖医学院。

二、 以服务健康中国重大战略需求为目标，优化医学人才培养结构

1. 加快复旦高水平公共卫生学院建设

依托复旦大学综合性优势布局建设高水平公共卫生学院，在复旦大学获批的教育部、国家卫生健康委员会"高层次应用型公共卫生人才培养创新项目"中，将公共卫生硕士专业学位作为公共卫生研究生教育的主体培养计划，发展公共卫生博士专业学位教育，开展多学科背景下的公共卫生高层次人才培养改革试点，支持和鼓励跨学科的公共卫生硕士（MPH）和公共卫生博士（DrPH）人才培养，推进公共卫生医师规范化培训和公共卫生硕士专业学位研究生培养有机衔接项目。加大高层次专业人才供给，将公共卫生与预防医学相关学科专业纳入"国家关键领域急需高层次人才培养专项招生计划"支持范围，在"十四五"期间持续扩大培养规模。

加强公共卫生人才培养体系建设，推进医学院与上海市公共卫生临床中心和上海市各级疾病预防控制中心的医教研合作，建设若干个上海市级和国家级公共卫生实训示范基地。推进公共卫生学科与基础医学、临床医学、生命科学、信息科学、大数据、环境科学等学科的交叉融合创新，深化社会医学与卫生事业管理学科与政治学、经济学、管理学、社会学、新

闻学、法学等人文社会科学相结合的集公共政策、应急管理与全球卫生治理为一体的智库建设，面向上海、长三角、全国、全球，引领既有家国情怀又有国际视野的高水平复合型公共卫生人才培养。

2. 推进复合型"新医科"创新人才培养

在"双一流"建设项目中，加大医学及相关学科的建设布局和支持力度。发挥复旦大学综合性大学的学科优势，促进医工、医理、医文学科交叉融合，强化医教协同、科教结合和产教融合，促进学科交叉和科技创新，推进"医学＋X"多学科背景的复合型"新医科"创新人才培养，推进医学和生物医药、人工智能的深度融合，加大扶持全链条创新人才联合培养机制。

在"基础学科拔尖学生培养计划2.0"中，强化高端基础医学人才和药学人才培养。推进基础与临床融通的整合式八年制临床医学教育改革，争取进一步加大国家政策支撑力度，探索复旦特色的临床医学八年制"2＋4＋2"培养新模式和管理体制机制改革，提高八年制学位论文质量，培养医师科学家。健全八年制临床医学教育与住院医师规范化培训的衔接，支持八年制医学毕业生进入临床医学博士后流动站。深化中西医结合、临床药学高层次人才培养改革，在复旦大学医学一级学科全面开展"卓博计划"，扩大学术型医学博士研究生培养规模。

3. 探索全科医学专业博士培养新模式

依托复旦大学拥有的全国首个"国家级区域性全科师资培训示范基地"，结合医疗联合体建设，加强大学、医院、社区联动机制，建设若干个市级和国家级全科医学实践教学示范基地，扩大临床医学（全科医学）硕士专业学位研究生招生规模。根据全国医学专业学位研究生教育指导委员会《关于调整优化临床医学专业学位领域设置的通知》要求，2021年起，启动临床医学（全科医学）博士专业学位研究生的招生、培养和学位授予工作。复旦大学率先创新临床医学（全科医学）博士专业学位研究生的培养模式，在其附属中山医院临床医学（全科医学）专业学位硕士研究生中选拔优秀生源，在当前专科医师规范化培训尚无全科医学专科的特殊历史时期，探索临床医学（全科医学）专业学位博士培养新模式。

4. 深化临床医学博士专业学位研究生培养改革

坚持"医教协同"育人机制，结合胜任力为导向的医学教育理论，有效区分临床医学学术型博士和专业型博士。修订临床医学博士研究生培养方案，加强课程教学管理和学位论文质量监督，强化临床医学博士研究生的实践能力、临床研究能力和科研思维能力培养。在上海市临床医学博士专业学位研究生教育与专科医师规范化培训相结合改革试点项目的基础上，扩大麻醉、感染、重症、儿科、老年、精神卫生、康复等紧缺领域博士研究生招生规模。

依托上海市"5＋3"模式先试先行优势，结合国际认证标准，引领建立对接国际的中国特色专业学位研究生和住院医师规范化培训基地认证体系及规范化培训体系，探索临床医学专业博士学位授予新标准和人才培养新模式。

5. 实施"基础医学拔尖学生培养计划 2.0"

依托"强基计划"深化基础医学人才培养模式改革。在复旦大学"基础学科拔尖学生培养计划 2.0"中，强化高端基础医学人才培养。着重于科学选才、精心育才，厚植英才成长土壤，打造拔尖人才培养的绿色通道。构建本研一体化的课程体系和本硕博贯通的培养体系，建立符合基础医学学科特点的优质生源遴选机制，实施科学化、多阶段的动态进出机制。以创新型科研实践为导向，建立"早期接触科研"和"实验室轮转"机制；在导师指导下开展课题研究，接受科研思维和实践能力训练；鼓励学生积极参加学术会议、大学生实践创新论坛；招募优秀的临床科研指导教师，加强与临床的结合；加强与世界顶尖大学的合作，构建国内外导师双向互动、合作共赢的长效机制，为学生提供国际一流的课程和实验室资源。

三、 以医教研协同培育卓越医学创新人才为导向，提升医学人才培养质量

1. 加强医学教育内涵建设

复旦大学以培养具有"国家意识、人文情怀、科学精神、专业素养、国际视野"的卓越医学创新人才为目标，推进"三全育人"综合改革，加强医学教育内涵建设，强化医学生职业素养教育，弘扬仁心仁术精神。促进医学教育从"以疾病为中心"向"以健康为中心"转变，将中医药课程列为本科临床医学类专业必修课和毕业实习内容，建设有温度的人文医学课程体系和实践基地，打造全国人文医学教育高地。推进医学教育课堂教学改革，着力提高教学水平；强化现代信息技术与医学教育教学的深度融合，探索智能医学教育新形态；推进新一轮"金课"建设，支持建设若干门上海市级和国家级医学类一流课程；强化临床实习过程管理，加快以能力为导向的学生考试评价改革；设立教材出版资助基金等，鼓励教师积极参与高质量教材编写工作。

2. 推进医学管理体制改革

2018 年 12 月 21 日，教育部、国家卫生健康委员会和上海市人民政府签署共建托管复旦大学上海医学院及其直属附属医院的协议，复旦大学成为首批综合性大学医学教育管理体制改革试点单位。在"十四五"期间，进一步加快构建具有复旦特色的综合性大学医学院治理体系，遵循医学教育规律，完善大学、医学院、附属医院管理运行机制。系统推进部委市"三方共建"复旦大学上海医学院模式创新，增强推进复旦大学上海医学院科学发展的决策力和执行力，建立健全学术治理架构，促进学术发展。深入推进医学院系统内二级单位管理改革，以及教学、科研、人事、学生管理、教师队伍建设、国际交流等方面的综合改革。进一步优化各项管理制度、政策措施和评价机制，更加科学、合理地配置办学资源和创新要素，切实提升复旦大学上海医学院的办学活力和办学水平，提高医学人

才培养质量。

3. 加快建立研究创新基地

以服务需求为主线，建设临床诊疗、生命科学、药物研发高度融合，医学与人工智能、材料工程、医疗器械等医、理、工学科交叉，产学研医融通创新，基础研究与临床研究共同支撑，具有复旦优势、中国特色、世界水平的基础临床研究创新基地。建立以高校、附属医院、医学研究机构为支撑的临床研究创新中心，探索设立临床研究或转化医学等临床研究类专业学科，开设专门课程，推动建立从本科到博士全链条临床研究类人才培养体系，大力培养临床研究创新人才。在医学领域新建一批教育部重点实验室和上海市重点实验室。

2020 年 11 月 30 日，上海市重大传染病和生物安全研究院在复旦大学揭牌成立。上海市人民政府与复旦大学签署协议，依托复旦大学上海医学院系统建设上海市重大传染病和生物安全研究院。复旦大学上海医学院按照需求导向、共建共享、开放合作、创新驱动、军民融合的原则，形成"全链式"无缝衔接共享技术平台，在病原、疫苗、药物、检测和生物安全风险评估方面成为国内领先的技术平台和研发中心，成为重大传染病和生物安全领域创新型人才培养基地，逐步建设成为世界顶尖的传染病和生物安全综合研究机构和世界卫生组织应对全球重大传染病的重要战略合作伙伴。

4. 拓展国际合作优化生源

依托上海国际化大都市的地理和人才发展的生态优势，复旦大学持续吸引各层次优秀生源，保持现阶段高质量的生源水平，为培养卓越医学创新人才提供优质生源保障。探索建立研究生招生计划分配与培养质量挂钩的动态调整机制，招生计划向在人才培养上投入师资力量多、学生培养质量高的学科专业倾斜。通过机制优化、资源倾斜，吸引有志于从事学术研究的优秀本科毕业生直接攻读博士学位，完善博士研究生"申请-考核制"选拔办法。

拓展医学生海外交流，设立若干与海外知名高校或顶尖专业的联合培养和双学位项目，开展医学生国际化课程体系建设项目，引进培育国际化高水平师资和教学资源。针对人才交流和成果转化平台，加强与国际高水平科研机构的交流合作，培养具有国际视野的高层次拔尖创新医学人才。

四、以深化住院医师培训和继续教育改革为抓手，完善终身医学教育体系

1. 加强附属医院能力建设

夯实附属医院医学人才培养主阵地，根据人才培养规模、科学研究和医学生临床实践教学需求，实化复旦大学上海医学院对附属医院的管理运行，强化附属医院临床教学主体职能，增加对附属医院教学工作的经费投入。发挥已建的国家级临床教学示范中心和临床技能实验教学中心的辐射引领作用，推进临床教学基地的内涵建设，在本科生临床实践教学、研究生培养、住院医师规范化培训及临床带教师资培训等方面不断取得新成效。加强附属医院教学师资和科研队伍建设，启动临床系列教授职称评审。加强附属医院教学组织运行管理，健全临床教学组织机构、稳定教学管理队伍，设立专门的教学门诊和教学病床，着力推进医学生早临床、多临床和反复临床。

2. 健全住院医师规范化规培制度

保持住院医师规范化培训管理标准化、过程规范化、出口同质化。夯实住院医师医学理论基础，强化临床思维、临床实践、临床研究能力培养，将医德医风相关课程作为必修课程，提高外语文献阅读与应用能力。住院医师规范化培训招录每年增量主要向全科、麻醉、急诊、儿科、康复等紧缺专业倾斜。保障住院医师合理待遇，继续落实好"两个同等对待"，即：面向社会招收的普通高校应届毕业生培训对象培训合格当年在医疗卫生机构就业者，在招聘、派遣、落户等方面按当年应届毕业生同等对待；经住院医师规范化培训合格的本科学历临床医师，在人员招聘、职

称晋升、岗位聘用、薪酬待遇等方面与临床医学、中医专业学位硕士研究生同等对待。

3. 创新继续医学教育方式

建立复旦大学继续医学教育平台，改变目前以项目为主的继续教育方式，丰富网络课程资源，改进在线教学方式，建立健全评估体系，完善评估考核制度。将医德医风、法律法规、急诊和重症抢救、临床研究与医学伦理、临床数据处理、感染和自我防护，以及传染病防控、健康教育等公共卫生知识与技能作为医务人员的必修课。

五、 以加强组织领导和统筹各方资金资源为保障，落实国家重大战略工程

加强领导、周密部署、统筹资源、落实责任，把医学教育创新发展纳入复旦大学"十四五"发展规划、新一轮国家教育综合改革项目和重点工作计划，制定配套政策措施，协调解决医学教育创新发展有关问题。

复旦大学统筹各方资金资源，加强对医学教育的投入保障，对于"高水平公共卫生学院建设""高层次应用型公共卫生人才培养创新项目""卓越医生教育培养计划 2.0""基础学科拔尖学生培养计划 2.0"等重大改革加大支持力度，落实国家重大战略工程。

加快医学教育创新发展　促进卫生健康事业全面提升

　　医学教育是卫生健康事业发展的重要基石，医学研究生教育是医学教育的重要组成部分。面对疫情带来的新挑战、实施健康中国战略的新任务、世界医学发展的新要求，近日，国务院办公厅发布了《国务院办公厅关于加快医学教育创新发展的指导意见》（国办发〔2020〕34号），教育部等发布了《教育部　国家发展改革委　财政部关于加快新时代研究生教育改革发展的意见》（教研〔2020〕9号）。

　　《国务院办公厅关于加快医学教育创新发展的指导意见》提出，要以习近平新时代中国特色社会主义思想为指导，落实立德树人根本任务，把医学教育摆在关系教育和卫生健康事业优先发展的重要地位，立足基本国情，以服务需求为导向，以新医科建设为抓手，着力创新体制机制，分类培养研究型、复合型和应用型人才，全面提高人才培养质量，为推进健康中国建设、保障人民健康提供强有力的人才保障。

　　《教育部　国家发展改革委　财政部关于加快新时代研究生教育改革发展的意见》明确了"立德树人、服务需求、提高质量、追求卓越"的工作主线，从6个方面提出了关键的改革举措，为坚持和发展中国特色社会主义、实现中华民族伟大复兴的中国梦提供坚强有力的人才和智力支撑：一是加强思想政治教育，二是深入推进学科专业调整，三是完善人才培养体系，四是提升导师队伍水平，五是严格质量管理，六是加强条件资源保障。

本章聚焦医学研究生教育创新：对接高层次人才需求，优化规模结构，加大医学紧缺专业和急需人才培养力度；深化体制机制改革，推进高层次应用型公共卫生人才培养创新，深化临床医学专业学位博士培养改革，创新"生物与医药"工程博士培养模式，交叉融合培养高层次复合型拔尖创新医学人才，提升培养质量。

一、 基于需求：开展医学创新人才培养机制探索实践

本章作者近年来负责多个国家级医学人才培养模式改革项目：①中国工程院重大咨询项目"医学院校教育规模布局及人才培养发展战略研究"；②中国高等教育学会"十三五"规划重大攻关课题"健康中国建设对医学人才培养的新要求"；③中国学位与研究生教育学会重点研究课题"健康中国建设与医学研究生教育改革发展研究"。结合复旦大学近年来的医学教育实践探索，研究成果总结成5篇系列论文以专稿形式发表于中文核心期刊、中国科技核心期刊《中国卫生资源》。

"我国医学教育70年成就与新时代改革路径思考"简要回顾了复旦大学在基础和临床、临床和预防、医学和人文等方面整合教学改革的实践与创新，并对新时代"5＋3"培养体系下医学教育改革路径提出了政策建议。对于本科生教育：一是构建全员、全程、全方位的"三全育人"综合体系，加强医学生人文医学教育；二是加强全国医学院校共享的基础临床案例库建设，开展"基于问题的学习"（PBL）和"以案例为基础的学习"（CBL）等多种教学方式的整合式教学；三是创新招生考试制度，推进临床医学专业学位研究生入学考试制度改革。对于研究生教育：一是要加强研究生学位课和规培公共科目/专业课的共享课程案例库建设和学分互认。二是要全面推进医教协同，开辟"5＋3"同等学力人员申请学位的绿色通道，为八年制临床医学专业设立特殊类型"医学博士"（Medical Doctor）学位。改革八年制培养模式，培养少而精、高层次、高水平、国际化的医学未来领军人才，将二级学科轮转重点放在临床问题科研能力训

练上，避免与毕业以后的规范化培训内容重复，毕业后进入住院医师规范化培训（临床博士后）。

"基于健康中国需求的创新人才培养机制探索与实践"介绍了复旦大学在医学拔尖创新人才培养机制方面推出的 7 项改革举措：①以"立德树人"为根本，建设学风；②以"申请-考核"制为突破，优化生源；③以"学科建设"为基础，科教结合；④以"协同联合"为机制，培养专博；⑤以"FIST 课程"为补充，夯实基础；⑥以"学科交叉"为抓手，融合发展；⑦以"国际合作"为途径，拓宽视野。通过参加一流科学研究，培养一流医学人才，产出一流学术成果，促进一流学科建设，提供一流社会服务。

"'双一流'建设背景下医学研究生教育改革的思路与实践"重点介绍了复旦大学"一流医学研究生教育引领计划"：①以"立德树人"为根本，建立健全"三全育人"长效机制，培养具有"国家意识、人文情怀、科学精神、专业素养、国际视野"的复合型人才；②实施基础医学、临床医学、公共卫生、药学和护理学等一流学科"人才培养"个性化建设，培养创新型、应用型、复合型高水平拔尖医学人才；③实施"新医科"高水平人才培养创新计划，开展本-硕-博一体化贯通式课程体系建设，"Med-X"学科交叉人才培养模式创新；④构建全方位、全进程拔尖人才培养质量保障和监督体系；⑤实施"5＋3＋X"人才培养模式创新计划以及紧缺专业和急需人才培养项目；⑥推进高水平拔尖医学人才培养国际化水平提升计划，包括海外交流拓展计划和国际化课程体系建设等。

"大健康视域下的医学人才培养'组合拳'"分析了大健康视域下医学人才培养的"三大转变"，即医学教育培养目标从"治病为中心"到"健康为中心"，卓越医生培养计划从"1.0 版"到"2.0 版"，医学拔尖创新人才培养从"医学"到"医学＋X"；总结了近年来复旦大学医学人才培养模式改革产出的"三个一流"，即"一流学科建设""一流本科专业""一流教学成果"；对于"双一流"高校（尤其是新举办医学教育者）如何推出"新医科"人才培养模式改革，提出了我国当前医学拔尖创新人才培养"组合拳"的"三种模式"，即包括基础与临床融通的整合式八年制临床医学教育改革的"强医计划"、培养多学科背景复合型高层次医学人才的"萃青计划"和"MD＋PhD"双学位计划。

近期，教育部布局北京大学、复旦大学等 20 所高校加强应急管理学科建设，"公共卫生应急管理人才培养策略及路径分析"聚焦公共卫生应急管理人才的培养目标、培养学科专业设置、人才培养和科学研究、教育教学改革和服务需求等方面，进行人才培养策略及路径分析。围绕"健全国家公共卫生应急管理体系"设定公共卫生应急管理人才培养目标；"双轮驱动"开展公共卫生应急管理学术学位和专业学位研究生培养；加强人才培养、科学研究和服务社会的"三位一体"联动；推出"四项举措"包括制定培养方案、课程教材建设、育人实践平台和选题服务重大需求。

二、 优化结构：加大医学紧缺专业和急需人才培养力度

1. 公共卫生与预防医学

2019 年，我国授予公共卫生与预防医学一级学科的博士和硕士学位人数分别为 488 人和 2 072 人。2020 年，教育部将公共卫生与预防医学相关学科专业（流行病与卫生统计学）纳入"国家关键领域急需高层次人才培养专项招生计划"支持范围，增加专项研究生招生计划数量，全国流行病与卫生统计学二级学科的博士和硕士研究生招生计划分别为 570 和 1 564 人，复旦大学相应招生计划为 38 和 40 人，在"十四五"期间将持续扩大培养规模。2017—2019 年，全国 70 家培养单位的公共卫生硕士（master of public health，MPH）招生人数分别为 1 095 人、1 515 人和 1 829 人。2020 年，教育部下达 MPH 招生计划，招生人数增加到 4 080 人（复旦大学为 196 人），如表 2‑1 所示，2020 年实际招收研究生人数大幅增加。

表 2‑1　2019 和 2020 年复旦大学公共卫生学院研究生招生规模

单位：人

招生代码与专业	学位类型和层次	2019 年	2020 年
1004 公共卫生与预防医学	学术型医学硕士	39	60
	学术型医学博士	29	42
1074 社会医学与卫生事业管理	学术型医学硕士	14	16
	学术型医学博士	14	17
1053 公共卫生硕士	全日制专业硕士	66	143
	非全日制专业硕士	32	45
合计		194	323

2. 麻醉、感染和重症医学

2020 年，复旦大学麻醉学、感染学、重症医学等紧缺专业和急需人才的研究生招生人数均较 2019 年有所增加（表 2‑2）。

表 2‑2　2019 年和 2020 年复旦大学医学紧缺专业和急需人才研究生招生规模

单位：人

学位	麻醉学		传染病学		急诊（重症）医学	
	2019 年	2020 年	2019 年	2020 年	2019 年	2020 年
学术型医学硕士	4	13	13	22	2	5
专业硕士	10	11	2	2	7	8
学术型医学博士	5	10	8	16	3	3
专业博士	8	5	0	5	0	2

3. 儿科学和全科医学

近年来，上海市已将儿科学列入医学紧缺人才培养专项，增加硕士研究生招生计划。2020 年，复旦大学儿科学的学术型医学硕士和博士研究生招生人数分别为 28 人和 23 人，专业学位硕士和博士研究生分别为 20人和 4 人。

2010 年，复旦大学上海医学院在国内率先实施全科"临床医学硕士专业学位教育与住院医师规范化培训结合"改革项目，获得 2014 年国家级教学成果二等奖。自 2013 年自设全科医学博士点以来，每年单列 2 个学术型博士研究生招生计划；2020 年复旦大学招收全科医学学术型博士研究生 2 人和专业学位硕士研究生 35 人。2021 年，根据全国医学专业学位研究生教育指导委员会下发的《关于调整优化临床医学专业学位领域设置的通知》（表 2-3），将启动临床医学（全科医学）博士专业学位研究生的招生、培养和学位授予工作。然而，目前却处于"临床医学专业学位博士新增了全科医学领域，而专科医师规范化培训尚无全科医学专科"的特殊时期。为落实《国务院办公厅关于加快医学教育创新发展的指导意见》提出的"加大全科医学人才培养力度"，无缝衔接教育部和国家卫生健康委员会相关政策，吸引优质生源加入高端全科医学人才队伍，复旦大学率先在附属中山医院临床医学（全科医学）专业学位硕士研究生中选拔优秀生源，以"3＋3"硕博连读的方式，攻读临床医学（全科医学）专业学位博士，优秀者可提前 1～2 年毕业，授予临床医学博士专业学位。

表 2-3 临床医学专业学位领域代码（2020 版）

代码	专业学位领域	代码	专业学位领域
105101	内科学	105114	运动医学
105102	儿科学	105115	妇产科学
105103	老年医学	105116	眼科学
105104	神经病学	105117	耳鼻咽喉科学
105105	精神病与精神卫生学	105118	麻醉学
105106	皮肤病与性病学	105119	临床病理
105107	急诊医学	105120	临床检验诊断学
105108	重症医学	105121	肿瘤学
105109	全科医学	105122	放射肿瘤学

（续表）

代码	专业学位领域	代码	专业学位领域
105110	康复医学与理疗学	105123	放射影像学
105111	外科学	105124	超声医学
105112	儿外科学	105125	核医学
105113	骨科学	105126	医学遗传学

三、 示范引领：推进高层次应用型公共卫生人才培养创新

近期，教育部和国家卫生健康委员会联合启动遴选 10 所左右高校实施高层次应用型公共卫生人才培养创新项目。在申报书中，复旦大学明确工作目标是通过实施高层次应用型公共卫生人才培养创新项目，积极探索和创新人才培养模式，发挥示范引领作用，推动形成医教（卫）协同的育人机制，完善具有中国特色的公共卫生人才培养体系和学位体系，培养一批具有较强的学术背景、丰富的专业知识和实践能力的高层次应用型公共卫生人才。基本任务：一是强化 MPH 专业学位人才培养，扩大培养规模，修订培养方案，强化医教（卫）协同；二是探索复合型公共卫生人才培养模式，设立"医学＋MPH"双学位项目、促进公共卫生学科交叉融合；三是加强应用型公共卫生博士人才培养，探索应用型博士培养模式、探索与国外高水平大学联合培养博士；四是提升公共卫生从业人员的岗位胜任力和医院管理人员的公共卫生知识水平，与公共卫生医师规范化培训相结合，提升公共卫生从业人员的岗位胜任力，结合继续医学教育，开展专题培训，提升医院管理人员的公共卫生知识水平。

近 20 年来，复旦大学在全国率先试点培养 MPH，创新"以健康为中心"的 MPH 培养模式，采取有针对性的改革举措，立足长三角、辐射全国，布局教学科研实践基地，已取得显著成效，获 2017 年上海市教学成果一等奖和 2018 年中国研究生教育成果二等奖。

2020 年 5 月 26 日，成立"复旦大学唐仲英公共卫生高等研究院"，发布《复旦大学关于加快公共卫生学科群建设的行动计划》（24 条，以下简称《行动计划》）。

《行动计划》第 11 条"提升和创新公共卫生研究生培养模式"：有序扩大研究生招生规模，建设在科研学术和实践应用两方面分别具有优势的公共卫生学科研究生培养体系。拓宽本科直博生的培养路径，拓展中外合作办学的"4 + 2"硕士研究生培养，示范建立公共卫生博士（DrPH）专业学位培养标准和公共卫生专业实践能力培养体系，在未来 5 年形成全方位满足我国公共卫生体系建设多层次、多方向需求的研究生培养体系。

《行动计划》第 12 条"培养跨学科复合型应急管理和全球卫生治理人才"：公共管理与公共卫生学科合力建设"应急管理"学科，开拓公共卫生大数据分析与应用、环境与健康、全球健康管理等复合型高层次人才培养方向。探索跨学科研究生导师的合作带教机制，鼓励本专业的研究生导师拓展跨学科的科研项目和新增方向，鼓励研究生增加跨学科课程的学分修读，鼓励本科生通过"微专业"选修相关学科，设立公共卫生"微专业"。充分利用与世界卫生组织的合作框架优势，以复旦大学全球卫生研究非洲中心和东南亚中心为纽带，开展全球卫生研究，派遣学生到国际组织实习，举办青年全球健康治理创新设计大赛（YICGHG），促进全球卫生治理人才的培养。

《行动计划》第 13 条"加强高水平教材体系和课程建设"：打造"在线课程群"，建设"一流金课"，配套建设公共卫生与预防医学主干系列教材；在现有国家级精品课程基础上，拓展建设精品核心课程；成立"德隆"学术卓越工作站，建设仿真实验课程。利用校地、国际合作办学机制，形成实习见习基地网络，全力打造"双师型"多元实践基地。打造预防医学和管理、经济、社会、新闻以及生物、环境、信息等交叉学科为特色的本科通识课程及研究生专业公共课程。加强大健康理念、医学人文教育和医德教育，培养兼具丰富的医学知识、精湛的业务技术、厚重的人文情怀而全面发展的医学人才。

四、 医教协同：深化临床医学专业学位博士培养改革

2014 年，复旦大学牵头的项目"我国临床医学教育综合改革的探索和创新——'5＋3'模式的构建与实践"获得国家级教学成果特等奖，在此基础上，上海市将"5＋3＋X"（临床医学博士专业学位教育与专科医师规范化培训结合）列为与国家卫生健康委员会"共建"重点工作之一。

2014 年 6 月，教育部等颁发了《教育部等六部门关于医教协同深化临床医学人才培养改革的意见》（教研〔2014〕2 号），要求积极探索临床医学博士学位专业人才培养模式改革，推进临床医学博士专业学位研究生教育与专科医师规范化培训有机衔接。2015 年 12 月，原国家卫生和计划生育委员会等颁布了《关于开展专科医师规范化培训制度试点的指导意见》（国卫科教发〔2015〕97 号），明确提出在 2016 年遴选有条件的专科启动"5＋3＋X"培养模式试点工作。

2016 年，复旦大学作为上海市"5＋3＋X"培养改革组长单位，率先启动专科医师规范化培训和临床医学博士专业学位教育相衔接项目试点，成为响应国家关于推进并深化医教协同号召的排头兵。按照京沪试点高校"5＋3＋X"博士研究生计划配置模式，积极开展试点工作，按照新增计划 1∶1 比例调整存量，增加临床医学专业学位博士研究生招生规模。2016—2020 年，复旦大学招录临床医学专业学位博士研究生 510 人，在培养过程中，进一步明确临床医学博士专业学位的培养目标，制定《临床医学专业学位博士研究生培养方案总则》和《临床医学博士专业学位研究生培养手册》，整合优化课程设置，着力提升临床科研实践能力，服务健康中国建设对高层次临床医学人才培养提出的新要求。

加快医学教育创新发展，临床医学人才培养改革仍然在路上。2020 年"两会"期间，全国政协委员、同济大学副校长陈义汉院士提交了关于试行"5＋3 医学博士"医学教育模式的提案，北京大学常务副校长詹启

敏院士则在"后疫情时代促进我国医学发展的思考与建议"一文中指出：逐步取消临床医学硕士、博士招生统考和学位论文制度，将规范化培训与学位教育并轨，实现住院医师规范化培训合格后授予临床医学硕士学位，专科医师规范化培训合格后授予临床医学博士学位。热爱科学研究的临床医生可攻读科学博士学位，成为医师科学家。

五、 医工结合：创新"生物与医药"工程博士培养模式

2012 年，复旦大学作为全国 25 所首批被国务院学位委员会批准开展工程博士试点的高校，在生物与医药领域招收 4 名工程博士，对接"艾滋病和病毒性肝炎等重大传染病防治"国家重大科技专项，是长三角地区首批试点高校中唯一在"生物与医药领域"开展工程博士试点的高校，也是全国医学院校唯一依托重大科技专项培养"生物与医药领域"工程博士的单位。2013 年，复旦大学与中国医药工业研究总院联合招收工程博士，对接新药创制国家重大科技专项，每年单列招生计划 12 人。2016 年 10 月，中共中央、国务院发布《"健康中国 2030"规划纲要》指出："健康是促进人的全面发展的必然要求，是经济社会发展的基础条件，是国家富强、民族振兴的重要标志，也是全国各族人民的共同愿望。"2018 年 8 月，中共中央办公厅、国务院办公厅印发关于新时代教育改革发展的重要文件，正式提出高等教育要发展新工科、新医科、新农科、新文科。

目前，复旦大学上海医学院正汇集各家附属医院，特别是青浦长三角智慧医院和国际医学中心的优质资源，充分利用 5G、人工智能等技术，打造线上线下全场景、一体化的医疗健康服务新模式，探索推进"示范区"医疗健康的"数据中心"、互联网医院的"医疗中心"、医养结合的"康养中心"的健康信息互联互通平台建设。通过地方高水平大学建设项目，重点支持 10 个临床交叉研究院建设，构建从出生到死亡全生命周期、基础-临床-转化全链条的临床研究平台，形成"医学＋X"的新型医学科技融合创新研究平台聚集地。建立开放共享的临床试验平台，同步开

展新药、医疗器械和医疗新兴前沿技术的临床研究和转化应用研究，全面服务上海亚洲医学中心城市建设和生物医药产业发展。

2019—2020 年，复旦大学上海医学院招录生物与医药领域工程博士 156人。表 2-4 列出了 2020 年复旦大学上海医学院工程博士拟研究项目。2021年，复旦大学和中国信息通信研究院拟开展联合培养工程博士的研究方向有智能影像诊断、健康医疗大数据与智慧医疗、健康医疗装备制造等。

表 2-4 2020 年复旦大学上海医学院工程博士拟研究项目举例

培养单位	拟 研 究 项 目
基础医学院	岩藻糖基转移酶 FUT8 在骨肉瘤侵袭转移中的功能和作用机制研究
	RIPK3 在动脉粥样硬化中的功能及应用
	脑肿瘤靶向脂质体药物设计与临床前评价
公共卫生学院	人工智能、大数据及公共卫生
	糖尿病防治卫生技术评估模型构建与应用
	环境因子引起的生殖损伤检测
药学院	基于肿瘤类器官的抗肿瘤药物靶点发现及药物开发
	基于动物药代动力学为基础的药物疗效一致性动物评价模型
	注射用丹曲林钠处方与工艺的研究
	抗肿瘤蛋白降解 PROTAC 小分子发现及其药物筛选
	普瑞巴林缓释片开发及其产业化研究
	纳米晶药物靶向制剂的研制
	新型治疗药物的结构及功能分析
临床医学院	脂联素测定试剂盒的研发和在妇产科领域的临床应用
	炎症微环境下细胞免疫调节因子介导牙齿干细胞对牙周改建作用研究
	结核诊断新技术的研发和应用
	新冠肺炎智能扫描及辅助分析系统开发
	基于认知计算的肺结核影像自动筛查与诊断系统的开发和应用研究
	肝衰竭干细胞和生物人工肝治疗的临床研究
	脑疾病的智能辅助诊疗
	心肌重构的机制和干预

培养单位	拟 研 究 项 目
生物医学研究院	人工智能辅助放射组学评估大动脉炎血管结构与功能
	PET 图像质量优化的对策研究
	脑疾病的智能辅助诊疗
	肾交感神经冷冻消融器械研发和应用
	动脉粥样硬化靶向治疗药物及工具
	完全可吸收支架的研发和应用
	新型智能响应诊疗一体化分子影像探针的研制及应用评估
	人源蛋白质芯片的研发和应用
	人工智能辅助下泌尿肿瘤智能数据库建设及互联网服务模式创新
	新型肿瘤靶向分子影像探针的研发
	基于分子影像的辐射剂量可视化定量验证
	基于大数据的影像组学的特征性研究
	诺如病毒 VLP 和单克隆抗体复合物的结构研究
	蛋白质芯片的技术开发及应用
	蛋白质甲基化的动态调控
	基于核酸适体探针的信号放大技术
	遗传病临床表型描述系统和基因变异知识库构建
	GPCR 蛋白糖基化修饰位点及其对下游信号通路的影响

六、 交叉融合：培养高层次复合型拔尖创新医学人才

《国务院办公厅关于加快医学教育创新发展的指导意见》第 15 条提出，加快建立医药基础研究创新基地，要发挥综合性大学学科综合优势，建立"医学＋X"多学科交叉融合平台和机制。围绕生命健康、临床诊疗、生物安全、药物创新、疫苗攻关等领域，建设临床诊疗、生命科学、药物研发高度融合，医学与人工智能、材料等工科以及生物、化学等理科交叉融合，产学研融通创新、基础研究支撑临床诊疗创新的具有中国特色、世界水平的医药基础研究创新基地。

2019 年，本章作者牵头全国政协福利保障界"落实预防为主，切实加强公共卫生体系建设"为主题、聚焦全国疾病预防控制体系的专题调研，在研究论文"中国疾病预防控制体系发展改革的若干问题与对策建议"中提出：要从国家安全高度出发，在国家和省级科技重大专项中设立向公共卫生倾斜的内容，加强重大领域联合攻关，引导多学科综合研究和交叉研究；构建公共卫生应急科研协同攻关机制，着力建好疾病预防控制关键领域重大科研设施、科研平台、先进技术储备和领军人才储备；健全应急科研资源和成果共享机制以及协同攻关机制，完善各项科技攻关应急行动指南，充分发挥科研对疫病防控的赋能支撑作用。

复旦大学生物医学研究院和脑科学研究院分别于 2012 年和 2013 年获选上海市交叉学科研究生拔尖人才培养基地。近期，上海市依托复旦大学上海医学院启动建设"上海市重大传染病和生物安全研究院"。该研究院平时在上海市卫生、科技、教育等多方资源支持下，依托复旦大学进行系统性建设，建立覆盖基础医学（病原学）、临床医学、公共卫生、信息技术、公共管理等多学科的全链条开放平台，做好科技人才和技术的战略储备，战时由上海市政府直接调度，组织科研集中攻关，打通从基础研究到临床、试剂、药物、疫苗及公共卫生应用的技术链，切实保障人民健康和城市公共卫生安全。

在人才培养方面，复旦大学将以"上海市重大传染病和生物安全研究院"为载体，坚持平战结合、问题导向，集合多学科、多单位力量，培养融合医工、医理、医文等多学科交叉、适应全链条传染病和生物安全研究和防控的，并能解决病原学鉴定、疫情形势研判和传播规律研究、现场流行病学调查、实验室检测等多种岗位胜任力的高层次复合型拔尖创新人才。2021 年拟在基础医学（病原生物学）、临床医学（传染病学）、公共卫生与预防医学（流行病与卫生统计学）、药学（药理学）、公共管理（应急管理）等学科专业招收 80 名学术学位博士和硕士研究生，招收 50 名工程博士（生物与医药领域）和公共卫生专业学位硕士研究生。

综上所述：医学教育创新发展必须以新理念谋划医学发展，服务生命全周期、健康全过程；必须以"大国计、大民生、大学科、大专业"的新定位，服务健康中国建设和教育强国建设；必须以新内涵强化医学生培养，加强救死扶伤的道术、心中有爱的仁术、知识扎实的学术、本领过硬的技术、方法科学的艺术的教育；必须以新医科统领医学教育创新，优化学科专业结构，体现"大健康"理念和新科技革命内涵，推进医科与多学科的深度交叉融合。

第三章

以新时代教材建设为载体　推进医学教育创新发展

2018 年 9 月 10 日，全国教育大会在北京召开。中共中央总书记、国家主席、中央军委主席习近平出席会议并发表重要讲话。2020 年 7 月 29 日，全国研究生教育会议在北京召开。习近平总书记就研究生教育工作作出重要指示。中国特色社会主义进入新时代，党和国家事业发展迫切需要培养造就大批德才兼备的高层次人才。贯彻落实全国教育大会和全国研究生教育会议精神，加快构建具有中国特色、世界一流水平的教材体系，必须准确认识和把握新时代教材建设的目标要求和重点任务。

现围绕新时代教材建设的目标要求和重点任务，结合复旦大学上海医学院"十三五"规划教材建设的实践，提出以新时代教材建设为载体，推进医学教育创新发展的思路和举措。

一、 新时代教材建设的新目标与新要求

1. 教材建设的新目标

加强党的全面领导是教材建设的根本保证，坚持正确的方向是教材建设的首要标准，促进学生全面发展是教材建设的基本出发点，服务国家发展战略是教材建设的重要使命，提高质量是教材建设的核心任务。

教材是解决培养什么人、怎样培养人、为谁培养人这些根本问题的重要载体，是国家意志在教育领域的直接体现。因此，教材建设必须坚持马克思主义的指导地位，牢牢把握正确的政治方向和价值导向，为学生强基

固本,打好中国底色、厚植红色基因,培养拥有中国心、饱含中国情、充满中国味的下一代。教材建设要在教材的育人理念、内容选材、体系编排、呈现方式等各方面下功夫,把德、智、体、美、劳全面发展的要求贯穿于教材工作的各个环节,更好地服务学生健康成长成才。教材建设要紧密围绕党和国家事业发展对人才的要求,扎根中国、融通中外,立足时代、面向未来,全面提升思想性、科学性、民族性、时代性、系统性,为培养担当民族复兴大任的时代新人提供更加有力的支撑。同时,人民群众对教育质量提出了新的更高的要求,对教材质量抱有更高的期待。

2. 教材建设的新要求

教材是传播新知识、新思想、新观念的重要载体。

抓好新时代教材建设,必须落实好习近平总书记对教材建设提出的新要求:要充分体现马克思主义中国化要求,要充分体现中国和中华民族风格,要充分体现党和国家对教育的基本要求,要充分体现国家和民族的基本价值观,要充分体现人类文化知识积累和创新成果。

抓好新时代教材建设,必须立足中国、面向世界,拓宽视野、博采众长,及时反映世界科技新进展,吸收人类文明优秀成果,为培养具有前瞻思维、国际眼光的人才提供有力支撑。

抓好新时代教材建设,必须遵循教育教学规律和人才培养规律,将知识、能力和正确价值观的培养有机结合,体现教育和教学改革的先进理念,反映人才培养模式和教学改革方向,有效激发学生的学习兴趣和创新潜能。

二、 新医科教材建设的新重点与新任务

面对疫情提出的新挑战、实施健康中国战略的新任务、世界医学发展的新要求,新医科对于教材建设也提出了提高培养质量、提升医药创新能力方面的新重点和新任务。全国研究生教育会议强调,要"加强课程教材建设、提升研究生课程教学质量";要优化课程体系,加强教材建设;要

规范核心课程设置，打造精品示范课程，编写和遴选优秀教材，推动优质资源共享；要将课程教材质量作为学位点合格评估、学科发展水平评价、教师绩效考核和人才培养质量评价的重要内容。

1. 教材建设要成体系

教材体系是医学教育改革和内涵发展的重要载体，要深入研究医学门类各一级学科、各本科专业、各学制层次的医学教育创新发展的需求，围绕课程思政、基础知识、研究方法和前沿动态，以前瞻性眼光统筹规划各学科专业系列教材，查旧补新、查弱补强、查漏补缺，建立围绕医学教育发展新趋势、体现医学教育改革新成果、促进"医学＋X"交叉融合，以国家规划教材为主导、结合"互联网＋"教学模式的医学教材新体系。

2. 教材建设要有抓手

在医学本科生教材建设方面：以"双万计划"建设为抓手，加强一流医学本科专业的内涵建设；以专业课程为主线，组建跨学科教学团队，有机融入前沿和交叉学科课程建设，组织编写多学科整合式创新教材。

在医学研究生教材建设方面：以修订培养方案为抓手，落实各一级学科、专业学位类别（领域）博士、硕士学位的基本要求，以一级学科为教材建设单元，以"本科直博生"和"硕博连读生"为重点，贯通本-硕-博课程教材体系，建设学术学位医学基础课程专用教材、专业学位研究生专用教材和新兴学科、交叉学科专用教材。

三、"新上医"教材建设的新思考与新举措

2018 年 12 月，教育部、国家卫生健康委员会和上海市共建托管复旦大学上海医学院及其直属附属医院。表 3－1 列举了复旦大学基础医学院、临床医学院、公共卫生学院在"十三五"期间主编出版的部分规划教材。

表 3-1　复旦大学上海医学院"十三五"期间主编出版的部分规划教材

	教材名称	主要作者	出版年月	出版单位	备注
基础医学院	《医学免疫学》（Medical Immunology）	储以微等	2017 年 9 月	人民卫生出版社	国家卫生健康委员会"十三五"规划教材
	《医学遗传学》（第 7 版）	左伋	2018 年 7 月	人民卫生出版社	国家卫生健康委员会"十三五"规划教材
	《病理生理学》（第 9 版）	钱睿哲	2018 年 7 月	人民卫生出版社	国家卫生健康委员会"十三五"规划教材
	《药理学》	黄志力	2016 年 6 月	复旦大学出版社	复旦大学基础医学本科核心课程系列教材
	《医学神经生物学》	孙凤艳	2016 年 1 月	复旦大学出版社	复旦大学基础医学本科核心课程系列教材
	《医学微生物学》	袁正宏	2016 年 3 月	复旦大学出版社	复旦大学基础医学本科核心课程系列教材
	《实验动物学基础与技术》（第二版）	杨斐	2019 年 8 月	复旦大学出版社	复旦大学基础医学实验课程系列教材
	《医学组织透明化三维成像》	冯异等	2020 年 6 月	复旦大学出版社	复旦大学基础医学实验课程系列教材
	《医学人文导论》	汤其群、孙向晨	2020 年 4 月	复旦大学出版社	复旦大学人文医学核心教学系列教材
临床医学院	《内科学》（第 9 版）	葛均波	2018 年 7 月	人民卫生出版社	国家卫生健康委员会"十三五"规划教材
	《儿科学》（第 9 版）	王卫平	2018 年 7 月	人民卫生出版社	国家卫生健康委员会"十三五"规划教材
	《皮肤性病学》（第 9 版）	张学军	2018 年 7 月	人民卫生出版社	国家卫生健康委员会"十三五"规划教材
	《外科学学习指导与习题集》（第 4 版）	吴国豪	2019 年 4 月	人民卫生出版社	国家卫生健康委员会"十三五"规划教材配套教材
	《老年康复学》	郑洁皎	2018 年 3 月	人民卫生出版社	国家卫生健康委员会"十三五"规划教材
	《康复医学学习指导与习题集》	吴毅	2018 年 11 月	人民卫生出版社	国家卫生健康委员会"十三五"规划教材配套教材
	《康复功能评定学习指导及习题集》	白玉龙	2019 年 8 月	人民卫生出版社	国家卫生健康委员会"十三五"规划教材配套教材

（续表）

教材名称	主要作者	出版年月	出版单位	备注
《循证医学》（第2版）	王小钦	2020年4月	人民卫生出版社	国家卫生健康委员会住院医师规范化培训规划教材
《全科医生临床实践》（第2版）	祝墡珠	2017年9月	人民卫生出版社	国家卫生健康委员会基层卫生培训"十三五"规划教材
《社区康复适宜技术》	吴毅	2019年4月	人民卫生出版社	国家卫生健康委员会基层卫生培训"十三五"规划教材
《泛血管医学—概念及常见疾病诊治》	葛均波	2018年8月	人民卫生出版社	心血管专科医师继续医学教育用书
《循证医学与临床实践》（第4版）	王吉耀	2019年2月	科学出版社	临床医学专业本科生、研究生教材
《临床诊断基本技术操作》	朱文青	2017年3月	上海科学技术出版社	临床医学专业本科生、研究生教材
《中国医药学教程》	蔡定芳	2019年8月	复旦大学出版社	临床医学专业本科生、研究生教材
《妇产科临床思维培训教程》	鹿欣	2019年8月	高等教育出版社	临床医学专业本科生、研究生教材
《住院医师规范化培训康复医学科示范案例》	吴毅	2016年5月	上海交通大学出版社	"十三五"国家重点图书出版规划项目
《住院医师规范化培训妇产科示范案例》	华克勤	2016年5月	上海交通大学出版社	"十三五"国家重点图书出版规划项目
《住院医师规范化培训眼科示范案例》	孙兴怀	2016年6月	上海交通大学出版社	"十三五"国家重点图书出版规划项目
《住院医师规范化培训耳鼻咽喉科示范案例》	迟放鲁	2016年5月	上海交通大学出版社	"十三五"国家重点图书出版规划项目
《住院医师规范化培训内科示范案例》	王吉耀	2016年6月	上海交通大学出版社	"十三五"国家重点图书出版规划项目
《住院医师规范化培训全科医学示范案例》	祝墡珠	2016年5月	上海交通大学出版社	"十三五"国家重点图书出版规划项目

教材名称	主要作者	出版年月	出版单位	备注
《住院医师规范化培训儿科示范案例》	黄国英	2016 年 5 月	上海交通大学出版社	"十三五"国家重点图书出版规划项目
《住院医师规范化培训儿外科示范案例》	郑珊	2016 年 5 月	上海交通大学出版社	"十三五"国家重点图书出版规划项目
《环境与全球健康》	阚海东、鲁元安	2016 年 9 月	人民卫生出版社	国家卫生健康委员会"十三五"规划教材
《全球妇幼健康》	闻德亮、吕军	2017 年 5 月	人民卫生出版社	国家卫生健康委员会"十三五"规划教材
《健康教育学》（第 3 版）	傅华	2017 年 7 月	人民卫生出版社	国家卫生健康委员会"十三五"规划教材
《预防医学》（第 7 版）	傅华	2018 年 8 月	人民卫生出版社	国家卫生健康委员会"十三五"规划教材
《R 语言与医学统计图形》	张铁军、何纳	2018 年 2 月	人民卫生出版社	预防医学专业必修教材
《医院感染学》	郑英杰	2017 年 5 月	复旦大学出版社	预防医学专业必修教材
《肿瘤流行病学》	徐望红	2017 年 6 月	复旦大学出版社	预防医学专业必修教材
《环境卫生学》	宋伟民、赵金镯	2019 年 8 月	复旦大学出版社	预防医学专业必修教材
《卫生经济学》（第 4 版）	陈文	2017 年 6 月	人民卫生出版社	卫生事业管理指定教材
《循证医疗卫生决策与管理》	陈英耀	2018 年 5 月	人民卫生出版社	卫生事业管理指定教材
《组织行为学：卫生视角》	吕军	2018 年 1 月	复旦大学出版社	卫生事业管理指定教材

（"公共卫生学院"为表格左侧列统一标注）

1. 结合学科专业建设

结合"双一流"学科建设和"一流专业"建设，复旦大学上海医学院"十四五"期间拟出版经得起历史和实践检验的 50 本精品教材（表 3-2）。

表3-2　复旦大学上海医学院"十四五"期间拟出版的精品教材（50本）

双一流学科建设	"十四五"期间拟出版的精品教材/本	一流专业建设
基础医学	12	基础医学
临床医学	16	临床医学
护理学	2	护理学
公共卫生与预防医学	10	预防医学
药学	5	药学
中西医结合	2	——
——	3	公共管理

以学术学位公共卫生与预防医学一级学科为例，2020年5月26日，复旦大学发布了"关于加快公共卫生学科群建设的行动计划"。在加强高水平教材体系和课程建设方面明确：打造"在线课程群"，建设"一流金课"，配套建设公共卫生与预防医学主干系列教材；在现有国家级精品课程基础上，拓展建设精品核心课程；成立"德隆"学术卓越工作站，建设仿真实验课程；打造以预防医学和管理、经济、社会、新闻，以及生物、环境、信息等交叉学科为特色的本科通识课程和研究生专业公共课程。

在专业学位研究生案例教材建设方面，2020年4月，中国专业学位案例中心面向有关高校开展了主题案例专项征集工作，旨在集聚名校、名院、名家力量，开发一批高水平重大主题案例。本次主题案例专项征集工作采用首席专家负责制，经过团队申报、院校推荐、专家评审及结果公示，复旦大学公共卫生学院获得2项新型冠状病毒肺炎疫情防控项目，即何纳教授负责的"公共卫生学院服务于新型冠状病毒疫情应急防控的案例研究"和罗力教授负责的"紧缺物资调度配售方案和信息管理系统"（全国公共卫生学院仅获批2项）。

2. 结合课程思政教育

在上海市高水平地方高校试点建设项目（简称"地高建"）高水平拔尖医学人才培养子项目中，设立了本-硕-博贯通一体化、"双基训练"、国际化等课程建设项目（表3-3），同步带动教材建设，突出教材建设的育人功能，将思政元素融入课程教材之中，突出知识背后的逻辑、精神、价值、思想、艺术和哲学，以"润物无声"的形式将正确的价值追求和理想信念有效传递给医学研究生。

表3-3　上海市"地高建"高水平拔尖医学人才培养子项目课程建设

培养单位	课程类别	名　　称	负责人
基础医学院	一体化课程	分子医学导论	于敏
		基础医学导论	程训佳
		医学微生物学进阶	袁正宏、谢幼华
	双基训练课程	基础医学前沿和技术	程训佳
	国际化课程	达尔文演化论和现代医学	冯异
		Infectious Oncology	蔡启良
公共卫生学院	一体化课程	医用多元统计方法	何更生、秦国友
		应用统计线性模型	何更生、秦国友
	双基训练课程	流行病学原理	徐飚
	国际化课程	全球卫生研究——理论与实践	陆一涵
护理学院	国际化课程	Introduction of Evidence-Based Nursing Practice	周英凤
		护理研究导论	袁长蓉
		人体及健康评估	陈瑜
药学院	一体化课程	药物化学	张雪梅
		药物动力学	张雪梅
		实验药理学	张雪梅
		临床药物治疗学	张雪梅
	国际化课程	生物大分子与药学研究	蒋宪成、上杉志成

一体化课程：按照一级学科，建设本-硕-博贯通的一体化课程体系，修订学位基础课、学位专业课、专业选修课的教学目标，在教材建设中有效区分本科、硕士、博士不同层次的教学内容和教学要求。

"双基训练"课程：面向"本科直博生"和"硕博连读生"开设基本

研究思想和基本研究方法（"双基训练"）课程，同步编写教材，提高研究生的学术研究能力和科研实践技能。

国际化课程：推进全英文教材的编写，尤其是案例教学。如"全球卫生研究——理论与实践"课程将公共卫生学子赴非洲暑期实践活动编成案例，拓展国际视野。

3. 结合人文医学课程

发挥综合性大学的学科优势，复旦大学上海医学院联合法学院、哲学学院、历史学系等组成跨学科编写团队，以"人文与医学"国家精品在线开放课程和2门"人文医学导论"课程为引领，推出了9本具有复旦特色、引领全国的人文医学核心课程系列教材（《医学导论》《医学史》《医学哲学》《医学法学》《医学社会学》《医学人类学》《医学心理学》《医患沟通》《医学伦理学》），完善了50门人文医学方面课程思政示范课程的内涵建设。

新时代、"新上医"、新使命。复旦大学上海医学院作为全国医学院校中的排头兵和引领者，将以教材建设为载体，推进医学教育创新发展，致力于培养具有"国家意识、人文情怀、科学精神、专业素养、国际视野"的高层次医学人才，服务健康中国战略需求。

第四章

创新体制机制　促进八年制医学教育健康发展

八年制医学教育是培养基础宽厚、临床综合能力强、具有临床科研潜质和国际视野的高层次医学拔尖创新人才的重要途径。在北京协和医学院举办八年制医学教育的基础上，教育部于 2001 年同意北京大学和清华大学试办八年制医学教育。2004 年 5 月，《教育部　国务院学位委员会关于增加八年制医学教育（医学博士学位）试办学校的通知》（教高函〔2004〕9 号）发布，批准复旦大学等 5 所院校为试办学校。迄今，全国共有 14 所院校获批试办八年制医学教育。

近年来，伴随着国家住院医师规范化培训（以下简称"规培"）制度和临床医学"5 + 3"人才培养体系的建立，博士生招生培养学籍注册和学位授予的规范管理，博士学位论文抽检八年制医学生"问题论文"的出现，八年制医学教育如何健康发展引起了人们的关注。2021 年 1 月，国务院学位委员会办公室下发《关于开展八年制医学教育学位授予质量专项调研的通知》（学位办便字 20210103 号），要求所有开展八年制医学教育的学位授予单位完成八年制医学教育质量调研报告。

现以复旦大学八年制医学教育学位授予质量专项调研报告为基础，针对八年制医学教育存在的问题和面临的挑战，提出促进八年制医学教育健康发展的改革举措，包括明确培养目标、完善培养体系、优化课程设置、转段考核评估、科研能力训练、临床规培接续、管理机制创新、学位授予突破等方面。

一、 开展专项调研 分析招生培养和学位授予质量

1. 招生规模和生源优势

复旦大学八年制医学教育于 2004 年获得教育部、国务院学位委员会批准，按复旦大学代码（10246）招生，每年招生计划为 100 人；2012 年获批教育部、原卫生部"卓越医生教育培养计划"子项目——拔尖创新医学人才培养模式改革试点；2013 年起，复旦大学实行医学分代码（19246）招生，每年招生计划为 150 人。

八年制医学教育通过"本博连读"，用 8 年时间获得医学博士学位（通常获得医学博士学位需要 11 年），实现了吸引最优秀的高中生源学习医学的目标。八年制医学生的录取分数居所有医学专业之首，也是复旦大学生源质量最好的专业之一。优秀的高中毕业生选择学习医学，为拔尖创新人才的培养奠定了基础。

2. 培养目标和培养方案

根据《教育部 国务院学位委员会关于增加八年制医学教育（医学博士学位）试办学校的通知》（教高函〔2004〕9 号），八年制医学教育培养目标定位于培养科学基础宽厚、专业技能扎实、创新能力强、发展潜力大、综合素质高的"医师科学家"，培养模式是"八年一贯，整体优化，强化基础，注重临床，培养能力，提高素质"。

复旦大学八年制医学生培养计划：第 1 至第 2 年进行通识教育，融入部分医学基础课程，实行书院导师制；第 3 至第 5 年进行基础和临床课程学习，第 3 至第 4 年实行基础导师制，第 5 年可进入相关临床导师小组开展科研训练，实行基础-临床双导师制；第 6 年本科毕业实习，达到毕业要求和学位授予标准者获得临床医学本科毕业证书和医学学士学位。经过分流进入第 7 至第 8 年的八年制医学生完成 1 年的二级学科临床轮转，并在学位论文导师指导下进行科学研究，完成博士学位论文。通过临床技能考核与毕业论文答辩者获得博士研究生毕业证书，达到学位要求者获授临

床医学博士专业学位。

3. 科研训练和学位论文

复旦大学八年制医学生科研训练以提高科研素养、科学精神和创新能力为目标，贯穿8年培养全过程：第1至第2年，早期科研体验，训练科研思维；第3至第4年，申请1个科技创新项目，完成1篇文献综述；第5至第6年，完成1份科技创新研究报告；第7至第8年，开展科学研究，完成文献综述和博士学位论文。

目前，复旦大学各附属医院具有主任医师职称者857人，其中266人经认定具有指导八年制学位论文资格，在校八年制医学生1176人，生师比近为5∶1。要求学位论文选题紧密结合临床实际需求，体现临床医学特点，具有科学性与临床实用性，论文基本论点和结论在临床上有理论意义和实用价值。所有八年制学生的学位论文必须参加学校组织的双盲评审。

4. 毕业生质量和毕业后教育

复旦大学八年制医学生的国家执业医师资格考试通过率高出国家平均水平20多个百分点，2016年和2018年通过率分别为99％和100％。复旦大学近千名八年制博士毕业生（2004—2012级）中的绝大部分就业于北京、上海、广州等一线城市的三级甲等医院。毕业生质量追踪调查结果表明，有的已成为临床学科骨干力量，有的已取得较高水平的科研成果。如：2006级江一舟同学，现为复旦大学附属肿瘤医院乳腺外科副主任医师、博士生导师，获得国家自然科学基金优秀青年科学基金资助，获得上海市浦江人才、美国癌症研究协会（American Association for Cancer Research，AACR）国际青年医师奖等荣誉，作为第一作者或通信作者在科学引文索引（Science Citation Index，SCI）收录的期刊上发表乳腺癌相关学术论文30余篇；2009级王天同学，作为第一作者在 Cell（影响因子31.957）上发表学术论文，其学术成果入选当年度的中国科学十大进展。

伴随着 2015 年国家规培制度的建立，八年制医学生即使经过 3 年临床二级学科轮转后，毕业后教育仍然需要参加至少 2 年的规培。上海市已经出台规定，2020 年起，临床医学专业学位研究生由本人提出申请参加临床能力测评，通过者规培年限可以缩短为 2 年，未通过者培训年限仍为 3 年。复旦大学八年制医学生在第 7 年进行临床医学二级学科轮转，毕业后参加临床能力测评，测评通过者的规培年限可以相应减少 1 年。

早在 2005 年笔者就提出，"医学院 MD 获得者通过博士后招收途径进入附属医院做博士后，在为期 2～3 年的住院医师第二阶段规范化培训期间享受在校博士后待遇"。直到近期，复旦大学附属中山医院等也已开始探索以"临床博士后"的形式来解决八年制医学教育与规培（毕业后教育）的衔接问题，即八年制医学生毕业后进入 2 年"临床博士后"（规培）阶段，在此期间，住宿和收入等方面待遇按照博士后标准执行。

二、 创新体制机制　促进八年制医学教育健康发展

1. 医教协同：制定培养基本要求和学位授予新标准

2004 年发布的《教育部　国务院学位委员会关于增加八年制医学教育（医学博士学位）试办学校的通知》（教高函〔2004〕9 号）第四条内容是："八年制医学教育教学计划，按《八年制医学教育（医学博士学位）培养基本要求》《八年制医学博士学位授予标准》（均另发）自行制订。教学计划制订应注意'八年一贯，整体优化，强化基础，注重临床，培养能力，提高素质'的原则，从各校的实际情况出发，办出特色。"

然而，2004 年迄今，文件提到的"《八年制医学教育（医学博士学位）培养基本要求》"和"《八年制医学博士学位授予标准》"尚未制定，当然也没有另发。

2017 年 7 月，国务院办公厅印发《国务院办公厅关于深化医教协同进一步推进医学教育改革与发展的意见》（国办发〔2017〕63 号），明确要"严格控制八年制医学教育高校数量和招生规模，积极探索基础宽厚、

临床综合能力强的复合型高层次医学人才培养模式和支撑机制"。

2020年9月,《国务院办公厅关于加快医学教育创新发展的指导意见》(国办发〔2020〕34号)指出,在加快高层次复合型医学人才培养方面,要"推进基础与临床融通的整合式八年制临床医学教育改革,加大政策保障力度,支持八年制医学专业毕业生进入博士后流动站"。

在我国医学教育进入改革发展新时代的大背景下,八年制医学教育理应面向人民生命健康,以新理念谋划发展,以新定位确立目标,组织教育部门(医学院校)和卫生行业(附属医院)专家力量,编写制定《八年制医学教育(医学博士学位)培养基本要求》和《八年制医学博士学位授予标准》。

2. 体系创新:对临床医学博士专业学位设置新类别

我国学位制度是按学士、硕士、博士3级学位授予。1997年4月,国务院学位委员会第15次会议审议通过了《关于调整医学学位类型和设置医学专业学位的几点意见》和《临床医学专业学位试行办法》,医学学士学位不设专业学位,医学硕士、博士学位则分设为科学学位(学术学位)和专业学位(表4-1)。

表4-1 我国医学博士学术学位和专业学位名称的中英文比较

学位类型	中文	英文	备　注
临床医学八年制	医学博士/临床医学博士	Medical Doctor/Doctor of Medicine(MD)	美国的医学院相当于我国的临床医学院。MD生源为综合性大学文理学院本科毕业生,经过医学院4年学习,成绩合格,由医学院授予MD学位。获MD后,进入为期3~8年的按专业定向的住院医师培训和专科医师培训,并需通过相应的证书考试
临床医学专业学位	临床医学博士	Doctor of Medicine(MD)	
临床医学学术学位	医学博士	Doctor of Medical Science(PhD)	美国医学院的哲学博士(PhD),学位由研究生院授予。主要从事生物化学、分子药理学、细胞生物学、遗传学、微生物学、分子遗传学、神经生物学、病理学等基础医学方面研究,也有少数人从事临床基础理论方面研究

（续表）

学位类型	中文	英文	备　注
基础医学、药学等学术学位	医学博士	Doctor of Medical Science（PhD）	我国的医学院或医科大学是指以基础医学、临床医学等 11 个一级学科组成的医学门类为主的院校教育单位

目前，我国临床医学学位体系包括学士（五年制本科）及硕士（研究生、"5＋3"一体化）和博士（研究生，八年制）3 个层次，以及学术学位（硕士/博士）和专业学位（硕士/博士）2 种类型。

根据 2004 年《教育部　国务院学位委员会关于增加八年制医学教育（医学博士学位）试办学校的通知》（教高函〔2004〕9 号）要求，八年制医学教育应当授予"医学博士学位"。

根据 2014 版《医师资格考试报名资格规定》，"2015 年 1 月 1 日以后入学的临床医学学术学位研究生，其研究生学历不作为报考医师资格的学历依据，八年制医学教育应当授予临床医学博士专业学位"。

2020 年，新时代医学教育发展与改革专家组发表《专家共识：改革医学教育，为健康中国 2030 保驾护航》，提出"针对我国目前医学人才成长的现状，应分阶段、循序渐进地对住院医师规范化培训和临床专业硕士学位体系进行规划调整"。第一阶段是提升全国范围内规培基地水平，尽早实现全国规培质量的同质化（要充分认识到这一过程的相对长期性、艰巨性和复杂性）。第二阶段是在基地培训质量同质化的前提下，重新设计医学毕业后教育的模式，探索新模式下规培和临床医学硕士专业学位研究生一体化培养。第三阶段是在实现规培和临床医学硕士专业学位研究生一体化培养模式之后，探索取消硕士专业学位，统一授予"医学博士学位"。

2014 年，《教育部等六部门关于医教协同深化临床医学人才培养改革的意见》（教研〔2014〕2 号）明确，我国临床医生培养方向是构建以

"5＋3"（5 年临床医学本科教育＋3 年临床医学硕士专业学位研究生教育或 3 年规培）为主体的临床医学人才培养体系，推进"5＋3＋X"（X 为专科医师规范化培训或临床医学博士专业学位研究生教育所需年限）临床医学人才培养模式改革试点。

医学教育学制、学位体系和规培的改革是一个相对漫长的过程和艰巨的任务，需要在实践中不断探索完善。在上述专家共识的第一阶段和第二阶段，建议对于八年制医学教育可以设置特殊的临床医学博士专业学位（B 类别，代码 1050），以区别于"5＋3＋X"临床医学博士专业学位（A 类别，代码 1051）。正如 2018 年，经国务院学位委员会第 34 次会议审批，将 1997 年设置的工程专业学位调整为电子信息（代码 0854）、机械（代码 0855）、材料与化工（代码 0856）、资源与环境（代码 0857）、能源动力（代码 0858）、土木水利（代码 0859）、生物与医药（代码 0860）、交通运输（代码 0861）8 个专业学位类别。

对八年制医学教育设置特殊的临床医学博士专业学位（B 类），一来可以解决长期以来关于八年制医学教育授予学位类型问题的争议，二来在培养基本要求、学位授予标准、博士论文抽检、专业学位水平评估和合格评估等方面，也能科学合理地区别于临床医学博士专业学位（A 类）。

3. 过程各表，探索八年制医学教育综合改革新模式

2018 年 10 月，《教育部　国家卫生健康委员会　国家中医药管理局关于加强医教协同实施卓越医生教育培养计划 2.0 的意见》（教高〔2018〕4 号）提出，要"深化拔尖创新医学人才培养改革，深入推进八年制医学教育改革，夯实医学生全面发展的宽厚基础，提升医学生临床综合能力，培育医学生临床科研潜质，拓展医学生国际视野，培养少而精、高层次、高水平、国际化的医学未来领军人才"。这就要求八年制医学教育不能停留在 2004 年提出的"八年一贯，整体优化，强化基础，注重临床，培养能力，提高素质"模式，应按照"目标一致、过程各表"的原则，积极探索八年制医学教育培养新模式。如北京协和医学院 2018 年推

出的八年制临床医学专业培养模式改革试点班，面向国内外高水平大学（QS、Times 或 US News 任一世界大学排行榜中排名前 50 的大学，或 US News 排名前 10 的文理学院），招收优秀非医学专业本科毕业生直接攻读博士学位，以培养多学科背景的高层次拔尖创新医学人才。

面向人民健康需求，加快医学教育创新发展，推进教育体制机制综合改革创新，先试先行，探索在全国可复制、可推广的改革思路与举措，这些都是"两校一市"国家教育综合改革所承担的重大使命和攻坚任务。

探索多学科背景培养拔尖创新人才的八年制"4＋4"教育模式面临的挑战：生源是非医学专业本科生，本质是双学士培养，招生途径是"本科直博生"。由于不具备临床医学本科学习经历，没有医学学士学位，如果授予临床医学学术学位博士，那么根据 2014 版《医师资格考试报名资格规定》，2015 年 1 月 1 日以后入学的临床医学学术学位研究生，其研究生学历不作为报考医师资格的学历依据；如果授予临床医学专业学位博士，既不符合临床医学专业学位博士招生对于前置学位的要求，也不符合临床医学专业学位博士的学位授予标准。并且对于本科起点的八年制（"4＋4"）医学生，上海市卫生健康委员会发布的沪卫规〔2019〕14 号文件已经明确规定，"非临床本科医学博士需参加 3 年住院医师规范化培训"，这也凸显出建立八年制医学毕业生进入临床医学博士后流动站完成毕业后教育机制的迫切性。

探索中国特色临床医学学位制度的八年制"5＋3"教育模式面临的挑战：生源是高中生，本质是"5＋3"一体化培养，招生途径是"本博连读"。如果授予临床医学专业学位博士，会涉及学位授予标准的一致性问题，因为在培养模式上同时还存在着"临床医学本科推免'5＋3'"和"临床医学'5＋3'一体化"，呈现出对于几乎同样的"5＋3"培养过程却分别授予不同层次的专业学位硕士和博士。并且伴随着 2015 年国家规培制度的建立，八年制医学生在读期间已经过 3 年的临床轮转，毕业后仍然需要参加至少 2 年的规培。

不论是探索多学科背景培养拔尖创新人才的"4＋4"模式，还是探索中国特色临床医学学位制度的"5＋3"模式（专家共识的第三阶段），面临的共同问题是培养方案中没有给出足够时间进行博士学位论文研究工作。

4. 管理改革，建立博士招生计划和学籍管理新机制

在教育部，高等教育司主管八年制医学教育，发展规划司负责招生计划管理，高校学生司负责博士生入学考试和学籍管理注册，学位管理与研究生教育司（国务院学位委员会办公室）负责制定培养基本要求和学位授予标准，教育督导局（国务院教育督导委员会办公室）负责博士论文抽检和专业学位水平评估。

尽管八年制医学教育一开始就定位于"本博连读"，但20多年来，在八年制后阶段的博士研究生教育入口，既没有纳入国家博士招生计划，也没有通过博士招生入学考试。目前的操作是由各八年制培养单位将后阶段（博士阶段）八年制医学生名单上报高校学生司，注册在当年的博士录取学籍库。

《教育部　国家发展改革委　财政部关于加快新时代研究生教育改革发展的意见》（教研〔2020〕9号）第12条明确，"在博士研究生招生计划管理中，继续在部分高水平研究型大学实施博士招生计划弹性管理"。据此，可以探索建立八年制医学教育博士招生计划和学籍管理新机制，即采取类似九校联盟（C9）高校博士招生计划弹性管理，通过博士生"申请-考核制"转段入学，在国家学生信息网（学信网）平台进行学籍及学历注册。

第五章

构建新时代"MD+PhD"医学教育新模式

2021年3月6日,习近平总书记看望参加全国政协十三届四次会议的医药卫生界、教育界委员并在联组会上发表重要讲话,为我国医药卫生和医学教育事业发展指明了方向。习近平总书记指出,人民健康是社会文明进步的基础,是民族昌盛和国家富强的重要标志。要从我国改革发展实践中提出新观点、构建新理论,努力构建具有中国特色、中国风格、中国气派的学科体系、学术体系、话语体系。

中国特色社会主义进入新时代,面对人类对健康医疗的新需求和对疾病谱的新认识,以及对人类生命信息的解读、生命奥妙的揭示,医学教育如何服务国家重大战略需求,培养医学拔尖创新人才,如何面对未来医学挑战,建设顶尖医学人才培养体系,让本科生有学习自主权,让研究生有科研课题选择权、创新自主权,承担起科研的责任,提高我国在医学科学领域的核心竞争力。笔者在我国临床医学人才培养学位体系框架下,回顾"MD + PhD"双学位项目发展历程,拟构建将八年制医学教育优化为"MD + PhD"医学教育的新模式。

一、 我国临床医学人才培养学位体系

1. 临床医学学术学位和专业学位:分类培养

我国学位制度是按学士、硕士、博士3级学位授予。1997年,国务院学位委员会第15次会议审议通过了《关于调整医学学位类型和设置医

学专业学位的几点意见》和《临床医学专业学位试行办法》，医学学士学位不设专业学位，医学硕士、博士学位则分设为科学学位（学术学位）和专业学位，分别侧重科研能力和临床技能的培养，培养目标是未来医学科学家和高层次临床医师。

2. 临床医学专业学位教育和住院医师规范化培训：并轨衔接

2010 年，上海市启动临床医学硕士专业学位教育与住院医师规范化培训（以下简称"住培"）结合的改革试验。

2014 年，教育部等联合发布《教育部等六部门关于医教协同深化临床医学人才培养改革的意见》（教研〔2014〕2 号）：确立了以"5 + 3"（5 年临床医学本科教育 + 3 年住培或 3 年临床医学硕士专业学位研究生教育）为主体、以"3 + 2"（3 年临床医学专科教育 + 2 年助理全科医生培训）为补充的临床医学人才培养体系；在具备条件的地区或高等医学院校，组织开展"5 + 3 + X"〔X 为专科医师规范化培训（以下简称"专培"）或临床医学博士专业学位研究生教育所需年限〕临床医学人才培养模式改革试点。

2015 年，《关于印发〈关于授予具有研究生毕业同等学力人员临床医学、口腔医学和中医硕士专业学位的试行办法〉的通知》（学位〔2015〕10 号），将"申请人为本科毕业后从事临床医疗工作至少 3 年"修改为"正在接受住培的住院医师或已获得住培合格证书的临床医师"，考试内容以临床专业知识及其实际运用为重点。申请人完成住培取得医师资格证书和培训合格证书，学位授予单位则认定其通过临床能力考核。这促进了临床医学硕士专业学位研究生教育与住培的有机衔接，为"5 + 3"同等学力者申请临床医学专业硕士学位开辟了绿色通道。

3. 临床医学七年制和八年制：调整优化

（1）七年制调整为"5 + 3"一体化人才培养。2021 年 3 月 1 日，教育部发布《教育部关于公布 2020 年度普通高等学校本科专业备案和审批结果的通知》（教高函〔2021〕1 号），宣布撤销 518 个高校本科专业，其中包括 1988 年设立的临床医学七年制专业。早在 2015 年 3 月，教育部就下发《教育部办公厅关于做好七年制临床医学教育调整为 "5 + 3" 一体化人才培养改革工作的通知》（教高厅〔2015〕2 号），规定不再招收七年制学生，将七年制临床医学调整为临床医学专业（"5 + 3" 一体化），即 5 年本科阶段合格者直接进入本校与住培有机衔接的 3 年临床医学硕士专业学位研究生教育阶段。

（2）八年制优化为 "MD + PhD" 医学教育新模式。近年来，伴随着国家住培制度的建立，博士学位论文抽检中八年制学生 "问题论文" 频现，表明八年制教育的现行培养模式已经不能适应新时代的新要求，难以达到临床科研能力并重的 "医师科学家" 培养目标。2017 年，《国务院办公厅关于深化医教协同进一步推进医学教育改革与发展的意见》（国办发〔2017〕63 号）印发，明确要严格控制八年制医学教育高校数量和招生规模，积极探索基础宽厚、临床综合能力强的复合型高层次医学人才培养模式和支撑机制。

2020 年，新时代医学教育发展与改革专家组发表 "专家共识"，提出进一步完善、优化八年制临床医学专业教育，培养定位在具有临床执业资格和执业能力的医学科学家。八年制临床医学专业的学生在完成住培并获得临床医学博士专业学位后，增加 2～3 年时间，完成进一步的科研训练，增授理学博士学位。

根据目前的国家住培制度，以上 "专家共识" 的 "MD + PhD" 双学位学习时间将长达 14 年〔8 年 "MD" + 3 年规范化培训（以下简称 "规培"）+ 3 年 "PhD"〕，笔者认为并没有达到优化八年制医学教育的理想目标。

二、"MD+PhD" 双学位项目发展历程

1. 美国

1964 年，美国国立卫生研究院（National Institutes of Health, NIH）

设立医师科学家项目（Medical Scientist Training Program， MSTP）基金，专门用于支持"MD＋PhD"双学位计划，培养高精尖人才，特点是长学制、小规模、精英教育，目前美国有 40 余所医学院获 MSTP 项目资助，每年招生计划为 600 余人。

（1）哈佛大学：哈佛大学"MD＋PhD"双学位计划每年约有 400 人申请，面试约 75 人，最后录取 10 余人。第 1 至第 2 年，学生在医学院学习"新教程（New Pathway）"或"健康科学和技术（Health Science and Technology， HST）"课程；第 3 至第 4 年，在教学医院学习临床理论课程，完成临床实践轮转；第 5 至第 8 年，学生注册在研究生院学习"PhD"学位课程，参加博士资格考试，进行课题研究，提交论文和论文答辩。"PhD"论文研究课题既可以在哈佛大学物理、化学、生物学、生物化学、细胞生物学、遗传学、微生物学、分子药理学、分子遗传学、病理学、免疫学、神经科学、病毒学等学科进行，也可以选择在麻省理工学院的生物学、生物医学工程、脑和认知科学、化学工程、电子工程和计算机科学等学科进行。

（2）约翰·霍普金斯大学：在约翰·霍普金斯大学，学生入学后第 1 年暑期就开始"PhD"研究工作。第 2 年学习基础科学课程，包括病理学、药理学、病理生理学、医师和社会、医学导论（临床技能和高级临床技能），开始临床轮转。第 3 至第 6 年进入博士学位论文工作。第 7 年，学生再回到医院完成临床轮转。这种"2＋4＋1"为约翰·霍普金斯大学典型培养模式，其他少数培养模式为"1＋4＋2"或"2.5＋4＋0.5"等，但是每个模式中的"4"都代表不间断的 4 年博士学位论文研究工作。

2. 中国

（1）协和医科大学：1995 年，在美国中华医学基金会（China Medical Board，CMB）的支持下，经国务院学位委员会、教育部、原卫生部批准，北京协和医科大学通过两种路径设立"MD＋PhD"双学位项目：①医学生前 4 年完成预科及基础医学课程，再进入实验室完成 3～4 年博士学位论文科研训练，后 4 年回到医院完成临床医学理论教学临床轮转；②医学生在完成 8 年医学博士教学计划后，进入实验室在博士导师指导下进行 3～4 年科研训练，完成博士学位论文。1995—2010 年，协和医科大学共有 27 人获得 "MD + PhD" 双学位。

（2）北京大学医学部：2001 年，北京大学设立了面向七年制医学生的 "MD + PhD" 双学位计划。目前对于学业修满 5 年的八年制医学生，在自愿报名与选拔的原则下，允许一定比例的学生进入 "MD + PhD" 双学位项目。在国外/境外知名大学学习研究 3～4 年，符合毕业和学位授予条件者，准予毕业，授予博士（"PhD"）学位。归国后学生继续接受 3 年临床二级学科阶段的培养，完成学业，通过论文答辩和考核，准予毕业，授予医学博士（"MD"）学位。2007—2011 年，北京大学医学部八年制医学生申报 "MD + PhD" 双学位计划分别为 7、13、5、5 和 7 人。

（3）清华大学医学院：2019 年，清华大学面向 2009 年开始招收的 "3 + 2 + 3" 医学实验班（八年制），推出 "3 + 3（4）+ 3" 模式的 "MD + PhD" 双学位项目，进入项目的八年制医学生需在联合培养院校（匹兹堡大学）完成 3～4 年科研训练，在毕业时需同时达到临床医学专业博士（"MD"）的临床诊疗水平和基础医学学术型博士（"PhD"）的科研水平。2015 级清华大学 "3 + 2 + 3" 医学实验班（八年制）有 2 人报名 "MD + PhD" 双学位项目，其中 1 人入选，于 2020 年 7 月进入双学位项目。

三、新时代 "MD+PhD" 医学教育新模式

目前，全球范围 "MD + PhD" 项目存在的主要问题如下：在我国，"MD + PhD" 项目时间成本高（国外 "PhD" + 国内 "MD"），不能为医学生择业加分，导致学生选择 "MD + PhD" 双学位意愿低下；在美国，

主要受到 NIH 的 MSTP 资助计划限制，每年仅 600 人左右。

面向人民健康需求，如何以新理念谋划新发展、以新定位确立新目标，先试先行，探索可复制、可推广的医学教育创新发展举措，这些都是"两校一市"国家教育综合改革的历史使命。针对上述问题，复旦大学拟推出"卓越医师＋医学科学家"计划，培养医师科学家。一方面，纳入上海市高水平高校试点建设项目，专项经费支持"PhD"学生培养；另一方面，学生获得博士毕业证书进入 3 年规培（临床博士后），有效衔接毕业后教育，博士生在校时间为 8～9 年。这样优化八年制教育培养模式，转变为"MD＋PhD"医学教育新模式，预期医学生接受程度会大大提高。

1. 复旦大学"卓越医师+医学科学家"计划

（1）明确培养目标，学位授予突破。 2021 年高考，复旦大学拟设立临床医学八年制（谈家桢－颜福庆班），培养目标是"卓越医师＋医学科学家"，学位授予是"MD＋PhD"双博士（表 5－1），计划招生 50人。谈家桢院士是我国现代遗传学奠基人，在复旦大学建立了我国第一个生命科学学院；著名医学教育家颜福庆创建了上海医学院，也是中国人创办的第一所国立大学医学院。

表 5–1 新时代"MD+PhD"医学教育新模式的学位授予类型

"MD"内含分类	学位授予类型	适用政策	毕业后教育衔接
若"MD"内涵仍然是教育部现有的临床医学专业学位博士	第 9 年获"PhD"学位，3 年住培完成后进入专培，同等学力申请"MD"	对经住培合格的本科学历临床医师，在人员招聘、职称晋升、岗位聘用、薪酬待遇等方面，与临床医学专业学位硕士研究生同等对待	经过 3 年住培，和专培衔接的临床医学博士专业学位
若"MD"内涵是教育部新设临床医学专业学位博士类别	第 9 年获"MD＋PhD"双学位，毕业后进入住培 2 年（临床博士后）	建议国家新设临床医学博士专业学位 B 类别（代码 1050），区别于临床医学博士专业学位 A 类（代码 1051）	标志其具备成为医师的学位资格，毕业后进入住培

注："住培"为住院医师规范化培训；"专培"为专科医师规范化培训。

（2）完善培养体系，优化课程设置。在 1 年通识教育期间，增加科学方法论等课程，早期接触临床，启动全程导师制；在 4 年基础医学和临床医学教育期间，运用复旦大学整合式教学方法，以案例库建设为重要抓手，强化临床实习，提升培养质量；在 3～4 年的博士研究生阶段着重培养训练科研思维和科研能力。

（3）转段考核评估，管理机制创新。第 1 至第 5 年完成临床医学本科专业培养要求，获得医学学士学位，学制 5 年。研究生院在第 5 年第 2 学期参照"直博生申请-考核制"，审查博士研究生资格，包括学位课程认定、科研能力考核等，进行阶段考核分流，通过者第 6 年进入"卓越医师＋医学科学家"计划。

（4）科研能力训练，临床规培接续。第 6 至第 8（9）年的博士阶段（包括 1 年哈佛大学培养），纳入上海市高水平地方高校试点建设项目，在复旦大学建设的 10 个临床医学交叉研究院（癌症攻关、重大脑疾病、心脏医学与泛血管、代谢疾病、临床感染防控与耐药精准诊治、全生命周期健康、老年医学与健康、健康中国视角下循证护理、健康医疗大数据与智慧医疗、健康医疗装备制造交叉研究院）进行培养。达到学术学位医学博士毕业要求和学位授予标准者获得博士研究生毕业证书和医学博士学位（"PhD"）。

博士研究生毕业后可进入复旦大学附属中山医院等"临床博士后"阶段，在临床博士后（住培）期间，住宿、工龄、收入方面享受博士后待遇。按照《国务院办公厅关于加快医学教育创新发展的指导意见》（国办发〔2020〕34 号）"两个同等对待"的政策，即"面向社会招收的普通高校应届毕业生培训对象培训合格当年在医疗卫生机构就业的，在招聘、派遣、落户等方面，按当年应届毕业生同等对待。对经住培合格的本科学历临床医师，在人员招聘、职称晋升、岗位聘用、薪酬待遇等方面，与临床医学、中医专业学位硕士研究生同等对待"。凡是获得住培合格证书并且进入"专培基地"者，可以同等学力申请临床医学博士专业学位

（"MD"）。

2. "MD+PhD"医学教育新模式优势分析和政策建议

（1）优势分析：复旦大学"MD＋PhD"医学教育新模式优势如下，一是培养目标为科研和临床"双轮驱动"；二是将"MD"和"PhD"人才培养有机融合，不同于北大"5＋3（国外/境外'PhD'）＋3"模式；三是获得临床医学本科毕业证书和医学学士学位证书，不同于清华"3＋3＋3"模式本科阶段授予的理学学士学位；四是3～4年学术型博士（"PhD"）培养，提升学位论文质量，消除"问题论文"；五是获得博士毕业证书和医学博士学位后进入临床博士后（住培），有效衔接毕业后教育。复旦大学"MD＋PhD"医学教育新模式总体在读时间为8～9年，医学生接受程度会大幅度提高。

（2）政策建议：为进一步加强国家战略科技力量，加快医学科学领域创新人才培养，建设完善我国医学教育体系，提升国际话语权和国际竞争力，建议在全国范围内加快推广"MD＋PhD"医学教育新模式，加大国家支持力度。

一是逐步扩大招生规模：建议在"十四五"规划期间，适当扩大目前八年制招生计划，逐步推广"MD＋PhD"医学教育新模式，到"十四五"规划期末，年培养人数达到1 500人左右，约占全国临床医学本科生年招生规模的1%。

二是设立培养专项基金：建议国家自然科学基金委员会设立"医师科学家培养基金"，专项资助"MD＋PhD"精英人才培养。

三是拓展博士联合培养：建议国家留学基金管理委员会建设国家高水平大学项目中单列"MD＋PhD"联合培养博士项目。

第六章

深化临床医学"5+3"改革若干问题探讨

2014年，教育部等六部门下发《教育部等六部门关于医教协同深化临床医学人才培养改革的意见》（教研〔2014〕2号），明确我国临床医生培养方向是构建以"5＋3"（5年临床医学本科教育＋3年临床医学硕士专业学位研究生教育或3年住院医师规范化培训）为主体的临床医学人才培养模式。规定从2015年起，所有新招收的临床医学硕士专业学位研究生（以下简称"'5＋3'统招生"），同时也是参加住培的住院医师，其临床培养按照国家统一制定的住培要求进行。取得住培合格证书并达到学位授予标准的本科学历住院医师，可以研究生毕业同等学力申请并授予临床医学硕士专业学位（以下简称"'5＋3'同等学力"）。

2015年至今，全国范围内住培制度基本建立，所有新进医疗岗位的本科及以上学历临床医师均需接受住培。"5＋3"临床医学人才培养改革成效显著，医教协同育人机制不断完善，但也面临着新的挑战。比如：如何根据住培基地临床资源容量，合理安排在读临床专业学位硕士研究生（以下简称"专硕规培"）和其他本科、硕士、博士毕业生（以下简称"其他住培"）在住培招录计划中的比例；如何深化考试改革，畅通申请渠道，提高临床医学"5＋3"同等学力学位申请通过率；如何在"5＋3"临床专业学位硕士研究生培养中，结合住培轮转开展与临床实践相结合的学位论文研究。

2021年3月18日，国务院学位委员会办公室委托全国医学专业学位研究生教育指导委员会秘书处开展临床医学专业学位研究生参加住培情况调研。以此次调研为契机，复旦大学上海医学院针对临床医学专业学位硕士和住培衔接所面临的新问题进行深入研究，提出深化临床医学"5 + 3"改革的新思路、新举措。

一、 临床医学"5+3"改革发展进程

2010 年，上海市首创"行业人"住培模式，培训对象为具有本科及以上学历、拟从事临床工作的医学毕业生，此项改革被教育部列入国家教育体制综合改革项目和上海教育综合改革试验区项目。该项目培训对象具有硕士研究生和住院医师双重身份，接受高校和培训医院管理，其临床培养按照国家统一制定的住培标准内容进行培训并考核，达到研究生培养要求者，可取得硕士毕业证书、专业学位证书、医师资格证书、住培合格证书（以下简称"四证合一"）。2014 年，"我国临床医学教育综合改革的探索和创新——'5 + 3'模式的构建与实践"获得国家级教学成果特等奖。2011—2019 年，上海市住培计划招录数从 1 968 人增加到 3 298 人（表 6 - 1）。"四证合一"招录比例逐年增加（15.9％～31.9％）；"其他住培"招录比例逐年减少到 68.1％，其中本科、硕士、博士比例分别为 21.4％、23.0％和 23.7％。

表 6‑1　2011—2019 年上海市住院医师规范化培训招录数

年份	招录数/人	"四证合一"						"其他住培"								
		推免/人	占比/%	统考/人	占比/%	小计/人	占比/%	本科/人	占比/%	硕士/人	占比/%	博士/人	占比/%	小计/人	占比/%
2019	3 298	338	10.3	713	21.6	1 051	31.9	706	21.4	759	23.0	782	23.7	2 247	68.1
2018	3 236	401	12.4	608	18.8	1 009	31.2	658	20.3	741	22.9	828	25.6	2 227	68.8
2017	3 264	394	12.1	542	16.6	936	28.7	592	18.1	1 012	31.0	724	22.2	2 328	71.3
2016	3 138	355	11.3	546	17.4	901	28.7	546	17.4	1 043	33.2	648	20.7	2 237	71.3

（续表）

年份	招录数/人	"四证合一"						"其他住培"							
		推免/人	占比/%	统考/人	占比/%	小计/人	占比/%	本科/人	占比/%	硕士/人	占比/%	博士/人	占比/%	小计/人	占比/%
2015	2698	194	7.2	426	15.8	620	23.0	519	19.2	981	36.4	578	21.4	2078	77.0
2014	2515	175	7.0	406	16.1	581	23.1	486	19.3	952	37.9	496	19.7	1934	76.9
2013	2378	154	6.5	328	13.8	482	20.3	496	20.9	996	41.9	404	17.0	1896	79.7
2012	2280	140	6.1	258	11.3	398	17.5	506	22.2	1004	44.0	372	16.3	1882	82.5
2011	1968	136	6.9	177	9.0	313	15.9	516	26.2	914	46.4	225	11.4	1655	84.1

注：推免指推荐考试；统考指统一考试；"四证合一"（特指上海）指同时获得硕士毕业证书、专业学位证书、医师资格证书、住院医师规范化培训合格证书的人员；"其他住培"指其他本科、硕士、博士毕业生。

在上海，2019年有1000名以上的临床医学本科生通过3年临床医学硕士专业学位研究生教育（"四证合一"）完成住培，实现由医学生向合格医师的转变。其余2000名以上的"其他住培"通过3年住培，完成向合格医生的转变，其中706名临床医学本科生符合专业学位授予标准，可以同等学力身份申请临床医学硕士专业学位。

2017年，《国务院办公厅关于深化医教协同进一步推进医学教育改革与发展的意见》（国办发〔2017〕63号）提出：要探索建立住培招收计划与临床岗位需求紧密衔接的匹配机制，增补建设一批住培基地，基本满足行业需求和人才培养需要；要完善培训体系，加强培训基地动态管理，提高人才培养质量。临床医学"5＋3"改革发展从此进入快速发展期（表6-2）。根据2020年9月国家卫生健康委员会《关于政协十三届全国委员会第三次会议第4496号提案答复的函》，全国住培招收规模从2014年的近5万人逐步增加到10.8万人（"其他住培"7万人＋"专硕规培"3.8万人），累计招收59万人（"其他住培"39.8万人＋"专硕规培"19.2万人）。在"其他住培"（39.8万人）中，全科专业5.6万人（14％）、儿科2.4万人（6％）、精神科0.5万人（1％）。

表 6–2 2017—2019 年全国住院医师规范化培训招录数

年份	"专硕规培" /人 （占比%）	"四证合一" /人 （占比%）	"其他住培" /人 （占比%）	合计/人
2019	43 046（39.6）	1 051（1.0）	64 468（59.4）	108 565
2018	40 331（37.2）	1 009（0.9）	67 111（61.9）	108 451
2017	38 241（35.3）	936（0.9）	69 194（63.8）	108 371

注："专硕规培"指临床专业学位硕士研究生；"四证合一"（特指上海）指同时获得硕士毕业证书、专业学位证书、医师资格证书、住院医师规范化培训合格证书的人员；"其他住培"指其他本科、硕士、博士毕业生。

在全国，2019 年有 4 万名以上临床医学本科生通过 3 年临床专业学位硕士研究生教育完成住培，在近 7 万名"其他住培"中，临床医学本科生可以同等学力身份申请学位。按照国家财政部和国家卫生健康委员会规定："专硕规培"（研究生身份）在培训期间的待遇，按照国家研究生教育有关规定执行，培训基地应通过各种方式给予补助激励；对于"其他住培"（住院医师身份）和"四证合一"（研究生和住院医师双重身份），中央财政按照每人每年 3 万元给予住培基地经常性财政补助。

二、临床医学"5+3"招录规模测算

1. 统筹住培招录规模

根据《教育部等六部门关于医教协同深化临床医学人才培养改革的意见》（教研〔2014〕2 号）和《国务院办公厅关于深化医教协同进一步推进医学教育改革与发展的意见》（国办发〔2017〕63 号），国家和各省级卫生行政部门根据卫生事业发展需要，研究提出全国和本地区不同层次各专业人才需求的规划与计划，国家和各省级教育行政部门及高等医学院校根据人才需求及医学教育资源状况，合理确定临床医学专业招生规模及结构。

（1）测算原则：以提升质量为核心，以行业需求为导向，充分考虑住培基地临床资源容量，在招录计划中合理安排"专硕规培""四证合

一"和"其他住培"的人员比例。根据 2011—2019 年上海市住培计划招录数变化趋势，以及近年来全国本科临床医学类年招生变化趋势（2014年 12.15 万 = 临床 8.30 万人 + 口腔 0.75 万人 + 中医学 3.10 万人），测算 2021—2035 年全国住培招录规模（表 6-3）。

表 6-3　全国住院医师规范化培训招录规模测算

项目	2019 年		2021—2030 年		2031—2035 年		2035 年以后	
	招录数/人	占比/%	招录数/人	占比/%	招录数/人	占比/%	招录数/人	占比/%
"专硕规培"	43 046	39.6	36 000	30.0	37 500	30.0		
"四证合一"	1 051	1.0	12 000	10.0	25 000	20.0	104 000	80.0
其他本科			24 000	20.0	25 000	20.0		
其他硕士	64 468	59.4	21 600	18.0	16 250	13.0	10 400	8.0
其他博士			26 400	22.0	21 250	17.0	15 600	12.0
合计	108 565	100	120 000	100.0	125 000	100.0	130 000	100.0
国家专项补助计划	65 519	60.4	84 000	70.0	87 500	70.0	130 000	100.0
新时代医学教育发展与改革"专家共识"	针对我国目前医学人才成长的现状，应分阶段，循序渐进地对住院医师规范化培训和临床专业硕士学位体系进行规划调整		第一阶段是提升全国范围内住院医师规范化培训基地水平，尽早实现全国住院医师规范化培训质量的同质化（要充分认识到这一过程的相对长期性、艰巨性和复杂性）		第二阶段是在基地培训质量同质化的前提下，重新设计医学毕业后教育的模式，探索新模式下住院医师规范化培训和临床医学硕士专业学位研究生一体化培养		第三阶段是在实现住院医师规范化培训和临床医学硕士专业学位研究生一体化培养模式之后，探索取消硕士专业学位，统一授予"医学博士"学位	

注："专硕规培"指临床专业学位硕士研究生；"四证合一"（特指上海）指同时获得硕士毕业证书、专业学位证书、医师资格证书、住院医师规范化培训合格证书的人员。

（2）测算结果：

1）"专硕规培"招录比例稳定在 30.0％左右，"四证合一"比例大幅增加到 20.0％，主要投放在全科、儿科等急需紧缺专业，两者合计临床专业学位研究生招生计划为 4.8 万人（2021—2030 年）和 6.25 万（2031—2035 年）。

2）"其他住培"招录比例总体减少，本科学历者稳定在 20.0％左右，2031—2035 年为 2.50 万人/年。

3）到 2035 年，将"5＋3"临床医学专业学位研究生教育和住培"并轨"，本科学历住培全部进入同一轨道，保留少部分住培计划（20.0％）给具有临床医学本科学历的学术型硕士、博士研究生。

4）国家专项计划补助对象是 8.40 万人（2021—2030 年）和 8.75 万人（2031—2035 年），到 2035 年"并轨"时，具有双重身份的住培计划 10.40 万人，加上其他学术型硕博研究生住培 2.60 万人，国家专项计划补助对象为 13.00 万人。

2. 增加全科"四证合一"

表 6–4 为 2015 年上海市全科专业规培招录情况，从表中数据可见，"5＋3"统招生（"四证合一"）对于本科毕业生选择全科等急需紧缺专业具有较大吸引力：①"四证合一"实际招录（76 人）占计划招录（84人）的 90.5％，"其他住培"实际招录（236 人）占计划招录（338 人）的 69.8％；②全科计划招录 422 人，实际招录 312 人，全科占所有学科的比例，实际招录（11.6％）低于计划招录（15.3％）。其中，"四证合一"占所有学科的比例，实际招录（12.3％）和计划招录（12.9％）持

表 6–4　2015 年上海市全科专业规范化培训招录情况

	计划招录			实际招录		
	小计	"四证合一"	"其他住培"	小计	"四证合一"	"其他住培"
全科	422	84	338	312	76	236
所有学科	2750	650	2100	2698	620	2078
占比/%	15.3	12.9	16.1	11.6	12.3	11.4

注："四证合一"（特指上海）指同时获得硕士毕业证书、专业学位证书、医师资格证书、住院医师规范化培训合格证书的人员；"其他住培"指其他本科、硕士、博士毕业生。

平;"其他住培"(本硕博)占所有学科的比例,实际招录(11.4%)低于计划招录(16.1%)。

《国务院办公厅关于加快医学教育创新发展的指导意见》(国办发〔2020〕34号)明确,2021年起开展临床医学(全科医学)博士专业学位研究生招生培养工作,扩大临床医学(全科医学)硕士专业学位研究生招生规模。

2014—2019年,全国规范化培训累计招收39.8万人,其中全科5.6万人,占14%。为了吸引优秀生源报考全科专业,多名院士等医学专家呼吁对于完成"5年本科+3年全科规范化培训"人员直接授予医学博士学位("专家共识"第三阶段)。因此,在测算2021—2035年全国住培招录规模中(表6-3),"专硕规培"招录比例稳定在30.0%左右,"四证合一"比例逐步增加到2035年的20.0%。建议教育部将全科医学等急需紧缺专业纳入"国家关键领域急需高层次人才培养专项招生计划"支持范围,医学院校在招生简章上明确,考生报考时需符合"非定向就业"报考条件且报考类别需选择"非定向就业",录取后报考类别统一变更为"定向就业"。建议学校和培训医院共同组织研究生入学复试和住院医师招录,研究生招生和住培招录有机结合,将"四证合一"纳入中央财政对住培基地的经常性财政补助。

三、 临床医学"5+3"同等学力申请

根据以上临床医学"5+3"招录规模测算,其他本科规模稳定在2.50万人左右,这些临床医学本科生符合专业学位授予标准者,可以同等学力身份申请临床医学硕士专业学位。

2015年5月,教育部印发《关于授予具有研究生毕业同等学力人员临床医学、口腔医学和中医硕士专业学位的试行办法》(学位〔2015〕9号),明确5年临床医学本科生被招录为国家级规范化培训基地的住院医师,同时也被教育行业(高校)认定为是具有研究生同等学力的在职人

员。一是申请资格，将"申请人在本科毕业后从事临床医疗工作至少 3 年"修改为"正在接受住院医师规范化培训的住院医师或已获得住院医师规范化培训合格证书的临床医师"；二是考试内容，以临床专业知识及其实际运用为重点，组织同等学力人员申请临床医学、口腔医学和中医硕士专业学位外语水平及学科综合水平全国统一考试（以下简称"同等学力全国统考"）；三是临床能力考核认定，申请人完成住培并取得医师资格证书和住培合格证书，学位授予单位则认定其通过临床能力考核。

同等学力全国统考是保证学位授予质量的重要手段。全国调研数据表明，目前在培的本科学历住院医师报名参加同等学力申请硕士专业学位全国统考的渠道已经畅通，但外语和学科综合水平统考通过率在 20.0％～30.0％。如在复旦大学，所有附属医院在培的本科学历住院医师或已取得规范化培训合格证书者均可报名参加同等学力全国统考，但外语和学科综合两门通过率也不到 30.0％（表 6－5）。以 2020 年数据为例，报名 198 人，外语通过 104 人，学科综合通过 81 人；两门同时通过 58 人，通过率为 29.3％。2017—2020 年，外语和学科综合的平均通过率分别为 57.7％和 37.6％，学科综合考试改革更加迫切。针对"专硕人员可全部进入住培基地培训并顺利拿到住培合格证书，而部分住培人员却很难拿到专硕学位证书，使得住培制度所设计的住培专硕并轨难以全面兑现"的说法，其解决的关键在于"启动同等学力人员申请临床专硕全国统考改革"。可喜的是，这项工作已经列入 2021 年全国医学专业学位研究生教育指导委员会重点工作，初步方案是：注重医生基本素养考核，围绕《医学专业学位研究生核心课程指南》，针对核心能力七大模块（医学基础知识能力、临床诊疗和沟通技能、临床研究科学能力、医学前沿能力、医学伦理能力、循证医学能力、临床思维能力）进行考核。在教育部考试中心参与和指导下，由全国医学专业学位研究生教育指导委员会组织全国相关领域专家组织编写考试大纲和样题，获得国务院学位委员会办公室同意后将于 2022 年启用。

表 6‐5　复旦大学同等学力申请临床医学硕士专业学位情况

年份	报名人数/人	全国统考通过人数/人			两门通过率/%
		外语	学科综合	外语+学科综合	
2017	178	119	66	58	32.6
2018	149	84	44	37	24.8
2019	111	60	48	30	27.0
2020	198	104	81	58	29.3
合计	636	367	239	183	28.8

四、 临床医学"5+3"综合能力提升

2010 年以来，上海市"5＋3"模式实践经验：一是在知识传授方面，重点整合医学基础与临床课程设置，建立"以能力为导向，以病例为基础"的床旁教学，开展多层次以问题为基础的学习和研讨式循证医学课程；二是在技能训练方面，强化临床实践教学环节，对上海市的培训医院和培训基地，按照内科、外科等学科大类，完善导师带教制度；三是在综合能力提升方面，特别重视住院医师职业操守、人文素养和沟通能力培养，使其善于沟通、关爱病人、尊重生命；四是在导师队伍建设方面，依托基地，通过严格准入、严格培训规程、加强激励考核等，提升培训医院带教老师的责任意识和带教质量。

2018 年 10 月，教育部、国家卫生健康委员会和国家中医药管理局印发《教育部　国家卫生健康委员会　国家中医药管理局关于加强医教协同实施卓越医生教育培养计划 2.0 的意见》（教高〔2018〕4 号），提出要促进临床医学专业学位研究生教育与住培有机衔接，加强临床医学专业学位研究生临床科研思维能力的培养，提升临床医学"5＋3"综合能力。

2020 年 9 月，《国务院办公厅关于加快医学教育创新发展的指导意见》（国办发〔2020〕34 号）发布，强调要夯实住院医师医学理论基础，

强化临床思维、临床实践、临床研究能力培养，将医德医风相关课程作为必修课程，提高外语文献阅读与应用能力。

1. 培养方案

根据国务院学位委员会《关于印发临床医学、口腔医学和中医硕士专业学位研究生指导性培养方案的通知》（学位〔2015〕9号）精神，制定《复旦大学临床医学硕士专业学位研究生培养方案》。

（1）培养目标：

1）培养热爱医疗卫生事业，具有良好职业道德、人文素养和专业素质的临床住院医师。

2）掌握坚实的医学基础理论、基本知识和基本技能，具备较强的临床分析和实践能力，以及良好的表达能力与医患沟通能力；能独立、规范地承担本专业和相关专业的常见病、多发病诊治工作。

3）掌握临床科学研究的基本方法，具有一定的临床研究能力和临床教学能力。

4）具有较熟练阅读本专业外文资料的能力和较好的外语交流能力。

（2）课程体系：课程学习实行学分制，由公共必修课、专业基础课及专业课、临床实践等部分组成，总学分要求24学分（表6-6）。其中政治理论课、英语课和专业基础课与上海市住培的公共科目相结合，专业理论课与住培大纲中规定的专业理论课相结合，其他3门方法学课程以集中面授教学为主。

表6-6　复旦大学"5+3"统招生课程体系和学习要求

课程类别	课程名称和学分
公共必修课（7学分）	"英语"2学分；"科学社会主义理论与实践"2学分；"自然辩证法概论"1学分；"医学统计学"2学分
专业基础课/住院医师规范化培训公共科目（6学分）	"临床思维与人际沟通"1学分；"预防医学与公共卫生"1学分；"重点传染病防治知识"2学分；"医学法律法规"1学分；"循证医学"1学分

课程类别	课程名称和学分
专业选修课 （4学分）	"医学文献检索" 2学分；"临床科研方法" 2学分
专业课 （4学分）	根据住院医师规范化培训标准细则要求，各培训医院进行专业及相关学科的理论课教学，开设2门专业理论课程，每门课程不少于36学时，共计4学分
临床实践 （3学分）	通过各科出科考核、年度考核等考核。在临床轮转期间，各培训医院每月应安排不少于2个半天的集中学习，以讲座、教学研讨会、案例分析等方式，学习各相关学科的新进展、新知识

（3）临床实践：

1）临床能力训练以提高临床实践能力为主。在住培基地进行不少于33个月的培训期间，必须严格按照《上海市住院医师规范化培训标准细则》和《复旦大学临床医学硕士专业学位培养方案》的要求实施培养和考核。

2）通过临床能力训练掌握本专业及相关学科的基本诊断、治疗技术、本学科常见病、多发病的病因、发病机制、临床表现、诊断和鉴别诊断、处理方法等。学会门急诊处理、危重症患者抢救、病历书写等临床知识和技能，培养严谨的科学作风和高尚的医德。

3）临床能力主要考核是否具有较强的临床分析、思维能力和实践操作能力，通过上海市住培所规定的各科出科考核、年度考核和结业综合考核，取得医师资格证书和上海市住培合格证书。

（4）科研训练：掌握文献检索、资料收集、病例观察、医学统计、循证医学等科学研究方法，能够熟练地搜集和处理资料，在临床实践中发现问题、科学分析和总结、研究解决问题，探索有价值的临床现象和规律。

（5）学位论文：

1）选题应从临床实际出发，紧密结合临床需求，体现临床医学特点，具有科学性与临床实用性，鼓励与专业最新进展密切相关的自主选题。

2）学位论文可以是研究报告、临床经验总结、临床疗效评价、专业文献循证研究、文献综述、针对临床问题的实验研究等。

3）学位论文应在导师指导下由研究生独立完成，表明硕士生已经具备运用临床医学的理论和方法分析解决实际问题的能力。论文必须恪守学术道德规范和科研诚信原则。

2. 培养成效

（1）临床实践技能：经过 33 个月住培的临床医学专业学位研究生其临床能力毋庸置疑。以复旦大学为例，"5＋3"统招生的生源质量好，报录比接近 4∶1，如 2019 年，报考 902 人，录取 230 人。执业医师资格考试和住培结业综合考核通过率均接近 100.0%，"5＋3"毕业生在医疗机构就业率也接近 100.0%（表 6-7）。

表 6-7　复旦大学"5+3"统招生临床技能水平　　　　单位：人

项目	2018 年	2019 年	2020 年
执业医师资格考试			
报考人数	220	214	225
通过人数	219	206	219
住院医师规范化培训结业综合考核			
参加考核人数	202	219	222
通过人数	197	218	221
毕业与就业情况			
毕业生数	254	219	223
医疗机构就业人数	248	211	220

（2）临床科研能力：表 6-8 给出了 2018—2020 年复旦大学"5＋3"统招生的学位论文质量相关数据，论文双盲异议率均低于其他医科硕士。复旦大学对于在 33 个月住培期间如何开展科学研究、完成学位论文的做法是要求"5＋3"统招生结合规范化培训开展临床研究，将"学位论

文科研"和"临床轮转规范化培训"有机结合，在临床轮转过程中，以解决临床问题为导向，积极寻找尚未解决的临床问题，开展与临床工作联系紧密的科学研究，其研究结果可应用于临床，为疾病的诊断和治疗服务，实现临床研究与临床实践的紧密结合，使得临床轮转过程成为论文课题研究的一部分，客观上延长了课题研究的实际开展时间，有助于提高研究水平，切实提升住培人员的临床科研能力。

表 6-8　复旦大学"5+3"统招生学位论文质量

年份	医科所有硕士生			"5+3"统招生		
	双盲抽检数/份	异议数/份	异议率/%	双盲抽检数/份	异议数/份	异议率/%
2018	238	16	6.72	48	2	4.16
2019	280	13	4.64	44	1	2.27
2020	366	23	6.28	58	2	3.45

深化临床医学"5+3"改革一直在路上。因为临床医学"5+3"人才培养不仅可以提高规范化培训制度的吸引力，更能通过研究生训练，整体提升规范化培训住院医师的知识水平和临床循证研究能力，从而全面提升全国住培质量。

第七章

规范学位论文基本要求　提高专业学位培养质量

学位论文是学位授予的重要依据，也是研究生培养质量的集中体现。为深入贯彻习近平总书记关于研究生教育工作的重要指示精神和全国研究生教育会议精神，落实《深化新时代教育评价改革总体方案》，推进学术学位和专业学位分类发展，2022 年 1 月，国务院学位委员会办公室下发关于研究制定《博士、硕士专业学位论文基本要求》的通知（学位办〔2022〕2 号），明确由各专业学位研究生教育指导委员会研究制定各专业学位类别的《博士、硕士专业学位论文基本要求》。

本章作者兼任全国医学专业学位研究生教育指导委员会和公共卫生分委员会召集人工作，2011 年就牵头开展了《上海市临床医学、口腔医学、公共卫生专业学位论文标准研究》，2016 年又负责修订《上海市临床医学、公共卫生硕士专业学位论文基本要求及评价指标体系》。2017年和 2019 年分别牵头负责全国医学专业学位研究生教育指导委员会重点课题"医学专业学位论文基本要求和评价指标体系研究"（A1 - 20170203 - 01）和"公共卫生硕士专业学位培养的定位、功能、特征分析及培养特殊性研究"（A1 - YX20190301 - 01）。目前负责中国学位与研究生教育学会重大研究项目"高层次应用型公共卫生人才培养创新项目的实施路径研究"（2020ZAA11）。

本章在回顾我国公共卫生硕士专业学位发展历程、指导性培养方案和学位基本要求的基础上，参考上海市公共卫生硕士专业学位论文基本要求和评价指标体系，提出了我国公共卫生硕士专业学位论文基本要求的研制原则和初步方案。

一、 公共卫生硕士专业学位培养方案和基本要求

1. 指导性培养方案

为适应我国各级疾病预防控制中心、医院、社区卫生、检疫等机构对高层次公共卫生专门人才的需求，2001 年底，国务院学位委员会颁布了《公共卫生硕士专业学位试行办法》（学位〔2001〕9 号）。2002 年，北京大学、复旦大学、南京医科大学、华中科技大学、中山大学、四川大学和中国疾病预防控制中心等 22 家单位开始试点公共卫生硕士（Master of Public Health，MPH）专业学位教育。2003 年，国务院学位委员会办公室下发《公共卫生硕士专业学位指导性培养方案》（学位办〔2003〕12 号）。

在 2003 年的指导性培养方案中，要求公共卫生硕士在导师及导师小组成员的指导帮助下，深入现场，对某些亟待解决的社区公共卫生与预防医学或卫生管理和政策制定等方面的问题进行调查研究，制订、设计解决方案，收集资料，在现场实践的基础上，对存在的问题进行分析，提出对策，撰写出公共卫生硕士专业学位论文。论文基本要求是：①选题应紧密结合公共卫生的实际；②专业学位论文的形式可以是一篇质量较高的现场调查报告，也可以是针对某一公共卫生问题提出科学合理的卫生政策分析报告，或其他解决公共卫生实际问题的研究论文；③论文结果应对公共卫生工作具有一定的实际参考价值。

2003 年以来，我国公共卫生专业学位教育不断修订培养方案，注重课程教材建设，强化实践基地培育，突出论文应用导向，创新 MPH 培养模式，培养了数千名高层次应用型复合型人才，为全面实施健康中国战略、实现"健康融入万策"提供了坚实的人才保障。复旦大学"以健康为中心的公共卫生硕士培养模式的创新探索"，获 2017 年上海市教学

成果一等奖和 2018 年中国研究生教育成果二等奖。1 000 余篇 MPH 专业学位论文集中在传染病慢性病防控（35％）、环境健康（22％）和健康城市与社区健康（15％），以及公共卫生体系、医保改革与医疗质量、卫生人力与卫生资源、卫生技术与药物经济评估等卫生事业管理领域（28％）。

2. 专业学位基本要求

2015 年，全国专业学位研究生教育指导委员会编写出版了《专业学位类别（领域）博士、硕士学位基本要求》。其中，公共卫生硕士专业学位培养学制为 2～3 年，培养采用理论学习、社会实践、课题研究相结合的模式，基本要求评价要素由基本素质、基本知识、实践训练、基本能力和学位论文组成（表 7‑1）。

表 7‑1 公共卫生硕士专业学位基本要求

评价要素		基 本 要 求
基本素质	学术道德	严格遵守国家法律、法规，具有严谨求实的学风和良好的学术道德与行为规范。尊重知识产权，遵守学术道德的基本伦理和规范，坚持学术诚信，维护学术尊严和优良的学术氛围。能正确对待名利，正确地引用文献和他人成果，杜绝剽窃、篡改、造假、选择性使用实验和观测数据等不端行为
	专业素养	热爱公共卫生事业，对保障人类健康具有高度的责任感和专业责任心，有解决现场公共卫生实际问题的兴趣；敏锐的学术洞察力；良好的求知欲，勤奋学习，勇于钻研，具有扎实的公共卫生与预防医学的理论知识，掌握该领域的职业技能，具有团结协作的精神；勇于创新，不断追求卓越
	职业精神	坚持人群健康利益和患者利益至上的原则，具有正确的人生观，遵守职业道德，热心为大众服务，做大众的健康使者，尊重和关爱患者，减轻患者痛苦；具有良好人文素质、语言修养、伦理道德修养以及良好的诚信意识；不断提高业务能力，创新立业，促进社会公平
基本知识	基础知识	掌握公共基础知识、医学相关知识；系统掌握公共卫生与预防医学专业的基础知识，包括卫生统计的基本理论和统计分析方法、流行病学理论和方法，掌握管理学、社会医学、健康教育和行为科学的基础理论和知识；还应掌握与公共卫生密切相关的计算机基础、分子生物学技术、心理学等基础知识

（续表）

评价要素		基 本 要 求
	专业知识	掌握环境因素，包括膳食营养以及行为和对健康影响的规律和机制，熟悉环境因素对健康危害的风险评估的知识和技能；掌握食品安全、卫生监督、卫生政策、卫生信息相关的知识。掌握本学科发展前沿和热点知识、充分了解本学科的最新研究成果。掌握一门外国语，能较熟练阅读本专业外文资料，具有一定的外语应用能力
实践训练	现场实践	加强理论教学与公共卫生实践相结合，鼓励学校导师与现场导师共同指导，开展案例教学与现场教学等方法。要求学生有不少于 6 个月的公共卫生实践，开展公共卫生与预防医学领域的实践训练，掌握公共卫生实践的基本知识和技能，熟悉公共卫生现场工作的主要内容、工作程序，了解当前我国公共卫生的重点和前沿。学生在接受现场训练的同时，结合公共卫生和人群健康的实际问题开展课题研究或公共卫生调查。重点培养学生的公共卫生现场实践能力、职业胜任能力、独立处置公共卫生问题能力以及公共卫生研究能力
基本能力	获取知识能力	具有良好的自学能力，获取公共卫生与预防医学前沿知识。结合公共卫生现场的实际问题，能快速查阅资料和文献，获取所需的相关知识和研究方法，为发现问题和解决现场问题提供方案和措施。积极参加各种学术活动，了解本领域的研究进展，拓宽学术视野；通过研究生读书报告及学术论文交流会，能够较准确、科学、严谨地表达学术思想，交流研究成果
	公共卫生实践能力	具有较强的公共卫生实践能力，毕业后能够尽快地胜任公共卫生和疾病预防控制实际工作的需要，包括熟悉公共卫生领域运行规律，具有一定的获取、处理和交流有关信息的能力，以及执行卫生政策的能力；具有初步的卫生应急处置能力、重点传染病防治和慢性病控制能力、现场干预能力、公共卫生政策分析与制定能力；具有一定的卫生项目评价能力、社会动员和组织能力、公文写作能力；在复杂的现场环境中能够较为准确地观察和报告公共卫生问题，并提出切实可行的控制措施；具有良好的开展健康教育和健康促进能力；具有较强的沟通和表达能力；同时应具有在公共卫生实践中学习和总结本学科相关知识的能力
	科学研究能力	在导师指导下，掌握开展与公共卫生实践密切相关的现场调查与科学研究的基本知识和基本技能。具备信息检索与文献阅读能力，能运用学科的基本知识和技能开展疾病、健康及其相关因素的调查研究，提出假设，正确设计技术路线及研究过程，选择合理的研究方法，开展现场调查和实验研究，并做好调查和研究过程的质量控制，较熟练地运用计算机软件进行数据统计分析，进行科学分析和推理，做出专业判断，从而提出切实可行的控制措施和解决方案
	发现解决问题组织协调能力	在公共卫生实践中，能够利用公共卫生和预防医学等相关知识和研究手段，发现问题，并能提出解决问题的方法和措施或策略；具备社会力量的动员和组织能力，能够与人群进行有效沟通和互动

评价要素		基 本 要 求
学位论文	选题	应紧密结合公共卫生相关领域工作的实际需要，能够体现综合运用所学专业或相关专业的理论、知识、方法和手段，分析和解决实际问题，论文结果应对公共卫生实际工作具有较高的应用价值和指导意义
	学位论文形式规范	学位论文写作要求格式规范，包括前言、方法、结果、讨论和结论。专题调查报告要求前言、调查内容、结果、分析、归纳总结及建议。在论文（或专题调查报告）后附参考文献目录，还应包括学位论文原创性声明和使用授权声明
	学位论文水平	选题紧密结合公共卫生和预防医学的实践，研究立论科学、数据收集客观、分析方法合理，图表规范，讨论充分，结论明确，引文准确合理。研究结论应注重实用性以及对公共卫生工作具有指导意义，体现应用价值或一定的新见解

二、 上海市 MPH 学位论文基本要求和评价指标体系

2012 年 3 月，上海市学位委员会办公室印发《上海市公共卫生硕士专业学位论文基本要求和评价指标体系（试行）》，2017 年 5 月，上海市学位委员会办公室印发《上海市硕士专业学位论文基本要求和评价指标体系》（沪学位办〔2017〕7 号），其中公共卫生硕士专业学位论文基本要求和评价指标体系由本章作者牵头研制。

1. MPH 专业学位论文概述

学位论文是对研究生进行科学研究或承担专门技术工作的全面训练，是培养研究生运用所学知识发现问题、分析问题和解决问题能力的重要环节，也是衡量学生能否获得学位的重要依据之一。

公共卫生硕士专业学位论文必须具有公共卫生的学科特色，应密切结合公共卫生工作实际和现场实际，强调研究生的专业能力和职业素养，体现研究生综合运用所学的理论基础和相关专业知识、方法和技术，分析与解决公共卫生中实际问题的能力。

根据公共卫生硕士的培养目标，专业学位论文可分为应用研究类和卫生管理研究类。内容形式可以是专题研究论文、质量较高的公共卫生现场

调查报告、科学合理的卫生政策分析报告或典型案例分析。

2. MPH专业学位论文基本要求

学位论文应符合学术规范要求。论文作者必须恪守学术道德规范和科研诚信原则。正文字数一般不少于2万字（表7-2）。

表7-2 上海市MPH专业学位论文基本要求

评价要素	评价内容	应用研究类	卫生管理研究类
内容与方法	选题	应紧密结合疾病控制、妇幼保健、健康促进、医疗服务等公共卫生领域的实际问题，具有一定的社会价值和应用价值。研究方法和研究内容具有一定的针对性和先进性。在学位论文选题过程中，应查阅收集有关的文献资料，了解研究的历史与现状，在此基础上结合实践内容提出研究目标，确定研究的技术路线	须查阅大量国内外文献资料，深入细致地掌握课题研究的历史与现状，在此基础上提出目标，确定研究的技术路线。学位论文选题应紧密结合公共卫生领域实际问题，命题具有实用性和针对性，有一定的社会价值或卫生管理应用前景
	研究内容	应来源于公共卫生领域的实际问题或具有明确的公共卫生应用背景，如为了解某公共卫生问题所开展的定量和（或）定性调查，为探索某疾病的危险因素所开展的病例对照研究或队列研究，为评估某干预措施效果而开展的流行病学实验研究等。研究具有一定的工作量，在充分查阅文献，了解国内外动态的基础上，针对所研究的问题，进行理论分析、现场调查和干预研究等	针对卫生管理和政策制定过程中遇到的卫生政策问题，查阅文献资料，开展社会调查，掌握国内外研究的现状与发展趋势，运用定性与定量的科研方法，找出问题根源所在，并对其进行深入剖析，提出有针对性的政策建议。研究工作应具有一定的工作量及难度
	研究方法	综合运用公共卫生基础理论与专业知识对所确定的研究假设开展研究，确定科学、合理的技术路线。研究方法可采用历史资料的挖掘和利用、现况调查、病例对照研究、队列研究、干预研究等定量和（或）定性的研究方法。研究数据翔实准确、研究资料真实可靠，分析过程严谨	综合运用基础理论与专业知识对所研究的命题进行分析研究，采用规范、科学、合理的方法和程序，通过资料检索，定量和（或）定性分析等技术手段开展研究，数据翔实准确，分析过程严谨
	研究成果	应体现新观点或新见解，在公共卫生领域内具有一定的先进性和应用价值	应给出明确的分析结论，提出相应对策和建议，应体现作者的新观点或新见解

评价要素	评价内容	应用研究类	卫生管理研究类
撰写要求	前言	阐述所开展的应用研究工作的缘起、背景、主旨，以及开展本研究的重要性或必要性，对应用研究命题的国内外现状有较为清晰地描述和分析	阐述所研究的卫生管理与政策问题产生的背景及必要性，对卫生政策问题的国内外现状应有清晰的描述与分析，并简述分析报告的主要内容
	研究方法与内容	针对研究命题，主要介绍研究方法及研究内容，包括研究范围及步骤，资料和数据来源，获取手段及分析方法等	综合运用社会医学与卫生事业管理的基础理论与专业知识，对所研究的卫生管理与政策问题进行深入地剖析，找出问题的根源
	研究结果	采用科学合理的方法对研究资料和数据进行汇总、处理和分析，给出明确的结果，必要时对可信度、有效性进行分析	针对卫生管理与政策的根源问题，提出相应的对策或具体建议。对策及建议应具有较强的理论与实践依据，具有可操作性及实用性
	讨论	将本研究的先进性、实用性、可靠性、局限性等进行讨论和分析，并与国内外相关研究进行比较	将本研究的先进性、实用性、可靠性、局限性等进行讨论和分析，并与国内外相关研究进行比较
	结论	系统概括应用研究所开展的主要工作及结果，并总结研究中的新思路或新见解，简要描述结果的应用价值，并对后续研究进行展望或提出建议	系统概括应用研究所开展的主要工作及结果，并总结研究中的新思路或新见解，简要描述结果的应用价值，并对后续研究进行展望或提出建议

3. MPH 专业学位论文评价指标体系

上海市 MPH 专业学位论文评价指标体系（表 7-3）是对学位论文基本要求的进一步量化权重，便于开展专业学位论文双盲评议和论文抽检工作。

表 7-3　上海市 MPH 专业学位论文评价指标体系

评价指标	评价要素	权重/%
选题	选题来源于公共卫生等领域的实际问题，有明确的公共卫生和卫生管理背景。综述方法系统得当，归纳总结精炼明确，能反映研究课题的最新发展	20
应用性	论文分析方法合理，结果可信，成果对公共卫生实践、卫生政策具有实际指导意义，有一定的社会效益或经济效益	25

（续表）

评价指标	评 价 要 素	权重/%
先进性	研究视角或研究方法有一定的先进性，观点、结论或对策有一定的新意	10
基本知识	论文研究方法和结论体现了作者是否掌握本学科领域的基础知识和专业知识，有一定的工作量和研究难度	25
规范性	论文撰写规范，分析严谨合理，逻辑性强，表格图式运用准确，资料引证、注释规范	20
综合评价		

注：评价结论分为优秀（≥90分）、良好（75～89分）、合格（60～74分）、不合格（<60分）4种。

三、 我国公共卫生硕士专业学位论文的基本要求

我国公共卫生硕士专业学位论文基本要求是公共卫生专业学位质量评价的重要依据。在研制过程中，必须以习近平新时代中国特色社会主义思想为指引，坚持社会主义办学方向，坚持党的教育方针，落实立德树人根本任务；要创新评价方式，发挥专业学位论文标准在提高培养质量的导向性作用，要与《公共卫生硕士专业学位基本要求》《公共卫生硕士专业学位指导性培养方案》中对学位论文的要求相衔接，体现学位获得者坚实的理论基础、系统的专业知识和承担专业工作的能力；要广泛听取研究生培养单位、研究生导师、相关行业专家和用人单位的意见。

依据国务院学位办《硕士专业学位论文基本要求》（参考提纲），结合公共卫生硕士专业学位基本要求和指导性培养方案，专业学位论文的形式可以是专题研究类论文，或是质量较高的公共卫生现场调查报告，也可以是科学合理的公共卫生和卫生政策的案例分析报告，表7–4列出了公共卫生硕士专题研究类论文/应用研究型论文、调研报告、案例分析报告3类专业学位论文的基本定位、选题要求、内容要求、规范性要求和创新与贡献要求。

表 7‒4　公共卫生硕士专业学位论文基本要求

项目	专题研究类论文/ 应用研究型论文	调研报告	案例分析报告
基本定位	体现作者掌握公共卫生专业领域坚实的基础理论和系统的专业知识，具有承担专业工作的能力。要求作者立足专业领域，针对实际问题，系统运用专业知识、相关理论和分析工具，得出能够指导实践的成果或方案	体现作者掌握公共卫生专业领域坚实的基础理论和系统的专业知识，具有承担专业工作的能力。要求作者运用科学规范的调查方法，对公共卫生专业领域具体事件进行深入调查和系统分析研究，并针对存在的问题提出具体的解决方案，形成完整的调研报告，旨在为公共卫生专业实践问题提供决策参考或政策咨询	体现作者掌握公共卫生专业领域坚实的基础理论和系统的专业知识，具有承担专业工作的能力。案例分析报告通常应用于对公共卫生领域实践情况的研究。针对公共卫生实践领域中的某一特定对象，如个人、群体、地点、事件、组织、现象、政策等，进行系统深入的分析，以探寻共性的客观规律
选题要求	应来源于公共卫生专业实践领域的实际问题，具有一定的创新性、实践应用价值和可操作性	应直接来源于公共卫生专业实践领域或行业发展，应有明确的职业背景和应用价值；问题聚焦且有一定深度、代表性和可操作性	应直接来源于公共卫生专业实践领域的真实客观事件，建议采用具有专业性、典型性、特殊性、理论启发性等特点且具有实践价值和可操作性的一手真实案例信息
内容要求	应运用专业知识、专业理论和科学方法，对研究问题进行系统科学分析，提出解决办法，鼓励在此基础上对公共卫生专业领域知识进行提炼创新	应运用专业知识、专业理论和方法对所调研事件的背景进行系统深入的分析；通过调查，采取规范的方法和程序，收集、整理和分析数据，系统、规范地呈现调查结果；通过科学分析，得出调研结论；针对结论提出具体的解决方案，并鼓励在此基础上对专业相关知识进行提炼和创新；最后还应视情况整理调研内容并附于正文之后	应对案例事件的全貌信息进行系统搜集、整理和处理，将案例信息进行结构化展现，体现可读性；应运用专业知识、专业理论和方法对信息资料进行系统充分分析并提出对策建议；视情况提出解决问题的具体思路和方法；鼓励对公共卫生专业领域的概念、理论或模型等知识进行反思和创新。对案例分析补充说明的内容建议附于正文之后

（续表）

项目	专题研究类论文/ 应用研究型论文	调研报告	案例分析报告
规范性要求	符合基本的写作规范。应独立完成；若涉及团队工作，需注明属于团队工作并明确个人独立完成的内容。应使用规范的语言，论文字数应不少于 2 万字。论文工作量饱满，正文一般包括：问题的提出、国内外应用现状与发展趋势、问题成因、拟解决问题的初步解释框架或一系列研究假设、问题的分析与解决方案的论证、研究结论与对策建议、参考文献等	符合基本的写作规范。应独立完成；若涉及团队工作，需注明属于团队工作并明确个人独立完成的内容。应使用规范的语言，论文字数应不少于 2 万字。论文工作量饱满，正文一般包括：提出调研问题、调研方案设计、调研实施内容、资料和数据的处理与分析、调研结果描述和分析、解决问题的办法或举措、参考文献等，具体调研资料经整理后可作为附录资料	符合基本的写作规范。应独立完成；若涉及团队工作，需注明属于团队工作并明确个人独立完成的内容。应使用规范的语言，论文字数应不少于 2 万字。论文工作量饱满，正文一般包括：案例选择和描述、案例资料搜集和调研、案例分析、拟解决问题的初步解释框架或一系列研究假设、研究结论、解决问题的思路和方法、分析讨论与对策建议、参考文献等
创新与贡献要求	结论应促进公共卫生专业领域实践和理论的发展。鼓励作者对研究结果和贡献、局限进行反思和提炼，对公共卫生专业实践有一定指导意义，在公共卫生专业领域有一定理论价值	调研过程科学合理，调研结果和解决方案实用，应为公共卫生专业的实践问题提供决策参考或政策建议。鼓励作者对调研结果和解决方案进行反思和提炼，调研报告对相关专业实践有一定指导意义，在相关专业领域有一定理论价值	结论和建议，应具有一定的实践应用价值。鼓励作者对案例分析的结果、解决办法和建议进行反思和提炼，对相关专业实践有一定指导意义，在相关专业领域有一定理论价值

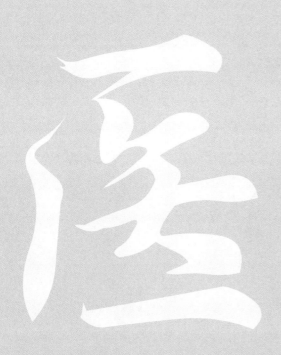

第二篇

教学成果

临床医学研究生教育创新发展的理论研究与复旦实践

一、 成果简介及主要解决的教学问题

本成果基于医学教育创新发展理论研究，深化临床医学专业学位教育改革，实施一流研究生教育引领计划，学术学位和专业学位研究生教育双轮驱动，分类培养研究型、复合型和应用型人才。

2014 年以来，本项目组围绕如何立足基本国情、加快医学教育创新发展、提高人才培养质量、提升医药创新能力等重点问题，完成了国务院学位办"健康中国建设与医学研究生教育改革发展研究"等委托项目，研究成果通过中国工程院、中国高等教育学会、中国学位与研究生教育学会，以 6 份研究报告、24 篇教改论文和 2 本学术专著等形式提交教育部、国家卫健委、上海市，并被相关政府文件采纳。

2014 年，本项目组牵头"我国临床医学教育综合改革的探索和创新——'5 + 3'模式的构建与实践"获得国家级教学成果特等奖。2015 年起"5 + 3"模式在全国推广应用，但也面临着新问题。如在 33 个月住院医师规范化培训期间，研究生是否有时间学习以及如何学习相关学位课程，研究生如何选择科研课题，完成体现其学术水平的学位论文。作为"上海市临床医

临床医学专业学位　国家规培政策大背景下如何培养临床科研能力

临床医学学术学位　新时代新医科新要求如何培养拔尖创新人才

临床医学研究生培养面临的新问题

学专业学位教育与住院/专科医师规培项目工作组"和"上海市深化专业学位研究生教育综合改革项目工作组"的组长单位，本项目组在"5＋3"模式课程建设和学位论文方面推出系列加强"临床研究能力"改革举措，率先全国试点临床医学专业学位博士和专科医师培训结合的"5＋3＋X"模式，再次引领示范全国临床医学教育创新发展，培养高层次临床医师，服务人民群众日益增长的对高水平医疗服务的需求。

2018年，教育部、国家卫健委和上海市"三方共建托管"复旦大学上海医学院及其直属附属医院。复旦大学率先全国试点综合性大学医学教育管理体制改革，获批一流医学研究生教育引领计划，上海市首批投入600万元。本项目组通过建立健全"三全育人"长效机制、拓展学术学位"Med-X"新模式、构建培养质量保障监督体系、探索"MD＋PhD"双学位教育、提升医学研究生国际化水平、加快生物医药工程博士培养，在实践中探索如何以创新促改革，以改革促发展，培养未来解决健康领域重大科学问题和应对重大疾病防控挑战的医学拔尖创新人才。

本成果对于"双一流"和"健康中国"建设均具有重要意义。复旦已为社会培养输送数千名高层次医学人才；在全国已成功推广到数百所医学院校应用，人才培养效益特别显著。

二、 成果主要内容

1. 开展医学教育改革创新发展研究

围绕医学教育创新发展重点问题，开展研究：①国务院学位办委托项目"健康中国建设与医学研究生教育改革发展研究"；②中国高教学会"十三五"规划重大攻关课题"健康中国建设对医学人才培养的新要求"；③中国工程院重大咨询项目"医学院校教育规模布局及人才培养发展战略研究"；④中华医学会医学教育分会重点课题"面向健康中国需求，创新医学人才培养模式"；⑤中国学位与研究生教育学会重大研究课题"专业学位研究生教育综合改革与发展研究"。在 CSSCI 期刊上发表 24 篇论文。

论文代表作"深化临床医学'5 + 3'改革若干问题探讨",根据全国和上海市住院医师规范化培训招录数据,测算了 2021—2035 年全国临床医学"5 + 3"招录计划趋势,提出了临床医学"5 + 3"综合能力提升的有效路径,包括明确培养目标、构建课程体系、注重临床实践、结合临床需求开展科研训练和学位论文研究。

2. 深化临床医学专业学位教育改革

(1)提高临床医学专业硕士科研能力: 2015 年 6 月,全国医学专业学位教指委在暨南大学召开"5 + 3"模式推广培训会,本项目组负责解读《临床医学专业学位研究生指导性培养方案》。

修订培养方案,明确培养目标:具有良好职业道德、人文素养和专业素质;掌握坚实的医学基础理论、基本知识和基本技能,具备较强临床分析和实践能力,以及良好的表达能力与医患沟通能力,能独立、规范地承担本专业和相关专业的常见多发病诊治工作;掌握临床科学研究的基本方法,具有一定的临床研究能力和临床教学能力。

设立专项基金,加强课程建设:要求课程包括"临床思维与人际沟通""医学文献检索""临床流行病学""医学法律法规"等课程。近年来,复旦设立专项基金,资助"医学人文与医患沟通""临床研究方法进展""临床免疫学"等 20 余门核心课程,以及《消化内镜治疗学》《急救医学》等 30 余本案例教材,并针对新设领域重症医学,开设"新冠肺炎防治与重症医学"课程。

结合临床轮转,选择论文课题:要求紧密结合临床实际选题,学位论文形式可以是研究报告、临床经验总结、临床疗效评价、文献综述等。通过选择临床研究,临床医学专业学位研究生可以将"学位论文科研"和"临床轮转培训"有机结合,在住院医师规培中,开展临床问题科学研究。这样既解决了临床诊疗过程中碰到的实际问题,实现临床研究与临床

第八章 临床医学研究生教育创新发展的理论研究与复旦实践

实践的紧密结合，拓展学位论文课题研究实际有效时间，也能够保证研究生参加住院医师规培所需临床轮转时间，在提高临床技能的同时，也提高了临床思维能力和科研水平。

（2）率先探索临床专业博士培养模式：2015年12月，国家卫计委等8部委联合颁发《关于开展专科医师规范化培训制度试点的指导意见》，明确遴选有条件的专科启动临床专业博士"5＋3＋X"培养模式试点工作。

2016年，教育部批准上海市"临床医学'5＋3＋X'试点项目"，每

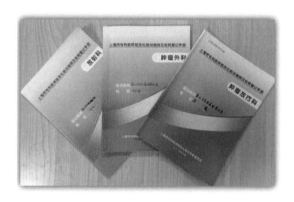

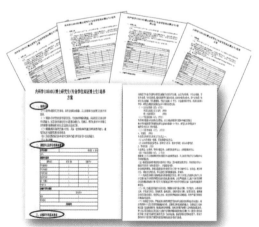

临床专博培养方案、培养手册示例

年单列 100 个博士招生计划，上海市则按照 3 万/年/人的标准下达专项经费。 复旦大学作为上海市"5+3+X"培养改革组长单位，率先启动专科医师规范化培训和临床医学博士专业学位教育相衔接项目试点。按照新增计划 1∶1 比例调整存量，迄今已招录"5+3+X"临床专博 651 人，在培养过程中，制定《临床医学专业学位博士研究生培养方案总则》和《临床医学博士专业学位研究生培养手册》，明确临床专博培养目标、学位课程和学位论文要求。

在临床专科培训方案和基地建设方面，资助"医学科研方法与研究设计""内科临床实践进展""妇产科临床诊疗进展"等 10 余门专科培训核心课程；通过制作临床技能教学视频，建设"妇产科学""儿科学""康复医学""老年医学"和"感染病学"等紧缺专科线上培训教学平台。复旦大学 2013 年就自设全科医学博士点，近年来，试点在 30 余名全科医学应届硕士生中选拔优秀生源，通过"申请考核制"进入全科医学博士学习，率先制订全科临终关怀与姑息医学专科培训方案和基地建设标准，探索全科医学专业学位博士培养模式。

3. 实施一流研究生教育引领计划

（1）以"立德树人"为根本，建立健全"三全育人"长效机制。以培养具有"国家意识、人文情怀、科学精神、专业素养、国际视野"的高

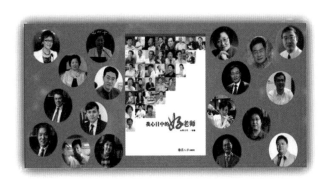

复旦大学举办的"我心目中的好老师"评选活动

层次医学拔尖人才为目标，落实"立德树人"根本任务，将思政教育贯穿于医学研究生培养全过程，形成"全员育人、全过程育人、全方位育人"长效机制。

（2）以"交叉融合"为举措，拓展学术学位"Med-X"新模式。通过"癌症攻关、重大脑疾病研究与转化医学、心脏医学与泛血管、临床感染防控与耐药精准诊治"等10个临床医学交叉研究院，探索"Med-X"学术学位研究生培养新机制。扩大直博生招生规模，建设"基础医学前沿和技术""医学微生物学进阶""流行病学原理"等"本硕博一体化贯通课程"。

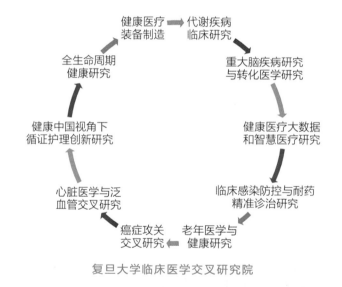

复旦大学临床医学交叉研究院

（3）以"培养过程"为重点，构建培养质量保障监督体系。组建研究生教育督导专家组，定期开展研究生招生、培养和学位授予全过程评估。设立"导师能力提升计划"，举办"正谊导师学校"，制定《研究生指导教师岗位管理办法》和《临床医学研究生指导教师分类评聘管理办法》，强调导师是研究生培养全过程第一责任人。

（4）以"医师科学家"为目标，探索"MD＋PhD"双学位教育。针

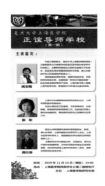
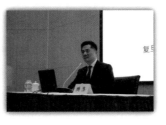
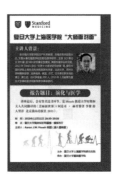

"落实教书育人第一责任，做好医科双师型导师"
——2018年全校导师培训会，樊嘉

复旦大学举办系列"导师能力提升"活动

对目前八年制医学教育存在问题和面临挑战，通过明确培养目标、完善培养体系、优化课程设置、转段考核评估、科研能力训练、临床规培接续、管理机制创新和学位授予突破等改革，探索"MD＋PhD"双学位教育，培养未来"医师科学家"。

（5）以"学术交流"为桥梁，提升医学研究生国际化水平。通过开展海外交流拓展项目、参加国际会议、加强国际化课程建设、举办大师面对面等活动，开拓国际视野，提升国际化水平。

（6）以"服务需求"为导向，加快生物医药工程博士培养。 2012年复旦大学作为全国首批工程博士试点高校，是长三角地区首批试点中唯一在"生物与医药领域"招收工程博士的高校，也是全国医学院校唯一招收"生物与医药领域"工程博士的单位。近年来，每年招收 80 名左右生物与医药领域工程博士，开展智能影像诊断、健康医疗大数据与智慧医疗、健康医疗装备制造等研究（表 8‑1）。

表 8‑1　复旦大学和中国信息通信研究院拟开展联合培养工程博士研究方向

研究类别	研究方向
智能影像诊断	使用人工智能及脑科学领域前沿算法，从图像采集、数据重建、图像融合、图像分析、特征提取、可视化等多个层面进行研发，挖掘肉眼无法识别的深度影像信息；在此基础上，开发有效的智能影像诊断和分析系统，推进相关技术和产品的转化，提高临床影像诊断的整体效率和水平

（续表）

研究类别	研究方向
智能动态图像捕捉	使用人工智能及脑科学领域前沿算法，从图像采集、数据重建、图像融合、图像分析、特征提取、可视化等多个层面进行研发，挖掘肢体运动形态，建立数字运动模型；在此基础上，开发运用于康复等领域的智能影像捕捉及治疗方案，推进相关技术和产品的转化，提高临床康复的整体效率和水平
临床辅助决策	使用数据库、神经网络模型的数学方法、复杂网络与非线性系统，针对疾病诊治，建立多模态融合的临床辅助决策系统，配合高清视频系统，建成智能远程诊疗系统
大数据科学	以海量公共卫生数据为样本，利用机器学习、人工神经网络、复杂数据挖掘等新一代智能化信息处理技术，研究流行病发生与分布规律及其影响因素，达到预防疾病、促进健康和提高生命质量的目的
穿戴式医疗器械	研究新材料、新传感器技术，面向医院端和社区端，开发满足临床需要的各类无创、微创穿戴式医疗器械，让临床基本信息数字化更为便捷及有效，提高疾病管理干预水平

三、 成果创新点

1. 理论创新

围绕医学教育改革创新发展重点问题，承担国务院学位办、中国工程院等委托研究项目，在临床医学教育创新发展方面取得重大理论研究成果。"健康中国建设对医学人才培养的新要求"获中国高等教育学会"十三五"示范案例（全国10项）；"健康中国建设与医学研究生教育改革发

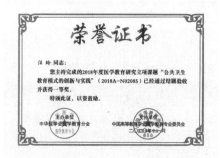
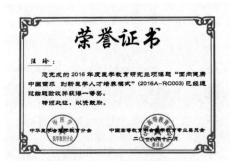

项目研究课题获奖证书

展研究"获中国学位与研究生教育学会重点课题一等奖（全国6项）；"面向健康中国需求创新医学人才培养模式"获中华医学会医学教育分会重点课题一等奖（全国12项）。

2. 实践创新

通过建立健全"三全育人"长效机制，拓展学术学位"Med-X"新模式，构建培养质量保障监督体系，探索"MD＋PhD"双学位教育，提升国际化水平，加快生物医药工程博士培养等一流研究生教育引领计划，实践示范全国综合性大学医学教育创新发展。通过持续深化"5＋3"临床医学专硕和住院医师规培结合改革，率先试点"5＋3＋X"临床医学专博和专科医师规培结合，再次引领示范全国临床医学专业学位教育培养机制改革。

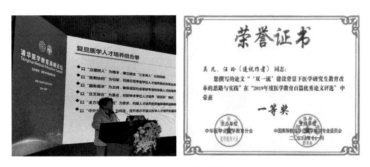

论文获奖证书

四、 成果应用推广

1. 人才培养成效显著

近年来，在《医学界》发布的中国最佳医学院人才培养排行榜上，复旦大学连年位居全国榜首。目前，复旦大学上海医学院研究生年招生规模2200人左右，其中博士生约1000人，招生规模位列全国医学院校第一，生源和学位授予质量持续提高，博士生重点高校来源占比83.24％；长学制占学术学位博士生比例由2019年的33.3％提高到2020年的40.2％；

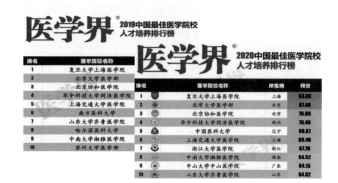

2019 年和 2020 年《医学界》人才培养榜

博士学位论文平均优良率为 91.07%。

临床医学专业学位授权点在 2018 年全国首轮专业学位水平评估中获评 A 类，在 2019 年国务院学位办合格评估中获批优秀。迄今临床医学"5＋3＋X"已有三届毕业生，"5＋3＋X"临床专博培养新模式和培养质量均得到同行专家和用人单位高度评价。"5＋3"临床专硕年招生约 230 人，生源质量好，报录比近 4：1；"5＋3"临床专硕毕业生实践技能和科研水平双提升，执业医师资格考试和住培结业综合考核通过率、毕业生在医疗机构就业率均接近 100%。

近 3 年临床专硕学位论文双盲异议率 3% 左右，低于全校医科硕士 5% 的双盲异议率。

2. 示范全国推广应用

本项目理论研究成果和创新实践，以研究报告等形式提交教育部、国家卫健委、上海市，并被国办发〔2017〕63 号、国办发〔2020〕34 号和沪府办〔2021〕5 号等政府文件采纳。

（1）教改实践论文发表：本项目组在 CSSCI 期刊上发表 24 篇教改实践论文；北大中文核心期刊《中国卫生资源》设立"医学教育创新发展"专栏，发表本项目组 11 篇专稿论文；5 篇论文获全国医学教育和医学教育管理百篇优秀论文一等奖等。

（2）医学教育专著出版： 2020年《当下与未来》在上海书展首发。复旦大学党委书记焦扬在序言中写道："对这段艰苦岁月最好的致敬，是忠实记录这段历史，并书写新的历史。《当下与未来》就是这样一本超越一般价值，具有独特视角的书。本书两位作者，……长期致力于医学教育改革创新和公共卫生人才培养，作出了积极贡献。本书也清晰呈现了她们对健康中国战略下公共卫生体系建设和医学人才培养的深邃思考和独到体会"。2018年《临床医学"5＋3"模式的构建与实践》在中国医师协会毕业后医学教育上海论坛首发，由国家卫健委和中国医师协会领导向全国医学院校附属医院规培基地进行赠书活动。

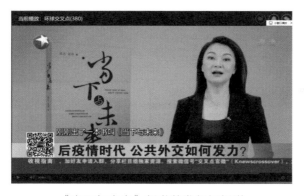

《当下与未来》新书首发新闻报道

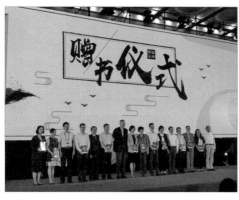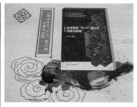

赠书嘉宾：
复旦大学（著者）　　汪玲教授
国家卫健委科教司　　金生国司长
中国医师协会　　　　齐学进副会长
上海市卫计委　　　　衣承东副主任
上海市教委高教处　　桑标处长
上海市学位办　　　　束金龙主任

《临床医学"5+3"模式的构建与实践》赠书仪式

（3）学术会议主题报告：本成果主要完成人应邀在 2015 年全国医药学学位与研究生教育质量学术研讨会，2016 年中华医学教育分会学术年会，2017 年北京协和医学院国际医学教育研讨会、北大医学教育分论坛，2018 年中国医师协会毕业后教育上海论坛、粤港澳大湾区教育论坛、西北医学教育联盟丝绸之路论坛，2019 年清华-哈佛医学教育高峰论坛，2020 年东方医学教育论坛，2021 年长三角医学教育联盟大会上主题报告，累计 130 余次在全国学术会议上围绕"双一流建设与医学研究生教育"和"临床医学专业学位培养模式改革"进行大会发言，成果辐射到全

2020 第三届东方医学教育论坛

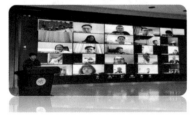
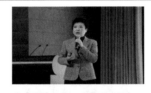
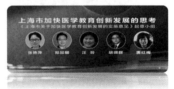

2019 全国第二届医学"双一流"建设论坛

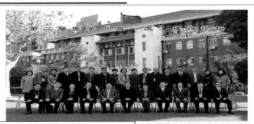
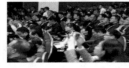

各类学术会议主题报告

国 31 个省市自治区的 100 余所医学院校，推动数万名研究生导师和管理干部转变教育理念，实践教学改革，社会影响力巨大。媒体以"'顶尖医学人才摇篮'们齐聚复旦上医开大会，都讨论了啥？"为题，报道 2019 年复旦大学承办的全国医学"双一流"建设联盟论坛；以"疫情下医学教育如何创新发展？知名医学院校共聚复旦上医探讨医科之变"为题，报道 2020 年复旦大学承办的东方医学教育论坛。

（吴凡、汪玲、樊嘉、葛均波、毛颖，2021 年上海市教学成果奖）

第九章

双轮驱动　顶天立地　公共卫生人才培养体系二十年创新与实践

　　2002 年非典型肺炎（SARS）疫情暴发凸显了公共卫生安全是国家安全的重要保障，而兼具专业素质和管理能力的高素质公共卫生人才培养是维护全民健康、实现全面小康、建设"健康中国"的关键支撑。 20 年来，复旦大学以公共卫生与预防医学（医学类）和公共管理（管理类）两个一级学科"双轮驱动"为架构，探索培养公共卫生基础厚实、知识面广、科创能力强的高精尖领军型"顶天"人才以及勇立一线、快速研判、精准施策的高层次应用型"立地"人才。2002 年复旦大学率先开展非全日制公共卫生硕士（MPH）专业学位研究生培养并出版系列专用教材；2005 年首次提出本研一体的公共卫生人才培养理论体系；2010 年率先试点全日制 MPH 培养，在推进该项工作中发挥示范引领作用；2014 年起在全国唯一招收培养预防医学武警国防生，民为军用；2020 年成为首批立项国家高层次应用型公共卫生人才培养创新项目的 10 家单位之一。形成了独具特色的"双轮驱动""顶天立地"的公共卫生人才培养体系，示范引领全国公共卫生教育改革发展。

　　本成果先后在公共卫生人才培养和疾控体系建设中经受实践的检验，在新冠肺炎疫情防控中发挥了关键作用。作为全国唯一拥有两个国家重点学科和两个一级学科国务院学位委员会学科评议组成员的公共卫生学院，承担教育部、国家卫健委、上海市教委等 40 余项重大教育研究课题，在国内外权威刊物发表教学研究论文近百篇，出版全国性教材 80 余本，在国内外重要会议上主题报告百余场，得到广泛认可与推广应用。

一、 成果解决的教学问题

1. 解决人才培养体系与现代化公共卫生体系建设不适应的问题

传统的本研教学相互割裂，缺乏有效衔接和多学科交叉，人才培养轻思政，层次不清晰，分类培养目标不明确，难以形成以德为先、高精尖领军人才与高层次应用型人才交相辉映的复合型人才培养格局。

2. 解决人才培养模式不能满足保障国家公共卫生和人民健康安全的人才需求问题

传统的教学以预防医学为单一主体，课程教材体系单薄；"重理论、轻实践""重慢病、轻急病""重实验、轻人群"；教学设计和教学内容上存在"碎片化"；教学手段滞后，难以培养解决复杂公共卫生问题能力强的"健康卫士"。

3. 解决人才培养实践缺乏科技创新、跨边界协同育人、去功利化的机制保障问题

传统的教学以书本学习为主，缺乏科技创新项目和平台支撑以及优秀导师团队指导；实践教学理论化、形式化；师资评价"唯论文、轻教学"，难以实现以人才培养成效、科技创新质量、教科研并重和社会服务能力为评价导向的跨学科专业的校地协同育人。

二、 成果解决教学问题的方法

1. 体系举措

（1）以"立德树人"为根本，加强思想文化引领。以"立德树人"为根本任务，打造党团群工、公卫人文、课程思政、实践实习、科研创新为一体的全链式育人平台，建成思政教育与专业教育质量双提升的"三全育人"新体系。培养毕业 53 名国防生，20 名大学生志愿参军报国。入选

首批"上海高校课程思政重点改革领航学院"。获评全国高校百名研究生党员标兵、上海市青年五四奖章（集体）。

（2）以"理论研究"为基础，建立多层次多类型人才培养体系。依托教育部、国务院学位办等重大课题开展理论研究，健全本-硕-博多层次、学术型与专业型人才分类培养体系。率先开展 MPH 专业学位教育，培养实战型"立地"人才；探索应用型和专业学位博士生教育，培养"一锤定音"的领军人才；本硕博贯通，培养学术创新型"顶天"人才。

（3）以"多学科交叉"为路径，强化复合型人才培养。依托复旦大学综合优势，以多学科交叉为路径，完善公共卫生复合型人才"2 + X"培养方案，推进文理医工交叉融合的复合型公共卫生人才培养。

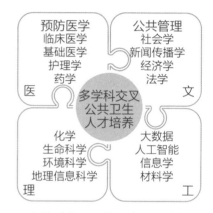

多学科交叉公共卫生人才培养

2. 模式举措

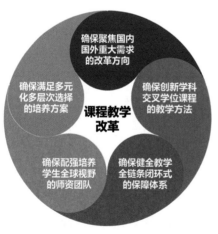

以"五项确保"实施课程教学改革

（1）以"五项确保"为核心，构建现代课程教材体系。 在课程教学改革中贯穿"五项确保成体系"的创新做法。构建了一套纵向贯通本-硕-博，横向融入多学科知识、汇聚校-市-国家三级精品和一流课程、与 U21、APRU 联盟等世界顶尖高校共享、既体现学术型与专业型培养差异化又兼具整体性、进阶性的课程体系。建成 4 门国家级一流本科课程、7 门上海市精品/重点课程、18 门校级精品课程，开设 U21、APRU 联盟等世界顶尖高校共享课程。主编全国性教材 80 余本。

《预防医学（第 7 版）》获得首批上海高等教育精品教材。

（2）以"方法革新"为手段，完善深度融合教学模式。打造规模化"在线课程群"，建成 30 门线上或线上线下混合课程；"大学生健康教育"在线课程选课人数 131 956 人；"人文与医学"网络共享课累计选课人数达到 19.6 万人次，涵盖 465 所高校；虚拟仿真实验教学项目"不明原因疾病暴发调查与处置"获上海市立项，在新冠肺炎疫情防控期间被教育部遴选为防控宣传网络课程，点击量达到 1.7 万人次。案例教学覆盖所有专业课程；两项"新冠肺炎疫情防控"案例——"公共卫生学院服务于新冠疫情应急防控的案例研究"和"紧缺物资调度配售方案和信息管理系统"入选 2020 中国专业学位中心案例库，是全国同类学科唯一入选的两个案例。

（3）以"实践基地"为平台，提升解决复杂公共卫生问题的能力。遴选 34 家多类型的行业机构，建设全方位、高质量的公共卫生实践教学基地和医防融合大健康实践平台，入选首批上海市实践教学示范基地。预防医学专业与公共事业管理专业本科生均需完成 9 个月的科研和专业实践，预防医学本科生还须完成为期 18 个月的临床见习实习，培养解决实际问题的能力。

3. 实践举措

（1）以"学生全面发展"为目标，首创德隆学者计划。以学院首任院长、中国流行病学科奠基人、一级教授苏德隆命名，首创"德隆学者"本科生科创计划，传承"一门四代"血防建功精神，培养拔尖人才。已开展 11 期 167 项科创项目，培养德才兼备的优秀本科生近 200 人。

（2）以"师资队伍建设"为保障，推出福庆师培计划。以上海医学院和公共卫生学科创始人、一级教授颜福庆命名创设福庆师培计划；首创新进教师必备新生导师/辅导员工作经历、职称晋升必备教学研究成果；组建 5 个跨机构跨专业的导师创新团队，聘任"双师型"导师 60 余名；破除"唯论文、轻教学"等倾向，创新符合公共卫生学科特点的师资评价机制。荣获预防医学骨干课程国家级教学团队、上海市三八红旗集体。

（3）以"科研创新高地"为支撑，培养卓越公卫人才。聚焦国家公共卫生安全，建立具有病原体鉴定发现、预测预警、防控技术研发能力的高等级生物安全实验室，具有大气污染、水污染等环境健康危害研究与技术评估能力的部委重点实验室和国际卓越中心，以及健康风险预警与治理协同创新中心，推进卓越公共卫生人才培养。以 2016—2020 年为例，学科获 1057 项科研立项，含国自然重大集成/重点项目、国家重点研发计划、国家/军委重大专项等，立项总额 7.6 亿。

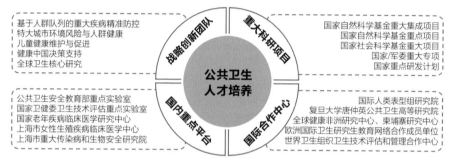

公共卫生人才培养依托的平台

三、 成果创新点

1. 体系创新

首创基于公共卫生与预防医学学科（医学类）和公共管理学科（管理类）"双轮驱动"、高精尖领军型"顶天"人才与高层次应用型"立地"人才并重的公共卫生人才培养体系。从顶层设计培养方案到试点探索再到全国示范引领，建立及健全了本-硕-博多层次、学术型与专业型研究生分类培养、多学科交叉的人才培养新范式。"公共卫生教育模式的创新与实践"获全国医学教育研究成果一等奖，其核心理念写入医学研究生核心课程指南和国家高水平公共卫生学院建设指南里。

2. 模式创新

改革发展现代课程教材体系和教学方式，首创跨学科跨行业创新团队科研育人和"以真实世界为现场，以解决公共卫生问题为导向"的医防融合实践育人新模式。在抗击新冠肺炎疫情中发挥了关键作用。培养的人才中既有担当国家疾病防控重任的领军人才，也有公共卫生应急攻关的科研创新人才，更涌现出一大批参与病原体鉴定、流调溯源、分析研判、筛查隔离、消杀管控的解决复杂问题能力强的实战型人才。1人获提任国家卫健委副主任，多人获全国抗击新冠肺炎疫情先进个人，10余项应急研究成果发表于 *Science*、*Nature* 等顶尖期刊。

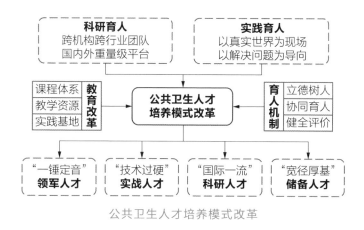

公共卫生人才培养模式改革

3. 实践创新

传承"一门四代血防建功"精神，首创"优生-优师-优培"、教学相长、本研一体的育人新途径。"德隆学者计划"优选全面发展、具有科研潜力的本科生进入本研贯通培养体系，"福庆师培计划"保障科教并重型师资队伍建设，"正谊明道计划"依托优秀导学团队促进师生互动、教学相长。2014年至今，约200名德隆学者进入本研一体研究生培养。

四、成果推广应用

1. 人才培养卓越

优秀复合型人才培养成效吸引了优质多元化生源。2021年在上海市

走出的院士和公共卫生学院院长		
林东昕	中国医学科学院	中国工程院院士
沈洪兵	疾病预防控制局	中国工程院院士，原任南京医科大学校长，公共卫生学院院长
张作风	UCLA	原任美国加州大学洛杉矶分校公共卫生学院副院长
孟庆跃	北京大学 PEKING UNIVERSITY	北京大学公共卫生学院院长
郑志杰	上海交通大学 SHANGHAI JIAO TONG UNIVERSITY	北京大学全球医学系教授，原任上海交通大学公共卫生学院院长
吴息凤	浙江大学 ZHEJIANG UNIVERSITY	浙江大学公共卫生学院院长
王建明	南京医科大学 NANJING MEDICAL UNIVERSITY	南京医科大学公共卫生学院院长
陶芳标	安徽医科大学	安徽医科大学卫生管理学院院长，原任公共卫生学院院长
牛 侨	山西医科大学 SHANXI MEDICAL UNIVERSITY	山西医科大学公共卫生学院院长
王金桃	山西医科大学 SHANXI MEDICAL UNIVERSITY	山西医科大学公共卫生学院副院长
郑玉新	青岛大学 QINGDAO UNIVERSITY	青岛大学公共卫生学院院长
洪 峰	贵州医科大学 GUIZHOU MEDICAL UNIVERSITY	贵州医科大学公共卫生学院院长
浦跃朴	东南大学 SOUTHEAST UNIVERSITY	东南大学副校长，原任公共卫生学院院长
韦 霄	广西医科大学 Guangxi Medical University	广西医科大学公共卫生学院副院长
张文昌	福建医科大学 FUJIAN MEDICAL UNIVERSITY	福建医科大学公共卫生学院院长
袁兆康	南昌大学 NANCHANG UNIVERSITY	南昌大学公共卫生学院院长
吴学森	蚌埠医学院 BENGBU MEDICAL COLLEGE	蚌埠医学院研究生院院长

优秀毕业生代表

本科生综合评价录取中，预防医学入围分数线超过八年制临床医学；2017—2019 年全日制研究生录取分数线位列全国第一。近半的学术型和专业型硕士具有多元化学科背景，其本科专业涵盖临床医学、药学、管理学、经济学、社会学、信息科学、数学等 20 余个。

1928 年以来，为国家输送了近万名高素质公共卫生人才。近 20 年来，林东昕和沈洪兵成为院士，走出 20 余位国内重点高校公共卫生学院院长，也有担任国家卫健委、国家疾病预防控制局等国家部委和地方、行业领导；成为世界卫生组织专家等海内外知名学者；成为公共卫生实干家，获全国抗击新冠肺炎疫情先进个人与优秀共产党员；一批国防生毕业后成为卫生官兵，为国戍边；还有大批优秀毕业生活跃在健康相关产业，助力健康中国建设。

2. 学术成果斐然

2016 年以来，在校学生共发表论文 1 188 篇，在 *Science*、*Nature*、*NEJM*、*Lancet*、*BMJ* 等全球顶尖期刊发表论文 20 余篇，为世界卫生组织改写全球大气污染对健康影响标准等提供关键证据。多人次获全国和上海市优秀学位论文；获全国大学生"小平科技创新团队"、中国-葡语国家"互联网＋"大学生创新创业大赛银奖、大学生"挑战杯"上海市特等奖。

3. 社会贡献杰出

本成果培养的人才在保障国家公共卫生安全、维护人民健康和建设健康强国的各条战线上都做出了突出贡献。撰写系列专报，专报《全力扑灭疫情后要转入常态化防控新型冠状病毒》获中央领导同志批示；毕业生和在校师生参与国家和上海市新冠肺炎疫情研判，获全国和上海市抗击新冠肺炎疫情先进个人；紧急开发口罩调配系统，实现 1.5 亿口罩公正公平透明配售，上海市政府复信感谢；学生团队创作的《小帅带你战疫情》原创系列漫画科普阅读量逾 10 万。助力"健康中国 2030 行动计划"，毕业生成为全国综合防控儿童青少年近视专家宣讲团成员，守护光明未来；共同主编《上海市民居家健康知识读本》发放 800 万户，获评"2020 年上海优秀科普图书"。学生社会实践成绩斐然，获评全国"三下乡"社会实践活动优秀团队，全国大学生健康科普大赛特等奖，上海市志愿服务先进集体，"知行杯"上海市社会实践大赛特等奖。

4. 示范引领推广

（1）创新培养模式，全国示范推广。基于重大课题理论研究和实践创新建立公卫人才培养体系和培养模式。组织撰写《中国公共卫生理论与实践》《MPH 专业学位授权点评估方案》《全国硕士研究生核心课程指南》，起草《国家高水平公共卫生学院建设指南》和《新时期公共卫生教育专家共识》。通过《光明日报》《中国教育报》《青年报》等权威媒体报道，以"提升医学教育能级，培养拔尖创新人才""后疫情时代如何完善公共卫生人才培养""创新人才培养模式，培养适应全领域、具备多种岗位胜任力的公共卫生精英"为主题分享本成果。2002 年以来，成果完成人应邀在全国重要会议上主题报告百余场，2019 年主办全国公共卫生学院院长联席会暨公共卫生教育分会年会。近五年成果完成人参加全国各类公共卫生教育学术会议近百次，分享"基于一流学科建设的复旦公卫人才培养探索""新时期公共卫生复合型人才培养的实践与探索""新时期医防融合教育改革思考"等经验，累计向全国 100 余所医学院校 3 200 余名管理干部和导师推广，创新示范引领全国公共卫生教育改革发展。

（2）共享实践经验，助力全球健康。与哈佛大学等 40 多所国外著名科研院所建立了科教合作关系，国内唯一与美国约翰·霍普金斯大学和加州大学洛杉矶分校共建国际联合公共卫生科教中心，分别与柬埔寨和坦桑尼亚共建全球卫生联合研究中心，开展 9 项国际办学项目，开创了国内首门全球卫生慕课课程，主讲一门欧洲国际卫生研究生教育网络（TropEd）课程，主办两届中美公共卫生学院院长论坛。组织师生在东南亚、非洲、欧美等开展社会实践，成功搭建了高层次全球卫生人才培养平台，为非洲当地培养了 3 名公共卫生青年领袖。2020 年主办第十四届环太平洋大学协会（APRU）全球卫生年会，硕士生团队获 APRU 学生视频案例挑战赛亚军。

（何纳、汪玲、吴凡、何更生、姜庆五、陈文、刘岱淞、刘星、贾英男、陈晓敏，2021 年上海市教学成果奖）

第十章

"三全育人"视角下复旦书院提升导师育人能效的探索与实践

一、 成果简介及主要解决的教学问题

党的十八大以来，复旦大学深入贯彻全国教育大会、全国高校思想政治工作会议和学校思政课教师座谈会精神，持续健全立德树人落实机制。复旦大学克卿书院以医学生为主体，充分发挥综合性大学办医学院的优势，充分发挥教师在高校育人中的主体作用，结合医教协同工作要求，在书院内构建"三全育人"工作体系。

导师制是书院育人的关键要素，对于实现全员全程全方位育人，促进学生全面发展至关重要。克卿书院为每位学生都配备书院导师，依托导师实施贯通全程的学业指导和生涯教育，全面提升学生在第一课堂和第二课堂的能力，加强对医学生宽角度、多层面、高质量的教育引导，培养学生的创新能力，促进学生个性化发展，着力培养具有"国家意识、人文情怀、科学精神、专业素养、国际视野"的创新性卓越医学人才。

然而，因医科学生的学科特异性、医学学科教师来源的多样性，如何更好地依托综合性大学医学院的优势，整合复旦大学各附属医院的育人元素，推动育人资源整合下沉，充分推行医学生全员书院导师制，如何选优配强书院导师，建立书院导师良好的育人机制，探索构建将德育融入智育、体育、美育、劳育之中，将理想信念教育、爱国主义教育、品德修养教育等融入学生日常学习、生活和实践的有效载体，成了构建书院"三全

育人"工作体系的关键问题和关键环节。此外，针对导师制在实施过程中出现的导师职责定位不准、积极性不高、工作内容形式单一、师生共同愿景错位、师生联系频率低、个性化培养难以实现，以及"双院联动"不紧密等问题，应明晰导师制的内涵，完善导师的选聘、考核、激励制度体系，让来自各个学科专业背景的"导师"都能在书院的平台上实现交流融合。通过导师全方位的导学、导心、导向，引领学生在"奉学道，精医术"的学习生活中，形成自我思考、自我完善、自我教育、自我成才的氛围，通过内化自律实现成长、成熟、成功、成才，更好地培养医学生建立起"全健康"理念。

二、 成果解决教学问题的方法

1. 以导师队伍为基础，建立导师育人的工作模式

书院导师工作是本科教育教学管理中的重要组成部分，围绕学校人才培养主体要求，通过教师参与书院导师育人工作，推动教师本职工作从传统的课堂讲台教学模式深化到对学生校园生活的全过程指导，从而实现学生在课后有更多的机会与教师充分交流研讨的教学目的，将第一课堂的教学工作与第二课堂的育人工作有机地融为一体。

克卿书院始终强调导师队伍建设、深化导师工作内涵、完善导师管理制度，着力建设专职导师、兼职导师和特邀导师相结合的导师工作队伍，为广大学生提供全方位的学业指导和人生指南。书院导师队伍师资雄厚，按照 1 :（8~20）的比例为每名学生配备导师，除了选聘复旦大学上海医学院各院所平台、附属医院的在编教师或具有丰富临床经验的医师担任兼职导师，还邀请学术造诣高、社会知名度好、热爱教书育人事业的复旦大学上海医学院（简称上医）校友、知名院士和校内外杰出人士等担任书院特聘导师，让各个学科专业背景的导师都能在书院的平台上实现交流融合，对学生进行全面的学业和生活指导。

克卿书院成立十六年来，先后聘任兼职导师约 640 人次，专职导师 13

人次，特聘导师5人次。目前，在任的专职导师5人，特聘导师5人，在读年级聘任的兼职导师222人次。同时建章立制，形成《克卿书院导师遴选条件》《克卿书院导师聘用管理办法》《克卿书院导师工作职责》等制度规定，建立了完善的导师选聘、考核、激励制度体系，明晰导师工作内涵，加强对导师队伍的管理。

克卿书院通过导师全方位的导学、导心、导向，引领学生实现成长、成熟、成功、成才，更好地培养医学生建立"全健康"理念。一方面，注重对医学生人文素质的启迪和培养。导师对学生的品德、学习、生活等多方面进行个性化指导，帮助新生尽快适应大学生活，培养自主自强的意识和信心，制订新的学习生活规划目标等，在这过程中加强导师与学生亦师亦友的融洽关系。另一方面，为医学生提供学术领域的专业指导。充分发挥导师组作用，组织同学们去实验室、医院参观学习，激发医学生主动学习的热情和成为医生的崇高责任感。鼓励学生体验科创活动，培养学生养成发散性思维，增强创新意识和创新能力。在导师们的鼓励和支持下，很多同学都主动参与科创项目，从书院导师带领的读书计划起步，在医科各单位的正谊项目、德隆项目、卿枫项目的锻炼下，大量获得学校篯政、望道、曦源等学生科创项目的支持。克卿书院以导师和学生为主体，实现第一课堂和第二课堂的无缝衔接，培养理想远大、基础扎实、视野开阔、身心和谐的高素质创新型人才。

2. 以"医教协同"为特点，用好实践育人主阵地

克卿书院结合医学实践性的特点，探索师生共同参与实践的方式，形成实践育人的长效机制，打造具有医科特色的实践育人品牌，推动形成全员全程全方位育人的有效途径。

一方面，书院注重思想引领，强调"以德育德"。深入开展经典阅读活动，在"师生共读"上医人文精神读书会这一书院品牌性思想文化类活动中，书院院务委员、导师与学生共同阅读一系列讲述上医历史和人文传统的书籍，并分享心得体会，共同感悟上医传统。在"克卿-振华读书活

动"中，前后两期共有不同导师组的 377 位同学报名阅读课外书目，提交 331 份读书报告，总计逾 61 万字。通过一系列读书活动，导师引导学生提高人文素养和鉴赏水平，强调医学人文精神，传播上医传统文化，把克卿书院建成宣传复旦上医精神、传统和先贤的主阵地。由于书院读书活动长期以来打下的良好基础和传统，在 2020 年新冠肺炎疫情期间，春季学期，虽然大部分学生在家学习，但克卿书院依然通过线上组织开展"生命、医者、病情——师生微读书"经典研读活动，由学生自选非医学书目的"用心阅读一本书"（克卿-振华读书报告分享会）等读书活动。在"师生微读书"活动中，全程共有 49 名导师组织学生参与，带读学生 601 人次，形成 488 篇读书报告，总计逾 80 万字。通过这个平台，克卿书院的导师育人工作也坚持做到了"停课不停学"。

另一方面，书院注重知行结合，强调"以行养德"。书院注重将德育融入学生日常学习、生活、实践中，开拓学生创新思维与社会实践的能力。由导师引导和带领学生从校内走到校外，了解国情社情民情，着力增强服务国家人民的社会责任感，提高善于解决问题的实践创新能力，强化领袖意识与团队合作的能力。在 2021 年中国共产党成立 100 周年之际，克卿书院开展"赓续建党红色百年，争做医学时代新人"为主题的社会实践活动，围绕"建党百年，医路同行""脱贫攻坚，医路相随""坚定信念，医路同舟"等特色实践主题组织师生参加。师生组成覆盖 4 个学院和 6 家附属医院，43 位导师参与实践的发起或指导，组织 240 位本科生参与，实践地点遍布全国 15 个省份，27 个城市，利用寒假期间在医疗扶贫、初心追溯、学科发展等多项实践内容的探索中加强师生互动，形成特色的师生交流实践新局面。

3. 以"六大计划"为指导，发挥导师的育人功能

在《复旦大学书院立德修身教育行动计划实施方案》框架下，克卿书院通过一系列工作实践，系统推进思想引领、学术拓展、身心健康、文化涵养、创新实践和领袖人才"六大计划"，传承中华优秀传统文化、弘扬

老校长文化和锻造书院特色文化三大文化方面的特色，努力将书院建成第二课堂的重要平台，全面提升学生综合素养。

书院注重探索开展浸润式生活化的立德修身教育，通过"导师午餐会"给老师和同学提供一个轻松自由的沟通平台。在"导师午餐会"上，导师重点分享自己医路上的经验和心得，并且针对学生提出的生活学习上的收获和困扰，为学生答疑解惑，促进学子的身心发展，形成育人合力。2015年以来，克卿书院已经累计举办52期"导师午餐会"。书院还注重打造系列学生品牌活动，邀请导师共同参加。每年克卿书院都会开展数十场多形式、多角度的学生活动，如聚焦科学创新前沿的"正谊论坛"、强化医学人文教育的"明道讲堂"、紧跟医学时事热点的"克卿峰会"，以及导师沙龙、卿年沙龙、"云上书香"讲堂、卿卿科普等，邀请行业领军专家参加，引发医学生新的启发和思考，每次活动都由书院专兼职导师和特聘导师参与和指导，形成良好的师生共享成长氛围。

克卿书院在公共空间建设方面，为师生交流提供充足的活动空间，如师生研讨室、导师交流室、学生活动多功能厅、书院会议室等公共空间，方便了导师值班和师生开展活动，更营造温馨和谐的师生交流环境。书院还注重营造网络文化，在微信公众号"复旦大学克卿书院"上，持续推出"师生活动"系列推送，及时报道各个导师组举办的研讨、参访等活动进行，为知识分享和团队交流提供平台，拉近了导师与学生之间的距离。仅以2020—2021年为例，共发布50余篇推送，总阅读量超过2万人次，大大提高了师生活动的知晓面和参与面。

4. 以上医精神为内核，打造导师院史育人美育品牌

克卿书院积极探索院史育人模式，在用好美育第二课堂的过程中，书院导师来源的多重性、组成的多样性，使得更多的医院老师、医生、工作人员融入导师团队，形成育人合力。由书院搭台、师生共演，与多部门形成合力打造了大师剧《颜福庆》、抗疫剧《山河无恙》、党史剧

《我们的西迁》等多幕话剧，通过话剧舞台上情景交融的呈现，起到直抵人心的育人作用。先后共有 20 余位老师/医师和百余位学生参与到话剧的编排演出，充分调动起导师和学生的参与积极性，更在沉浸式的演出体验中，坚定医学生学医从医的初心理想，提升其医学人文素养，筑牢"为人群服务、为强国奋斗"上医的精神。相关工作也得到了《中国科学报》《中国青年报》《解放日报》《文汇报》等 10 余家主流媒体的报道。

三、 成果的创新之处

1. 交叉融合培养机制创新

本成果率先探索附属医院医师作为书院导师，组建跨学科的导师队伍，构建书院导师育人的有效机制。历经 10 余年的发展，已完善导师管理制度，建设形成专职导师、兼职导师和特邀导师相结合的导师工作队伍，先后聘任兼职导师约 640 人次，专职导师 13 人次，特聘导师 5 人次。专职导师队伍立足复旦大学医科单位具有育人经验的退休专家教授，充分发挥上海医学院优良的育人传统。兼职导师队伍来自复旦大学上海医学院各院所平台、附属医院的在编教师或具有丰富临床经验的医师，打破了学校与附属医院的选聘壁垒，充分发挥临床医师在提升医学人文、引领职业道德等方面的特殊作用。由学术造诣高、社会知名度好、热爱教书育人事业的上医校友，知名院士和校内外杰出人士等担任的特聘导师在育人资源开拓、育人成果传播方面为克卿书院提供了立足社会、认识社会、服务社会的重要平台。

2. 医教协同实践育人创新

本成果结合医学实践性的特点，探索师生共同参与实践的方式，鼓励学生课外科创实践，特别运用医院导师育人的实践平台，在各家附属医院开展医院导医志愿服务活动、医学科普宣讲活动，打造具有医科特色的实践育人品牌，推动形成全员全程全方位育人的有效途径。在医学实践活动中，通过教师引导、学生参与，"馨师讲团"志愿科普团队获上海市科普教育创新奖优秀科普志愿者奖（团队）及上海市卫生健康系统"一基地一品牌"志愿服务工作品牌，"顺产 go go go"荣获中国医院人文品牌年度创新案例。在 2021 年中国共产党成立 100 周年之际，开展"赓续建党红色百年，争做医学时代新人"为主题的社会实践活动，重点运用在医院实践活动中形成的"导师发起，学生参与"的实践活动组织模式，带领师生走向院外实践地。

四、 成果的推广应用效果

1. 人才培养卓有成效

经过一系列实践举措，克卿书院在提升导师育人能效的探索中取得明显成效。毕业生追踪调查数据表明，自 2005 年以来书院已经培养了一批高层次复合型的医药卫生人才，人才培养成效显著。2006 级临床医学八年制学生江一舟绘制了全球最大的三阴性乳腺癌多组学图谱，将难治性三阴性乳腺癌的治疗有效率从早先的 10％提高到 29％，于 2021 年获上海市卫生健康系统第十八届"银蛇奖"一等奖。临床医学八年制 2009 级学生王天在国际顶级学术期刊术期刊 Cell 以第一作者身份发表论文，入选"2014 年中国科学十大进展"，药学院 2012 级本科生李君获第十四届"挑战杯"上海市大学生课外学术科技作品竞赛中特等奖。"医学界"2020 中国最佳医学院校人才培养排行榜，分别是从新生质量、教育状况、毕业生表现三个方面对各家医学院进行衡量。以克卿书院学生为主的复旦大学上海医学院排名第一。

2. 首批海峡两岸暨港澳地区"高校书院联盟"理事单位

高校书院联盟于 2014 年成立，复旦大学作为首批理事单位，通过历届的论坛，围绕"书院特色与文化育人""现代书院内涵与通识教育"等多个主题，受邀做大会报告，向多个高校推广本项目的研究成果。

3. 全国会议主旨报告

本项目主要完成人受邀参加中国卫生健康思想政治工作促进会医学教育分会、全国医药学学位与研究生教育学术年会，本成果所建立的导师育人的工作体系和相关工作经验也进行了展示。

4. 兄弟院校互访交流

本项目还注重加强与兄弟院校互访互学的交流合作，先后受邀到访香港大学志新学院、清华大学新雅书院、汕头大学等兄弟院校，交流书院建设工作经验。澳门大学何鸿燊书院、西安交通大学宗濂书院、湖北医药学院等校师生也曾受邀到克卿书院进行访问，进一步促进了书院的建设发展和人才培养工作。

（包涵、汪玲、吴凡、陆柳、陈文婷、尤小芳、张菲菲、王丹、谭晓妹、陈琳，2021 年复旦大学教学成果奖）

第十一章

"一加强 二联动 三融合"思政融入儿少妇幼卫生人才培养的创新探索

一、 成果简介及主要解决的教学问题

"儿少卫生与妇幼保健学"是公共卫生与预防医学一级学科下设的二级学科，综合运用预防医学、临床医学、心理学和社会学等多学科知识，开展妇女、儿童和青少年人群身心健康相关的应用基础研究和健康促进实践。新中国成立 72 年来，中国在妇女和儿童健康领域取得的成就举世瞩目，新时期儿童青少年健康和妇幼保健工作在顺应时代发展和人民期盼美好生活的进程中发挥着重要作用。儿少卫生与妇幼保健学科人才（以下简称儿少妇幼卫生人才）需具备服务国家重大战略需求的社会责任、家国情怀和职业理想，具备扎实的专业技能、开阔的国际视野，具有创新能力和人文关怀精神。如何提升儿少妇幼卫生人才的培养质量成为亟待解决的问题。

过去几十年，我国经济、科技和社会民生快速发展，而国际形势日趋复杂，全球化和信息化所带来的观念多元化、信息不对称等问题，对广大青年的理想信念铸造和社会价值观引领带来挑战。中共中央和国务院多次提出要完善立德树人体制机制，推进"三全育人"综合改革，加强和改进新形势下高校思想政治工作。但是，如何在高校二级学科内将德育素养融合于专业培养过程，将思政教育与学科建设和人才培养深度融合，尚缺乏可行有效的工作路径和机制。

正如"支部建在连上"的组织制度，激活二级学科思政育人"神经末梢"，对于全面提升高校立德树人工作质量具有重要的现实意义。为了应对高校人才培养中如何在二级学科层面具体落实立德树人这一教学问题，本成果自 2012 年起在"儿少卫生与妇幼保健"二级学科创新探索，通过"加强"基层党支部建设，师生"联动"，将"思政融入教学、科研和实践"的人才培养全链条三个关键环节，构建思政融入儿少妇幼卫生人才培养的十条路径，创新践行高校立德树人和"三全育人"在学科人才培养的实施路径，创新建立思政教育、专业培养和学科建设的三位一体的协同育人机制。经过 5 年多创新探索和 4 年实践检验，本成果在提升儿少妇幼卫生人才培养质量上取得了显著成效，实现了支部党建与学科发展双赢。

二、 成果解决教学问题的方法

2012 年开始，本学科依托上海市第三轮和第四轮公共卫生体系建设重点学科"儿少卫生与妇幼保健学"建设，围绕如何开展以立德树人、服务全生命周期保健需求为根本的儿少妇幼卫生人才培养实施路径进行了探索与创新实践，提出了以"一加强、二联动、三融合"机制为基础的人才培养十大路径，成果主要内容如下页图所示。

1. 加强支部党建

要在高校学科人才培养中厚植爱党、爱国、爱人民、爱社会主义的情感，树立以国家战略需求和人民健康需求为己任的家国情怀，就要发挥支部在思想、文化和价值引领上的育人核心作用，抓住理想信念铸魂关键，切实落实立德树人根本任务。

路径 1：党建学科双带头。本成果第一完成人既是学科带头人，也是支部书记，将党建工作整合进入学科建设和人才培养的全程，将"不忘初心、牢记使命""三全育人""党史学习教育"等及时传递给学科全体党员和非党员师生，厚植爱党、爱国、爱人民情感。

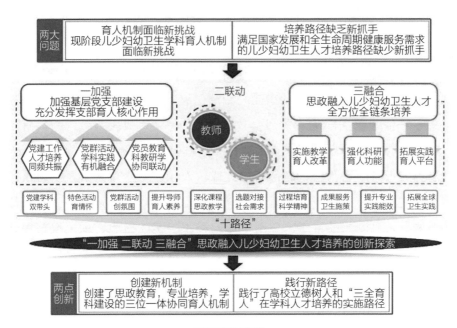

成果主要内容

路径 2：特色活动育情怀。2014 年支部成功申报复旦大学首批党建特色活动，利用远程视频通信技术，为受艾滋病影响的儿童提供青春期健康教育。迄今为止，这一特色党建品牌活动已累计开展 96 次，超过 400 名弱势青少年直接获益，也培育学生将知识反哺社会、关爱社会的人文情怀。

路径 3：党群活动创氛围。支部组织形式多样的党群活动，营造"团结协作、热爱专业、积极向上"的育人氛围，以实现管理育人、心理育人、服务育人、文化育人。支部主导举办每周研究生文献研读会，不仅开阔学生视野，也促进交流协作；举办集体过生日、毕业生欢送会和新生迎新会，及时了解学生心理健康动态，在增进师生感情同时，引导学生坚定理想信念，增强职业自豪感。支部也在党史学习中梳理学科发展史，通过支部书记讲党课、邀请校友回访等活动，引领学生学思践悟，敢于担当，热爱专业，砥砺前行。

2. 思政融入学生培养全链条

教学、科研和实践是高校学科人才培养的三大支柱。将思政元素融入课程体系中，整合进入研究和实践平台，有利于学生获得专业成长的同时，培养爱国理念、科学精神和追求真理的品质。

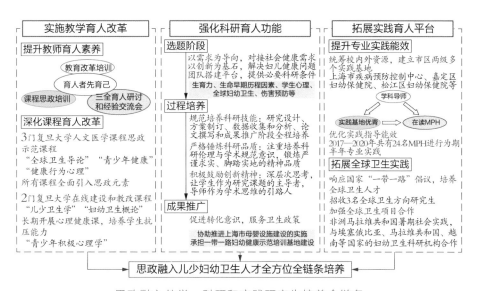

思政融入教学、科研和实践研究生培养全链条

（1）思政融入教学：

路径 4：提升导师育人素养。立德树人，学生是主体，教师是关键，导师在研究生成长中的思想引领和学术引路发挥着重要作用。本学科导师积极参加各类教育改革培训、课程思政培训，开展"三全育人"研讨和经验交流，不断提升以德育人素养与导学技能。

路径 5：深化课程思政教学。教师积极挖掘本硕博专业课程的思政元素，实施课程思政教学。诠释过去几十年中国在改善妇女、儿童和青少年健康水平的做法，引发学生对于我国妇幼保健政策优越性的思考和理解，激励学生立志从微小做起，积极投身国家重大战略和全球卫生治理事业中。"全球卫生导论"等 3 门课程入选复旦大学人文医学课程思政示范课程，所有课程全面引入思政元素，并创新开设"积极心理学"培养学生抗压能力。

（2）思政融入科研：

路径6：选题对接社会需求。促进全生命周期健康是当前健康中国2030建设重要策略，导师团队就育龄人群生育力保存、儿童常见病防控、伤害预防和控制、学生心理压力及应对、儿童早期养育照护和积极妇儿保健政策等亟待解决的国家重大战略需求开展研究，引导学生"以需求为导向，以创新为基石"开展学位论文选题和研究，培养学生创新能力和报国信念。

路径7：过程培育科学精神。在学位论文的研究设计、方案制订、数据收集和分析、论文撰写和成果推广等阶段，注重培养学生的创新意识和综合素质、科研伦理与学术规范意识，锻炼学生严谨求实、敢于创新、脚踏实地、任劳任怨的精神品质；鼓励学生对儿少妇幼健康问题进行深层次思考，让学生成为研究课题的主导者，导师作为学术思维的引路人。

路径8：成果服务卫生施策。导师带领研究生开展公共场所母婴设施建设课题，基于结果撰写政协提案并获优秀奖，协助推进上海市母婴设施建设相关文件的颁布；开展"非洲八国促进孕产妇、新生儿及儿童健康项目"的培训课程，在"一带一路"妇幼健康示范培训基地建设中作用凸显，受国家卫健委感谢。这些案例都让学生感受到，课题研究成果要转化成应用，才能受益更广。

（3）思政融入实践：

路径9：提升专业实践能效。为促进专业理论到实践技能的转化，学科统筹校内外资源，建立了上海市区两级多个妇幼保健和儿童青少年健康的教学科研实践基地，并尝试学科导师担任基地的优青导师，进而提升基地对学生实践指导的胜任力，提升专业实践基地的能效。

路径10：拓展全球卫生实践。为响应国家"一带一路"合作倡议，培育具有国际化视野、热心于全球卫生治理的青年人才，学科招收全球卫生方向研究生，与非洲和南亚国家的妇幼卫生机构合作开展研究。为使更多学生深刻理解人类命运共同体的科学思路，有效传播中国的声音，学科导师带领学生赴国外实地走访调研。2018 年的"非洲马拉维共和国暑期社会实践"项目有效引导学生思考发展中国家需优先解决的卫生问题，潜在的合作领域、方向与途径。

三、 成果的创新之处

1. 机制创新

本成果创新建立了思政教育、专业培养和学科建设三位一体的协同育人机制。发挥党建育人核心作用，建立学科党建双带头人机制，将支部党建、学科发展和人才培养深入有机融合。将师德师风建设摆在教师队伍建设的首位，以支部为主导开展形式多样的党群活动，促进师生思想政治教育，营造积极文化氛围，树立学习标杆和研究高地，增强师生社会服务意识，鼓励师生以满足国家需求和实现民族伟大复兴为人生信念目标，将立德树人始终贯穿于学科建设和研究生培养的课程教学、科学研究、实践和学习生活各环节，将思政工作融入研究生培养的全过程、全环节、全链条，努力践行习近平总书记关于"为谁培养人""培养什么样的人"和"怎样培养人"这一根本问题。

2. 实践创新

本成果创新践行了高校立德树人和"三全育人"在二级学科人才培养的实施路径。学科导师参加各类教改和思政课程的培训，提高导师以德育人素养和技能，为人师表，将政治思想和价值导向贯穿研究生培养全过程。研究生论文选题遵循"以需求为导向，以创新为基石"的原则，对标全球、国家和上海市妇女、儿童和青少年健康领域重大发展需求和研究热点开展课题研究，注重培养学生创新意识和综合素质，充分激发学生科研活力，锻炼学生严谨求实、敢于创新、脚踏实地、任劳任怨的精神品质。同时，升级研究生实践技能教学基地能效，拓展全球卫生实践平台、志愿服务社会平台，让学生在实践中锻炼解决全生命周期健康问题的技能，领会降低和消除全球健康不平等的重要意义，培育研究生人类命运共同体的责任意识，树立学生全球妇幼卫生治理的责任感，也不断增强学生的道路自信、理论自信、制度自信和文化自信，从而有意愿积极投身于全球妇幼卫生治理的实践活动中。

四、 成果的推广应用效果

1. 党建学科共赢

本成果通过"一加强，二联动，三融合"，创新实践思政融入儿少妇幼卫生人才培养全链条的十条路径，使得支部党建活动在围绕学科中心工作上开展得丰富多样，为人才培养形成了良好基础和学科环境。在成果检验期，学科所在支部获得了多项市级先进称号，学科的教学科研水平也持续提高。本成果完成人负责的课程获上海市高校重点课程建设；学科导师

● 所获奖励

团队获奖（部分）

时间	获奖名称
2021	复旦大学十佳"三好"研究生导学团队
2020	复旦大学研究生教学成果一等奖
2020	上海市委组织部首批百个党支部建设示范点
2019	上海市三八红旗集体
2019	上海市教育卫生工作委员会先进基层党组织
2019	上海市高校攀登计划首批样板支部建设单位
2017	上海市教育系统巾帼文明岗

● 4+项省部级奖励，1项国际奖励

科研获奖（部分）

时间	获奖名称
2020	上海市科技进步三等奖
2019	上海市科技进步二等奖
2019	中华预防医学会科技进步三等奖
2019	APEC健康妇女健康经济研究奖
2016	研究生教育成果奖（中国学位与研究生教育学会）

● 60余项国际合作/省部级/国家级项目，累积经费逾4600万元

科研项目（部分）

时间	课程名称	项目经费
2020	第五轮儿少妇幼卫生重点学科建设（GWV-10.1-XK08）	431.82万元
2019	科技部基础资源专项	62万元
2019	复旦大学卓识人才计划	200万元
2018	国家自然科学基金面上项目	57万元
2016	第四轮儿少妇幼卫生重点学科建设（15GWZK0402）	1271.82万元
2016	国家重点研发计划：大气细颗粒物暴露对妊娠期妇女心血管系统急性影响及其表观遗传机制研究	57万元
2015	中英全球卫生支持项目（OP4）:应用中国实践经验，改善亚非低收入国家妇幼健康水平咨询试点项目咨询服务	2400万元
2013	中英全球卫生支持项目（OP1）:全球卫生核心-生殖健康与妇幼卫生领域咨询服务	370万元
2012	第三轮儿少妇幼卫生重点学科建设（12GWZK0301）	388.84万元

成果检验期的支部党建和学科建设成果

承担 60 余项国际合作和省部级以上课题；在连续承担上海市第三轮和第四轮公共卫生重点学科项目基础上，2020 年又滚动获批第五轮公共卫生重点学科建设项目"儿少卫生与妇幼卫生学"。基于本成果的实践创新，2020 年获复旦大学研究生教学成果奖，2021 年获复旦大学十佳"三好"研究生导学团队。

2. 育人成效提升

成果探索与实践期间，学科共毕业研究生 129 名。研究生以第一作者身份发表中文核心期刊论文数百篇，高水平 SCI 论文多篇，较 2012 年以前的年发表论文数量和质量大幅提升；研究生获得的各类学业奖学金、优秀党团员和优秀学生干部、优秀毕业生等荣誉的人次数也比以前显著增加。

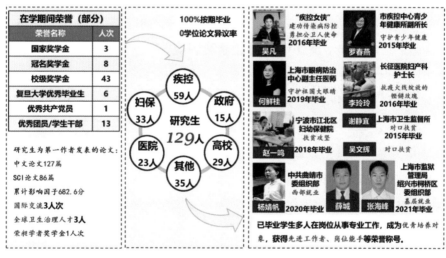

2012 年以来的学科育人成效

毕业研究生在实现"健康中国 2030"征程中不断努力。他们有的研判疫情为政府精准施策、建言献策，或逆行冲锋抗疫；有的对接国家近视、肥胖或伤害防控重大需求而出色工作；有志愿到西部就业、到基层就业，也有积极参加对口帮扶贫困地区的任务。还有更多毕业生，成为优青培养对象，获评岗位能手和先进工作者，成为行业的中流砥柱。学科也培养了一批全球卫生治理人才，有进入到国家卫健委妇幼司工作，有获得"荣昶学者"奖学金并出国深造，也有回到非洲马拉维大学担当关键岗位的骨干师资。

3. 社会影响扩大

（1）学术专刊推广： 2019年《中国学校卫生》创刊40周年之际，受邀发表"'上医'儿童少年卫生学学科几代人耕耘铸学科伟业"专文，其中就介绍了本学科近十年党建、育人和学科齐头并进的做法。本项目的理论研究成果"健康中国建设背景下研究生心理健康教育的若干思考"被中国学位与研究生教育学会医药科工作委员会评为优秀论文。

（2）会议发言推广：本成果主要完成人多次在全国儿少卫生学科建设会上向全国同行分享经验；作为上海市高校样板支部书记多次参加上海市级层面支部书记培训会，参加复旦大学附属医院、上海交通大学医学院等的支部书记培训会，分享"以党建促学科发展"的高校党支部工作经验；在复旦大学建党99周年座谈会、纪念"三八"国际妇女节111周年座谈会、庆祝2021年教师节座谈会上，向医学之外其他学科分享思政融入学科人才培养的经验。

（3）媒体报道推广：上海市教育卫生工作党委书记沈炜于2020—2021年多次莅临参加支部主题党日活动，赞扬本学科"把党建工作优势转化为推动学科发展和提升人才培养质量强大动力的做法"，指出："以教学和科研为载体开展党建工作，极大增强了高校支部活动的丰富性，提高了党员和群众师生参与度，实现了支部工作与高校专业学科发展和人才培养的同频共振"。"学术研究好，人才培养好，文化建设好"的"儿少与妇幼健康"导学团队育人经验通过复旦大学各大公众号、中国医药学研究生教育信息网等在全国传播；学科支部以党建促学科人才培养，践行初心使命的做法，以"四史·大家讲"系列微党课通过学习强国平台向全国推广。

（史慧静、汪玲、蒋泓、姜友芬、江培翊、钱序、张蕴晖、谭晖、尤小芳、陈兆君，2021年上海市教学成果奖）

第十二章

建设健康中国，扎根祖国大地
——医教协同实践育人体系的探索与实践

一、 成果简介及解决的主要教学问题

实践育人是马克思主义的基本观点，"生产劳动同智育和体育相结合，它不仅是提高社会生产的一种方法，而且是造就全面发展的人的唯一方法"。增强高校思想政治教育的实践育人功能是高校思想政治教育改革的重要任务，是提高高校思想政治教育实效性的重要途径。

1994 年，原上海医科大学成立全国首个博士生医疗公益服务团体——博士生医疗服务团（简称"博医团"）。经过 27 年的建设，复旦大学"博医团"形成了跨学科、多层次、广地域的实践育人工作模式，建立了"三全三提（T）五加十"的实践育人教学体系，以推动医学生参与公益医疗带动优质医疗资源的整合下沉，主动对接健康中国战略，助力脱贫攻坚工作。

本成果的主要特点如下。

1. 建立师生交流共建的第二课堂

坚持理论教育与实践养成相结合，针对国家中西部地区优质医疗资源不足、分布不均的社会问题，在第二课堂上，组织来自复旦大学各附属医院的专家教授和医学生共同攻关，在持续性的医疗服务过程中，促进师生间的交流分享。

2. 培养具有家国情怀的创新人才

坚持整合资源和拓展平台相结合，组织医学生以实践团队形式到革命

传统教育和爱国主义教育基地、突出反映新中国建设重大变化和成就的地方和单位、"三区一线"（边远贫困地区、边疆民族地区、革命老区和基层一线）等地开展实践教育活动，教育引导学生在亲身实践中树立家国情怀。

3. 形成医教协同的实践育人体系

坚持丰富内容和创新形式相结合，针对医学实践性强的学科属性，拓展国情考察、医疗服务、爱心义诊、社区志愿等实践形式，构建党委统筹部署、学校扎实推动、医院着力实施、社会广泛参与的实践育人体系，不断适应现代"生物-心理-社会医学"模式下，对于高层次复合型医学人才的要求。

4. 激发在脱贫攻坚中的使命担当

坚持医疗扶贫与教育扶智相结合，组织医学生长期赴脱贫攻坚一线开展实践，与结对共建和对口帮扶的州市区县，建立人缘相亲的情感纽带，挖掘血脉相连的渊源关系，塑造"真情暖心、造血连心、医德育心"的实践育人理念，讲好"为人群服务、为强国奋斗"的故事。

主要解决的教学问题如下。

（1）加强教学培养和实践锻炼的适应性：突出为人群服务的导向，整合课内的理论认知、课外的实习实训和校外的社会服务，提升第一课堂和第二课堂的育人合力。

（2）加强思政教育与学术锻炼的融合性：突出在实践中体现思政育人成效，改变传统单一的实践形式，以专业所学助力医疗扶贫，致力于引导医学生为"老少边穷"地区提供志愿医疗帮扶。

（3）加强创新思维和能力锻炼的整合性：突出社会实践与专业学习的双向促进和共同提升，转变重理论、轻实践，重专业知识、轻人文素养的不均衡情况，培养医学生的创新思维和综合素养。

二、 成果解决教学问题的方法

依托复旦大学上海医学院众多优势学科的力量，本项目成为落实立德树人工作机制、构建医学生"三全育人"工作体系的重要抓手，解决实践问题的方法主要体现在"三个确保"。

1. 构建"三全三提（T）五加十"工作模式，确保形成一套实践育人教学体系

经过 27 年的发展，复旦大学博医团形成了"三全三提（T）五加十"的实践育人教学模式，根据三全育人工作要求，围绕医疗帮扶（treatment 医疗）、人才赋能（talent 人才）、专业培训（training 培养） 3 个方面进行提升，形成"五加十"15 项实践教学环节。

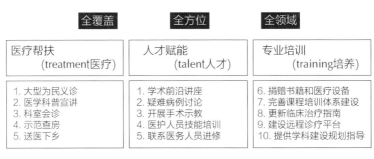

"三全三提（T）五加十"实践育人教学模式

在医疗帮扶方面，组织医学生开展大型为民义诊、医学科普宣讲、科室会诊、示范查房、送医下乡等活动，让医学生直接面对当地百姓开展服务。在人才培养方面，依托专家团队在实践过程中开展学术前沿讲座、疑难病例讨论、临床手术示教、医护技能培训、联系人员进修等，在提升当地医护人员的能力素质和专业水平的同时，更以言传身教的影响带动医学生。在学术支持方面，通过完善课程培训体系建设、更新临床治疗指南、建设远程诊疗平台、捐赠书籍和医疗设备、提供学科建设规划指导等，引导医学生为提升当地医院的服务能级贡献力量。

2. 构建跨学科、多层次、广地域的实践帮扶，确保取得一定实践育人辐射效应

本项目注重从当地需求出发，针对性地选拔并组建一支跨学科的师生联合医疗队伍，以手术与义诊实现直接的医疗帮扶，以带教与讲座实现人才的培养，以患者和医务人员来沪实现项目的延伸发展。建立多层次的医疗帮扶举措，比如，近 5 年连续 4 次赴复旦大学长期对口支援的云南省永平县开展医疗志愿实践服务，组织学生深入永平县 8 个村镇卫生院开展义诊，服务近万人次；开展 10 余次大型讲课，组织近 50 次教学查房，手把手帮助当地医务人员使用实时四维彩超、动态全身健康分析系统等医疗设备；为当地医院联合建成多家互联网医院，实现医疗资源云共享。通过有效的医疗帮扶，当地的疾病诊断率与筛查率提升了 4％ 左右，被称为改变了永平当地的"健康曲线"。

27 年来，复旦大学博医团开展了广地域的医疗实践服务，足迹遍布 13 个省、22 个贫困县、32 所医院。通过医学生的身体力行，促使复旦大学各附属医院的智力资源有效辐射至中西部偏远地区；促进当地常见病、多发病的诊治水平大幅提升；促成当地医疗立体化发展，让医疗为"老少边穷"地区赋能。

3. 以志愿医疗服务带动优质医疗资源的整合下沉，确保建立一套实践育人长效机制

27 年来，复旦大学博医团始终秉持"真情暖心、造血连心、医德育心"的理念，坚持为所到之地带去最具针对性的医疗帮扶；坚持授人以渔，变"输血"为"造血"，开展"心连心"人才帮扶；坚持勇立潮头奋斗不止的精神，秉持医者初心，接力持续帮扶。

随着志愿医疗服务深入推进，迄今，已经有 1000 多人投身博医团工作，在当地服务超过 10 000 个日夜，开展大型义诊服务群众 50 000 人次，足迹遍布 100 000 余公里，运用"互联网＋医疗"接力服务超过 100 000 人次。先后开展学术讲座 500 余场，手术示教数百余次，牵线基

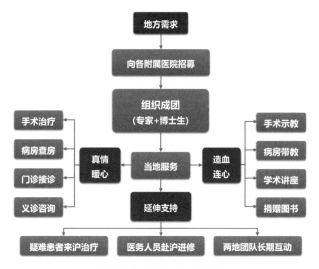

博医团实践育人长效机制

层医生来沪进修近 2000 名，优化诊疗方案数千余项，为医院科室提供学科建设指导 50 余次。如今，复旦大学博医团已经形成全覆盖、全方位、全领域的医疗扶贫实践育人体系，医疗服务种类越来越多，优质医疗资源不断下沉，使医疗欠发达地区百姓享受到了更加优质便捷的医疗卫生服务，充分发挥医疗服务在脱贫攻坚中的"红色血脉"作用，更好地为当地造血、输血、活血，为脱贫攻坚筑起一道道"健康防线"。

三、 成果的创新点

1. 服务健康中国需求，探索多学科的人才培养途径

复旦大学博医团是中国首个博士生医疗公益服务团体，本项目领先设计了一组多学科背景的实践育人培养体系，并基于医疗服务实践岗位胜任力要素，针对当地需求较大的医疗帮扶、人才赋能、专业培训等方面，构建了"三全三提（T）五加十"的实践育人教学模式，创新了提升医学生多学科专业知识水平的有效方法。

项目依托复旦大学上海医学院各附属医院优质的医疗资源，以及多个

国家医学中心、国家临床医学研究中心的导师资源，组建多学科高水平协同的临床导师团队，坚持"专家带博士"的社会实践模式，通过专家志愿者的言传身教，引导医学生坚定职业理想，牢记"为人群服务、为强国奋斗"的初心使命。

2. 服务脱贫攻坚战略，创新精准扶贫实践教育模式

项目以健康中国需求为目标，结合实践服务地的医疗需求，开展医疗精准扶贫，向更多医疗资源不均衡的地区输送优质的医疗服务。实践过程中，注重提升医学生知识水平和实践能力，将服务奋斗的价值精神贯通于全程育人，将医教协同的队伍力量贯通于全员育人，提高医学生多学科实践创新能力的培养途径。

本项目面向医疗精准扶贫培养医学生的实践模式和经验，获得第七届中国国际"互联网＋"大学生创新创业大赛全国总决赛金奖。

3. 提升实践育人能级，实现资源平台的有效供给

本项目以提升实践活动能级为目标，针对医学生开设社会实践项目，通过统筹校内外资源，统筹实践基地建设，统筹研学教育师资，探索建立复旦大学、地方医院、校友企业等合作机制。既通过国情考察、医疗服务、爱心义诊、社区志愿等社会实践形式，对接国家战略和地方需求，帮扶提升医院的医疗卫生能力；也注重发挥青年人在互联网上的优势，打造"无围墙的医院、零距离的医生、不间断的医疗服务"新服务模式，向科技创新和产业应用、理论创新和决策咨询努力延伸，把实践育人资源平台的有效供给贯通于全方位育人，为健康中国提供青年方案。

四、 成果的推广应用效果

习近平总书记在 2016 年召开的全国卫生与健康大会上强调："没有全民健康，就没有全面小康。"2021 年，脱贫攻坚取得举世瞩目的成就，我们实现了第一个百年奋斗目标，在中华大地上全面建成了小康社会，这一切离不开广大医疗工作者的无私奉献。复旦大学博医团正是这群医疗工

作者中的先锋队，通过第二课堂的社会实践展现在第一课堂的学习成果。

1. 聚焦痛点彰显担当

27 年来，复旦大学博医团坚持为基层百姓提供免费医疗帮扶，前后共募集博士生志愿者 200 余人次，专家志愿者 50 余人次。通过送医下乡、建立转诊通道让老百姓看得好病，改善基层优质医疗资源不足的问题；通过开展健康科普、开展"互联网＋"医疗让医疗欠发达地区的群众看得起病，提升群众健康意识，避免小病变大病；通过手把手带教示范、搭建联培联训平台让当地有好医生，提升中国基层医疗人才能力，改善人才流失现状；通过指导最新诊疗规范、优化完善医院制度，让基层有好医院，改变基层医院诊疗不规范、流程无序的状况。充分发挥公益医疗在脱贫攻坚中的"红色血脉"作用，并为当地建立起"一支带不走的医疗队"，以实际行动践行上海医学院"为人群服务、为强国奋斗"的使命担当，被群众亲切地称为"行走在大山深处的白衣天使"。

2. 人才培养成效显著

27 年来，复旦大学博医团以优秀博士研究生作为核心成员，建成了一支成长型团队，团队成员用脚步丈量祖国大地，以实干体悟中国国情，培养一大批高层次复合型的医药卫生人才和领军人物。卢洪洲，1998 年博医团队员，现任深圳市第三人民医院院长，入选国家百千万人才工程、有突出贡献中青年专家等；周行涛，1998 年博医团队员，现任附属眼耳鼻喉科医院的院长，国家健康科普专家，视光学与斜弱视学科主任，上海市"银蛇奖"获得者；朱晓勇，2004 年博医团队员，现任复旦大学附属妇产科医院副院长，2015 年成为团队的专家顾问；周峰，现任宝鸡市岐山县副县长，在校期间多次参加博医团工作，毕业后主动联系对接，为当地百姓带去免费就诊的机会。27 年来，复旦大学博医团薪火相传，一直把老百姓的认可当作最高标准，坚持让老百姓能够在家门口挂上"专家号"。当地义诊期间，很多人慕名远道而来，有的患者凌晨 4 点就从山区出发，复旦大学博医团成员通过详细询问他们的身体状况，耐心细致地分析病情，讲解保健知识、饮食安全、合理用药等卫生常识，受到群众一致好评。

新冠肺炎疫情暴发后，复旦大学博医团队员们积极参与一线抗疫工作。吴超民，复旦大学附属中山医院呼吸科副主任医师，在 2020 年 1 月 24 日除夕夜奔赴武汉疫情一线，在武汉坚守了 67 天，救治了 90 余位危重症患者。还有的队员们，疫情期间积极做好线上科普，为守护人民健康贡献青春力量。

3. 教学成果国内推广

本项目先后获得第七届中国国际"互联网＋"大学生创新创业大赛（红旅赛道）全国金奖、国务院扶贫办志愿者扶贫"50 佳案例"、全国大中专学生志愿者暑期"三下乡"社会实践优秀实践团队、上海市青年五四奖章、上海市教卫工作党委系统"十佳好人好事"、上海高校最佳志愿服务项目、上海市"公益之申"2020 年校园年度十佳等多项荣誉。相关事迹被"学习强国""教育部官网""中新网"，《人民日报》《光明日报》《文汇报》《平凉日报》等 100 余家新闻媒体及杂志报道，浏览量超过百万人次。

项目团队成员也先后受邀在上海交通大学、南京大学等高校汇报展示，交流实践育人工作经验，并在全国医药学学位与研究生教育创新与发展研讨会上做"基于健康中国需求　创新实践育人模式"报告，向北京大学、北京协和医学院、上海交通大学、浙江大学、西安交通大学等 106 所医学院校的 800 余名代表进行推广。

（包涵、徐军、陈文婷、于专宗、尤小芳、高继明、刘嫣、陈苏华、游畅、张志强，2021 年上海市教学成果奖）

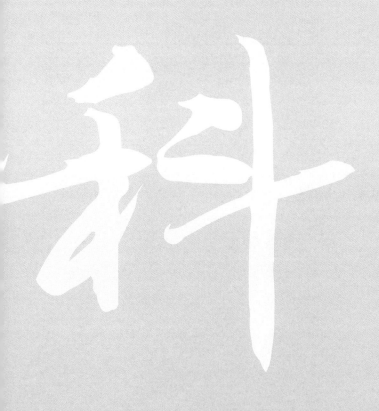

导学团队

第三篇

第十三章

攀登高峰　开拓创新

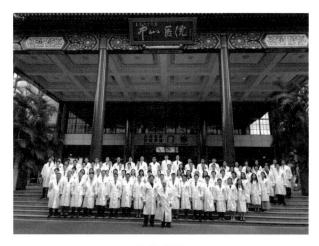

团队合影

　　葛均波院士课题组由中国科学院院士、复旦大学附属中山医院心内科主任、国家放射与治疗临床医学研究中心主任、博士生导师葛均波教授领衔，经过十余年的建设和发展，已成为一支具有高职称、高学历的老中青相结合的结构合理、业务精良、充满朝气和活力的创新型科研队伍。团队以临床实际问题为着眼点，以国家卫生领域的重大需求为目标，以缺血性心脏病为重点攻关方向，并以此为突破点，辐射开展整个心血管疾病事件链的防控研究，尤其聚焦于缺血性心肌疾病的基础研究、应用基础研究和转化医学研究。1999 年招生至今，先后培养硕士 45 人，博士 83 人，博后 12 人，目前在读硕士、博士研究生 40 余人。

一、历久弥新，不断突破

葛均波院士课题组长期致力于推动我国心血管疾病临床技术革新和科研成果转化，在血管内超声研究、新型冠脉支架研发、支架内再狭窄防治等领域取得一系列突破性成果，为提升我国心血管病学领域的国际学术地位作出了突出贡献。首次提出血管内超声诊断易损斑块的定量指标，已成为动脉粥样斑块性质识别的"金标准"；首次发现心肌桥（人群发生率15％～85％）特异性超声学诊断指标"半月现象"和"指尖现象"，使心肌桥的检出率由冠脉造影的 0.51％～2.5％提高到 95％以上；研发国际首个可降解涂层新型冠脉支架，使致死性支架内血栓形成发生率由原来的1.2％～1.9％降至 0.34％，被同行评价为"当前降低支架内血栓形成风险的首选"，该新型支架已在全国超过 900 家医疗机构获得应用，年均 8 万例患者获益，目前该支架已出口十余个国家，每年为我国创造外汇超过500 万美元，该成果于 2006 年被评为"863 计划"新材料领域两项优秀研究成果之一，并获 2011 年国家技术发明奖二等奖；研发成功我国首个完全可降解冠脉支架"Xinsorb"，引领了我国冠脉介入治疗的第四次革命，研究成果多次在国际最具影响力的心脏介入大会欧洲心血管介入会议（Euro PCR）、美国经导管心血管治疗学术会议（TCT）上以特邀报告形式公布，是我国具有自主知识产权的新型支架在国际上发出的最强音。Xinsorb 已完成世界第二大规模的临床试验（1 200 例），其临床疗效与国外同类产品相似，国产可降解支架将再次打破进口支架的技术和价格垄断，带来巨大的社会经济学效益，相关成果已于国际权威介入期刊 *JACC：Cardiovascular Intervention* 发表。该支架于 2020 年 3 月通过国家药品监督管理局审批上市。

葛均波院士率领团队成员多次实现业界首次：

2005 年，国际首创"逆向导引钢丝技术及其捕获技术"。

2010 年，实施国内首例经皮主动脉瓣置入术。

2012 年，应用 MitraClip 完成国内首例经皮二尖瓣成形术。

2013 年，实施国内首例经皮肺动脉瓣植入术。

2014 年，完成国内首例经皮左心耳封堵术。

2015 年，完成世界首例深低温冷冻消融去肾动脉交感神经术。

2018 年，完成世界首例经心尖二尖瓣夹合术。

2021 年，完成国内首例机器人辅助下冠状动脉介入术。

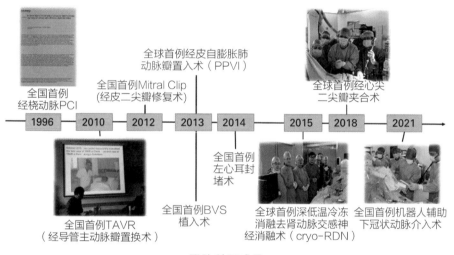

团队科研成果

二、 自主创新，科技兴医

2015 年，葛均波院士与团队牵头成立了中国心血管医生创新俱乐部（CCI），致力于拓展中国心血管医师的创新和创业思路，寻求解决临床问题的最佳途径和技术，从而最终推动中国心血管事业走向国际。CCI 作为创新孵化平台，尤其注重于激发中青年医者的创新潜能，培养、引导和规范他们的创新思维和技能，实现灵感的放大，思维的碰撞，最终形成"理念-实践-成果"的创新链条。 CCI 已成为目前国内最具影响力的医生创新平台之一，已有学员 300 余人，国内外创新导师 80 人次，巡回 10 大城市，申请专利 80 余项，30 余项产品在研，10 家初创公司，涌现了一批创新专利和产品，创造潜在市场价值数亿元。CCI 平台极大鼓舞了临床医生的创新热情，推动了我国心血管医疗器械的自主创新进程。

三、 以德育德，言传身教

言传身教是教师教书育人的根本。虽然身兼数职，事务繁杂，但葛老师仍然每月都会在导管室亲自给前来学习的研究生们手把手示范经皮管状动脉介入手术的基础操作，并耐心讲解手术思路和要点。对于学生提出的问题，葛老师都会一一详细解答。葛老师还不忘叮嘱研究生们要打牢基础，在不断实践中总结经验，不断发现问题、思考问题，将临床经验和基础科研方法有机结合再去解决问题。"医本仁术，德乃医本。"葛老师在教授学生时，时常强调和患者家属谈话沟通，要从患者的角度出发，根据患者的自身情况和病变血管的状况选择最有利于患者心功能恢复和生活质量改善的治疗方案和手术器械。

新冠疫情发生后，葛院士在写给全体学生的一封信中说道："在这次战'疫'中，没有旁观者！"葛院士身体力行，先后报名参加第二批和第三批援鄂医疗队。虽最终未获批准，但他在后方快速反应并主持制定疫情防控形势下心血管疾病的诊疗流程和防护策略；号召学生们积极参与疫情防控和特殊医疗器械的研发；利用网络会议、多种线上途径，宣讲解读，为疫情的科学防控、精准施策提供强有力的专业保障；组织中山医院 130 多名心内科医生，带头免费远程问诊，给患者诊治提供方便。葛老师用自己的行动向学生们诠释了什么是医者担当。

葛老师总是为团队里的人着想，只要他想得到的，大家需要的，他都像对待自己的事情一样去处理。谁家有矛盾需要解决，有困难需要帮助时，他就像是中国老式家族里的"族长"帮忙去处理与解决。过年过节时，葛老师会到病房和实验室看望值班的学生和医护人员，大年初一邀请学生到家里聚餐。葛院士坦言，自己的成长过程中得到了很多人的帮助和关照，他现在做的只是一种传递与传承。

倾心育人，桃李芬芳。葛均波课题组已经走过了 20 余年的岁月，已然成长为一个奋发有为、勇于开拓的上进家庭，一个充满活力、自然洒脱的快乐家庭，一个团结互助、齐心协力的和谐家庭。毕业学子对团队的情感不会因为时间而褪去，反而愈发珍惜。成员因团队而自豪和骄傲，团队因成员而更好的发展。葛均波及其团队仍将继续为学生搭建攀登学术前沿的阶梯，做学生成长成才的巨人之肩。

（来源：2021 年 5 月 13 日"复旦医学生"微信公众号）

第十四章

创新思维　勤勉为先

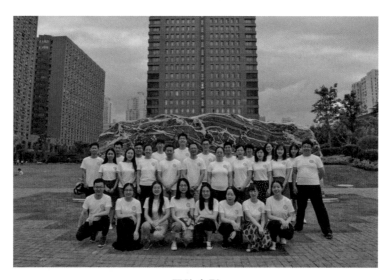

团队合影

阚海东课题组由复旦大学公共卫生学院副院长、教育部长江学者特聘教授、博士生导师阚海东老师领衔，团队曾获复旦大学"钟扬式"科研团队、十佳"三好"研究生导学团队。团队成员和谐互助、力争上游，形成了互相激励的良性竞争机制，共同成长进步。阚海东教授已经从教十余载，多年以来，阚老师身体力行，恪守着"学高为师、德高为范"的教育理念，也践行着"实干兴教，立德树人"的师德标准。"四度春风化绸缪，几番秋雨洗鸿沟。黑发积霜织日月，执笔无言写春秋"，正是对阚老师教学岁月的真实写照。

一、 业精于勤，力争上游

在学术方面，阚海东老师一直坚守初心，以身作则，并教导团队成员要和谐互助、力争上游。阚老师在博士生期间师从复旦大学公共卫生学院的教授陈秉衡先生，陈教授是参与制定世界卫生组织空气质量标准指导值里唯一的中国人。阚老师在博士后阶段，依旧把"空气污染与健康"这一方向作为自己的研究方向。而当复旦大学向他发出邀请后，风华正茂的他毅然选择归国，为祖国的环境卫生事业出一份力，接过陈秉衡先生手中的接力棒，继续带领着自己的学生们在中国环境卫生的领域上勤恳耕耘。当时，我国空气方面的研究刚刚起步，不少人甚至对空气污染漠不关心，而阚海东老师则一直坚守初心，致力于自己的研究方向，见证着"环境卫生"这个学科在中国从冷门专业到迎来春天。

多年以来，阚海东课题组围绕环境流行病学（空气污染与监控，全球气候变化与健康）开展了系列研究，在其研究领域取得的成果也非常优异，作为"城市复合型大气污染对居民健康影响"项目负责人，阚老师在2009年获上海市科技进步二等奖，他也被评为2018年科睿唯安全球高被引科学家，同时入选2018年中国高被引学者榜单（环境科学领域）；于2018年被授予第十九届吴阶平-保罗•杨森医学药学奖。他以身作则，勤奋进取的精神感了他的学生们，在他"和谐互助、力争上游"理念的影响下，阚老师的学生们也形成了"你追我赶"的良性竞争机制。他的学生们有的在国际顶级期刊 NEJM 上发表过论文，有的获得复旦大学国家奖学金、冠名奖学金、优秀学业奖学金、上海市优秀毕业生、复旦大学"学术之星"等荣誉。阚老师培养的博士生中有 2 人获上海市优秀博士论文，1 人获上海市优秀硕士论文，1 人获首届紫金全兴环境基金优秀学子奖（全国仅 5 人获奖），1 名博士后获上海市科技启明星称号。而且他的学生们也通过自己的努力走到更大更广的舞台上，有的毕业后去了哈佛大学深造，有的去过澳大利亚参与界内影响力最大的环境流行病学年会，还有的获得了国际知名美国健康效应研究所专家的盛赞——复旦大学培养的学生完全可以独当一面，毫不逊色于美国顶尖大学培养的博士生。

二、 传道授业，教学相长

对于本课题组的研究生们，阚老师永远为学生们敞开办公室的大门，无论问题大小，他都会悉心过问，认真指导，亦师亦友。去年，阚老师的一位博士生前往牛津大学交流访学，他回忆道，在交流访学期间，虽然身处国外有时差，但阚老师也一直与他保持着联系，他们每周都会交流学术问题、科研进展，从不间断。此外，为了能让每个学生都能切身感受到环境卫生领域的前沿进展，课题组也会经常请一些国内外环境卫生领域的知名专家学者来为学生们做讲座，现场往往座无虚席。

在教学方面，阚老师的课堂学术底蕴深厚，同时又风趣诙谐，轻松精彩。不论是本科生课程还是研究生课程，阚老师都认真备课，分享和讲解本领域最前沿的进展，带领同学们探索最新的研究方向。也积极鼓励同学们开展发散性思考，引导同学们在课堂上进行讨论和发言，阐述自己对于该领域研究的见解。当同学们有疑惑时，阚老师也总是耐心为同学们解答，他常常说："师者，传道授业解惑也。和同学们一起讨论，我也能从中受到不少启发。"阚老师主讲的"环境卫生学"课程，每堂课都仿佛一场精彩的讲座，高深的科学研究在阚老师深入浅出的讲解下，让人赞不绝口，引人入胜。不少本科生同学正是通过阚老师的课堂，被他的人格魅力所深深吸引，并对环境卫生学研究燃起了浓厚的兴趣，进而决心在该领域继续深造，从事科研工作。

三、 细致入微，亦师亦友

阚老师不仅严谨治学，悉心教学，也积极关心同学们的思想动态。阚老师常说："想做好学术，要先学会做人。"他总是告诫学生为人要端正，做事要认真负责，做研究不能急功近利，要沉下心。此外，在课余生活中，阚老师也总是关心学生，平易亲切。在课题组学生们的眼里，阚老师总是和蔼地和大家打招呼，亲切地关心学生日常生活和身体健康状况。他常常提醒大家身体是革命的本钱，科研辛苦，同学们在平时要多多锻炼身体，健康饮食，规律作息。

提到自己的学生们时，阚老师脸上总会洋溢出幸福的笑容。他说："团队中的学生们不仅能够在环境卫生领域从事很好的研究，还有着其他的特长，譬如有的学生是篮球队的队长，有的学生则对编写程序代码颇有研究，有的是院系'一二九'合唱队的主力。"阚老师感慨道，于他而言，培养学生，看着一届又一届的学生成长为国内外有用的人才、能够独当一面，就是最大的幸福，胜过自己获得荣誉。此外，阚老师有两个微信群，一个是现在科研团队中所在成员组成的群，用来探讨学术问题；还有一个就是所有曾在科研队伍中的人组成的群，大家在群里畅所欲言，从时事政治谈到家长里短，从学术研究聊到生活琐事。虽然其中有些学生已经奔向海内外更大的舞台，但仍活跃在微信群里，积极与老师和师弟师妹们保持联系。

阚海东教授一直秉承着悉心指导的教学方法，严谨治学的学术态度，以及鼓励学生全面发展的育人观念。寒来暑往，在教坛辛勤耕耘十几载，培养了一批又一批优秀的青年学子。如今，阚老师的学生遍布世界各地，但是无论他们在哪里，都将始终带着阚老师的谆谆教诲，带着课题组的温度，坚守初心，传扬信念，为人类公共卫生事业做出自己的贡献！

（来源：2020 年 5 月 9 日 "复旦医学生"微信公众号）

第十五章

医路相伴　携手此行

基础医学院的汤其群教授课题组，以医者仁心析生命之理，恪守医学生的誓言；以慎思明辨、博学审问之道，在科学前沿中求实求新，享受探索的过程；课题组成员医路相伴，携手前行，实现共通的人生理想与价值。目前，课题组共已毕业研究生 24 人（硕士 10 人、博士 14 人），目前在读研究生 19 人（硕士生 10 人、博士生 9 人），共获得国家奖学金 11 人次，其中 2 人获得上海市优秀毕业生，2 人获得复旦大学优秀毕业生。

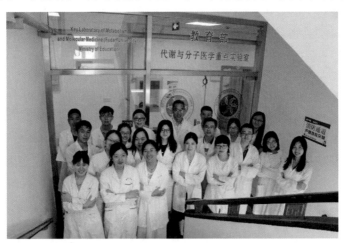

团队合影

一、 判代谢之美，析生命之理

代谢是生命最基本的活动方式，代谢失衡所引起的代谢性疾病对个体的健康状况有巨大的影响。我国正处于快速的社会转型期，生活方式的日益西化和人口老龄化，使得糖尿病、肥胖、血脂异常、恶性肿瘤等代谢性疾病的患病率不断增高。

由汤其群教授领衔的脂代谢与代谢性疾病研究团队集中研究肥胖及相关代谢性疾病的分子机制，系统地研究从干细胞定向为前脂肪细胞、前脂肪细胞分化为成熟脂肪细胞、白色脂肪细胞向棕色脂肪细胞转分化的分子机制，有助于理解肥胖的产生，并且提供了治疗肥胖及其相关疾病可能的分子靶点。10 篇代表论文影响因子总分 64，他引 168 次，多次被 *Cell*，*Annual Review of Physiology*，*Nature Reviews Molecular Cell Biology* 等杂志引用。由于在脂肪细胞分化领域的工作得到国际同行的认可，汤其群教授被邀请撰写了该领域的年度综述，以 "Adipogenesis: from stem cell to adipocyte" 为题发表在 2012 年的 *Annual Review of Biochemistry*。

围绕课题组研究方向，近五年来实验室人员共承担和参与国家重点和重大科学研究计划子课题各 1 项，国家自然科学基金重大项目 1 项，国家自然科学基金重点项目 1 项，国家自然科学面上和青年基金 8 项。科研成果发表在 *Cell Research*、*PNAS*、*Diabetes*、*MCB* 等主流杂志，其工作更获得了 2015 年教育部自然科学二等奖。

二、博学审问，"三严"笃行

"严格要求、严密组织、严谨态度"，上医"三严"的精神始终铭刻在课题组师生的心中。在课题组中流行着"两问"，其一是慎思、明辨、"问诸己"，其二是博学、审问、"问诸人"。

"问诸己"，即慎思之、明辨之，在科学研究中缜密地设计课题，仔细地反复进行实验。

课题组严谨的科学氛围深深影响着每个人，师生之间，同学之间，无一不把求学严谨的学风放在心中。"每一个数据，每一次报告都必须遵循'三严'的要求，这种要求不是说出来的，而是通过一步一个脚印做出来的。"汤其群教授特别强调"第一个数据"，认为第一个数据必须扎实可靠，才能多方面证明现象的真实性和显著性，从而为后来的实验提供坚实的基础。在接下来的实验中，要讲求科研的思维，反复斟酌"做这个实验的依据是什么？这个实验能解决这个问题吗？"汤老师这么说，在反复的"自问"之中，力争每一步都要解决上游的几个问题，不白白耽误自己的时间，也不能浪费了国家的科研经费，实验室的每个师生都有着对自我最严格的要求。

课题组的潘家保同学曾问过汤老师，科研人的幸福是什么？对此，汤老师回答道："科研人的幸福应该是发现问题并解决问题，享受这一探索的过程，每一个数据，每一个结果的诞生都能感受到幸福，这是自己努力的结果，这就是科研人的幸福。"

"问诸人"，即博学之、审问之，密切关注学科前沿，与相关研究者做深入交流，从而提升自己的科研能力。

课题组内师生之间平等，课题探讨十分充分，课题组的研究生每天都能跟周围的实验伙伴或者青年教师实时沟通实验情况，促进实验顺利进展。每周课题组都固定开两次组会，汇报本组科研进展、讨论科研工作中碰到的问题和最新科研动态等，还会邀请"973首席科学家"文波老师，"青年千人"刘赟老师、潘东宁老师，党永军研究员等老师参与组会，对研究生们在课题进行中遇到的一些问题进行指导。组会上，大家还会一起探讨转基因食品、无糖饮食等热门话题。

为了进一步扩大课题组研究生的知识面，课题组一方面组织同学参与本系每月开展的国内外专家系列学术讲座，既有学术报告人的系统阐述，又有听众的即兴提问和观点表达，能够扩大和加深思维的广度和深度；另一方面鼓励同学集体参与国内的学术活动，例如生物化学与分子生物学年会、中华医学会糖尿病学分会学术分会等，广泛交流学习，参与学术会议汇报的同学也得到了展示锻炼的机会。课题组刘洋同学的"活化信号转导与转录激活因子1（STAT1）蛋白抑制剂通过抑制脂肪组织验证级联来保护肥胖诱导的胰岛素抵抗"的研究被中华医学会糖尿病学分会评为 2015 "中国糖尿病十大研究"最具影响力研究奖；陈素贞同学荣获 2014 年中国生物化学与分子生物学会全国学术会议"博士生论坛"二等奖。

此外，自 2013 年来，实验室还接受了 6 名高级访问学者，包括美国约翰·霍普金斯大学医学院的曹旭教授、哈佛医学院的曾玉华教授、密歇根大学的林建谋教授等，他们在实验室的访学工作对同学们有很深的影响。实验室也积极支持青年教师和研究生参加国内外学术会议或国外培训，培养青年学术骨干，如 2015 年送郭亮老师赴美国密歇根大学培养。

三、 科教融合，相辅相成

汤老师经常说："一流的大学必须有一流的教学。"他特别强调，医学教育一定要引导学生形成人体的整体观，将这些基础学科融会贯通，应用到临床分析中去，为医学临床提出解决问题的思路。因此，他致力于加强教学管理和教学改革，推动教学内容的更新和教学方法的改革。首先，他针对目前国内医科教材内容繁杂、知识陈旧的弊病，集中医学院和医院的骨干教师力量，以"内容新颖、语言简练、结合临床"为目标，主编了一套"基础医学核心课程系列教材"，受到学生好评。

历年来，汤其群教授共获教学类各种称号 11 项，其中 2016 年被授予复旦大学"研究生心目中的好导师""宝钢优秀教师奖"，2014 年获复旦大学"普康奖教金"，2012 年获上海市"育才奖"、被授予高纪凡冠名"复旦大学特聘教授"，2011 年获"中华医学基金会杰出教授奖""复旦大学教学名师奖""复旦大学复华奖教金"，被授予"优秀研究生导师"，"生物化学"申请并获批上海市全英语示范课程（2014 年、2015 年）。虽然作为基础医学院院长行政事务繁忙，但汤老师以身作则，一直坚持在生物化学学科的教学和科研工作第一线，作为"生物化学"和"医学分子生物学"课程的负责人，汤老师不仅要求自己上好课，还制订了非常完善的教研室备课制度：每两周进行集体备课，要求每一位承担教学任务的老师都进行全时长试讲，而他会就课程内容、讲课流程、课时分配，以及本次课程的重点和难点提出改进意见，力求上课内容简明而准确，易于学生理解，达到最佳的教学效果。在一次访谈中，汤老师说："我们要对学生负责、对学生的父母负责、对学校负责、对国家负责，学生的父母把你们交到我们手上，我们就要让你们的父母放心、让学校放心、让国家放心！"

课题组的青年教师和同学积极参与教学工作，担任本科生和研究生实验课程的带教或助教，为了保证这些实验课程小班教学上得有效果、有质量，青年教师每周都抽出四个课时进行实验课备课；每一个研究生助教都能提前做好预实验、熟悉掌握实验过程，并对操作步骤的原理、注意事项、试剂的成分和功能烂熟于心。汤老师也会亲自对备课效果进行检查，确保为上课学生提供高水平的指导。经过这样严格有序的备课，课程效果非常好，受到了学生的一致好评，研究生同学的科研基础也得到了进一步的夯实。

课题组师生还指导了本科生、高中生的科创活动。黄海艳老师指导的2013级基础医学的张宇丰同学的"脂肪细胞定向过程中表观遗传学重编程及机制"、李希老师指导的2012级临床医学（五年制）的任杰同学的"雄性小鼠脾切除对其脂肪组织免疫功能的影响"、钱淑文老师指导的2013级基础医学的薛美琳同学的"BMP信号通路调节PDGFR信号参与脂肪组织重塑的机制研究"均被立项为复旦大学基础医学院"正谊学者"学术科创项目。黄海艳老师指导上海市七宝中学吴昊同学的"墨汁对带状疱疹病毒感染细胞的抑制作用的研究"，荣获第29届上海市青少年科技创新大赛一等奖及29届全国青少年科技创新大赛二等奖；李希老师先后参加了6次上海生物化学与分子生物学会组织的"上海市青少年科技创新大赛"辅导，并且指导的学生1人获一等奖，1人获二等奖。

四、 医路"枫"雨，且行且歌

鼓励学生培养综合素质，全面发展自身能力，树立远大理想和人生目标，是汤老师一直坚持的。他非常鼓励同学参加校内外的各种比赛、论坛和学术会议，在实践中锻炼自己的演讲功力、在交流中开阔自己的眼界。也希望同学们在志愿服务中树立复旦研究生的社会责任感，支持大家参与"人才工程"、党支部建设、研究生分团委活动等学生工作，以及在课余参与校内外的献血、公益科普、实践支教等活动。在他看来，关心社会、奉献社会，对医疗事业的发展起到实实在在的作用，这才是医学生的责任与情怀。

实验室的同学之间也始终相互扶持，共同进步，不仅在课程学习、实验技术、汇报展示中有很好的传带传统，在生化系的各种文体活动中也积极参与，比如共同准备迎春会的文艺表演，或者在汤老师的带动下一起锻炼等。在课余的实践支教、生活困扰等方方面面，课题组的同学们都会彼此关爱和帮助，形成了融洽愉快的实验室氛围。毕业到各医院、高校的学长学姐，也经常回来交流科研和生活情况。

2016年暑假，课题组的邹莹报名参加了复旦大学烛心社组织的云南盈江支教活动。当录取消息传来，汤其群老师为她细心地提出了诸多建议，大至支教整体统括，小至课件修改制作，全然没有因为是短期支教就放松一丝要求。实验室的师兄师姐则特地在她出发前的1个月组织了"强身健体"运动小组。一周4次体能加练，风雨无畏。也是从那时起，实验室的成员形成了坚持规律运动的习惯。

这样的例子不胜枚举。无论是老师还是同学，无论是在读研究生还是毕业的学长学姐，课题组始终是大家温馨的港湾。

（来源：2018年2月12日"复旦研究生"微信公众号）

第十六章

服务临床　注重创新

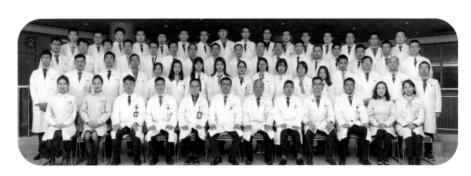

团队合影

　　虞先濬教授团队始终致力于培养高质量研究生和产出高水平科学研究，能够在取得创新科研成果的同时，将其成功转化应用于临床，真正实现了科研服务于临床的核心价值；同时在实践中建立了良好的人才培养机制，将育人体系贯穿全员、全程、全方位，力争为医院、为国家、为人民培养合格的医务工作者。

　　团队导师虞先濬教授为外科学和肿瘤学双学科博士生导师，目前担任复旦大学附属肿瘤医院副院长、上海市及复旦大学胰腺肿瘤研究所所长，为国家杰出青年科学基金获得者、国家科技部科技创新领军人才、国家人社部百千万人才工程有突出贡献中青年专家、上海市五一劳动奖章获得者、上海工匠、复旦大学首届名医工程入选者。在临床工作中，虞先濬教授兢兢业业、医德高尚，2018 年大型医疗类纪录片《人间世》第二季第九集

《浪潮》真实还原了他全心全意为患者排忧解难的热诚之心；在科研教学中，虞先濬教授恪守学术规范、治学严谨，带领团队努力创新，取得了一系列造福胰腺肿瘤患者的研究成果；在"三全育人"中，虞先濬教授注重师德传承，时刻关心学生成长，连续7年获评复旦大学附属肿瘤医院优秀博士生导师。

一、 坚持"基础研究+临床转化"，在攻克"癌中之王"中勇攀学术高峰

团队主要从事胰腺肿瘤临床基础转化研究，虞先濬教授及三位青年医师带领学生针对胰腺恶性肿瘤临床诊治难点及其恶性分子生物学机制进行了深入探索和研究，至今已取得诸多成果，具体如下。

1. 发明"胰肠吻合"方法，减少胰瘘发生，提高手术安全性。

发明了"乳头状残端封闭型"胰肠吻合新方法，主持的Ⅲ期临床试验结果发表在 *Surgery* 杂志上，将术后胰瘘率从目前国际平均水平的15％下降至7％。

2. 创新锐性清扫方法，规范手术清扫范围，提高手术根治性

创新运用刮吸超声刀锐性解剖清扫法使得淋巴结清扫更彻底、术中出血明显减少、手术时间缩短近50％。代表中国抗癌协会胰腺癌专业委员会撰写了《胰腺癌淋巴转移诊治进展与处理规范》，代表中国胰腺癌多学科协作组（CSPAC）在 *International Journal of Oncology* 杂志上执笔相关内容并发表了关于胰腺癌第16组淋巴结清扫的专家共识，发明了一系列淋巴清扫相关的新型手术器械，以第一发明人获得国家实用新型专利5项，并获得上海市优秀发明选拔赛"金奖"。

3. 甄别不同胰腺癌人群，建立血清生物学标签，提高手术有效性

发现"CEA＋/CA125＋/CA19－9（－）"的"假阴性"患者预后很差，手术需谨慎。该研究弥补了CA19－9的缺陷、解决了CA19－9"假阴

性"患者的临床诊断和以后预测问题，极具临床实用性，研究成果发表于被誉为"外科学圣经"的顶级杂志 *Annals of Surgery* 上。

4. 建立基于间质的胰腺癌化疗方案选择策略，实现个体化化疗

发现通过超声内镜弹性应变率比值这一无创的方法可以区别白蛋白结合型紫杉醇联合吉西他滨方案以及其他含吉西他滨方案的在局部进展期胰腺癌患者中的有效性，该研究最新发表于 *Annals of Surgery* 杂志上。

5. 发现胰腺癌和胰腺神经内分泌肿瘤增殖、淋巴转移的特性，改变国际分期，指导临床决策

发现美国癌症联合委员会（AJCC）最新的第八版胰腺癌分期存在缺陷和不准确，无法作为有效的预后预测工具，因此基于胰腺癌增殖和淋巴转移特性提出了"上海复旦版胰腺癌分期系统"，研究结果再次发表在 *Annals of Surgery* 杂志上，被 AJCC 执笔委员会赞誉为下一步新版胰腺癌国际分期修订的必要应用成果。

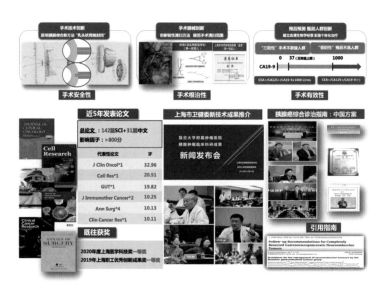

团队科研成果

二、坚持"心有所信+研有所长"，在因材施教中创新人才培养

人才培养方面，导师及带教老师以培养高素质的复合型、创新型肿瘤学和外科学人才为己任，教学和科研资源共享，团队形成了健全的教学制度，创新了教学模式，根据研究生不同阶段的培养特点，对学生进行分层次、分阶段、有针对性的指导。

团队注重学术探讨和思维交流，各带教组内每周以邮件、微信群的形式汇总学习工作及科研进度，每月采取线下或线上形式进行科研汇报，采取"带教老师、博士后或已毕业博士分享科研经验和高分文章思路，在读研究生解构对标文献和汇报课题进展，带教老师点评及自由讨论交流"的模式，并固定每月第三周的周四为早会时间，由年轻医生或在临床轮转的研究生结合近期心得进行汇报，并由高年资医师点评；此外，在科室及研究所的全体科研会中，采取 Journal Club 的汇报模式，以期在多种形式的交流汇报中，切实帮助学生提高自身的学术水平、培养自身的科研创新能力。

学生普遍拥有良好的政治觉悟、道德品质和文化素养，在完成学业的基础上，能够设置合理的科研目标，潜心学术。近 5 年培养的在读硕士、博士研究生以第一作者在 *Cell Research*、*Annals of Surgery*、*Clinical Cancer Research*、*Cancer Research*、*Oncogene* 等权威外科学、肿瘤学和分子生物学期刊上发表 SCI 论文 60 余篇，多人参加 ESMO、ASCO 等国际会议并做成果展示。近 3 年毕业的 4 位博士生中，3 人获得国家奖学金，2 人为上海市优秀毕业生，1 人为复旦大学优秀毕业生，1 人获复旦大学"学术之星"。既往毕业的研究生中，2 人入选上海市青年科技启明星计划，5 人入选上海市科技英才扬帆计划，2 人入选上海市"医苑新星"青年医学人才，1 人入选上海市卫健委优青计划，1 人入选上海市抗癌协会雏鹰计划。

三、 坚持"学生带教+师资养成"，在团队教学相长中营造文化氛围

团队始终坚持"临床为本，科研为魂"的发展理念，给予学生适度成长的空间。在学生有意向报考或加入科室/研究所前，采用实地探访形式向学生介绍科室的发展历程及研究所运行情况，鼓励拟报考学生和在读学生、毕业学生积极交流。在学生进入科室/研究所后，引导其融入团队文化，共同营造科室的良好文化氛围。

经多年的教学实践，形成"导师-年轻指导老师-学生"的团队模式。年轻教师通过参与到导师组中，不仅可以直接获得经验丰富的资深导师的指导，还能提升自身带教学生的能力，实现"育人双赢"的目标。优秀毕业生在规培结束留院后以"年轻教师"身份再进入团队，形成良性循环的文化氛围，持续提升团队能力。

青年教师在基础研究和临床研究方面均颇有造诣。以本团队的三位青年老师为例。吉顺荣副教授从事胰腺外科工作10年，擅长胰腺良恶性肿瘤的鉴别诊断与微创治疗；目前主持课题包括国家自然科学基金2项，在国内外学术杂志上发表了学术论文10余篇，曾获评复旦大学附属肿瘤医院第三届十大优秀医务青年、美国胰腺病协会青年科学家奖；入选上海市2016年度"科技创新行动计划"青年科技英才扬帆计划、2019年度上海市青年科技启明星计划及卫生计生系统优秀青年医学人才培养计划；现担任上海市抗癌协会胰腺癌多区域协作学组委员兼秘书。施思副教授主要从事胰腺肿瘤的外科综合治疗及临床基础转化研究；以第一作者/通讯作者身份（含共同）在外科学、消化病学、肿瘤学领域的知名期刊发表SCI论文45篇，总影响因子超过300分。2017年入选上海市科技英才扬帆计划，2018年入选上海市"医苑新星"青年医学人才，2019年入选复旦大学附属肿瘤医院十大医务青年，2020年入选上海市青年科技启明星计划，同时在研国家自然科学基金青年项目1项。徐华祥副教授主要从事胰

腺癌转移与复发的临床与机制研究，近 5 年来以第一作者/共同第一作者身份发表 SCI 论文 10 篇，证实了血清 CA125 是预测胰腺癌转移及转移负荷最佳指标，并阐述了 *Cavin-1* 调控 *Caveolin-1* 异质性表达的机制及其在维持细胞窖结构与功能中的作用。研究发现三维性代谢指标在反映肿瘤恶性潜能方面优于常规代谢学、病理学和血清学的指标，显著提高对胰腺癌患者术后早期复发转移及死亡的预测，指导临床治疗。曾获上海市青年科技英才扬帆计划和国家自然科学青年基金资助。

（来源：2021 年 5 月 13 日"复旦医学生"微信公众号）

第十六章　服务临床　注重创新

科

147

第十七章

只要路对　不怕路远

郑珊教授课题组是一支朝气蓬勃、心系患儿的团队，他们用科研为临床服务，以临床促进科研；在课题组每位同学的心中，都有着和导师同样的信念，为了孩子们眼中的童真和希望，"只要路是对的，就不怕路远"。

目前郑珊教授课题组在读博士 7 名，硕士 4 名，近三年已培养博士 11 名，硕士 15 名。多名学生获得国家奖学金、上海市优秀毕业生、复旦大学学术之星、复旦大学优秀学生标兵等荣誉，有的学生已在岗位上逐渐独当一面，获得上海市启明星计划、上海市扬帆计划资助。

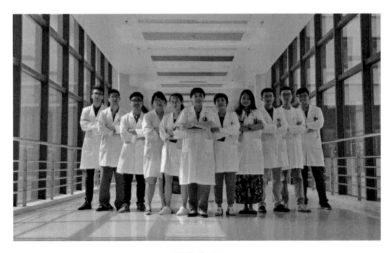

团队合影

郑珊教授课题组主要从事出生缺陷相关疾病研究，研究共发表相关论文 300 余篇，其中 110 篇发表在本专业国际学术期刊上，并被 SCI 收录；其中在胆道闭锁方面的研究，处于国际领先水平。课题组成果多次在世界小儿外科学年会、泛太平洋小儿外科学年会、中华小儿外科学年会等国内外大会交流推广。通过联合全国 20 家医院开展胆道闭锁的多中心的临床研究，对胆道闭锁的病因、筛查、早期干预和综合治疗形成了系列的研究，使儿科医院的胆道闭锁临床诊治中心成为国际最大的胆道闭锁临床诊治中心。课题组牵头设计全国唯一的黄疸筛查智能软件，其开发和应用极大程度地提高了胆道闭锁患儿的早期诊断率。其重要成果发表于 *Journal of Hepatology* 和 *Cell Death Disease* 等期刊，研究成果获得国际和国内学术界在胆道闭锁领域的一致认同，相关的临床指南和专家共识已经成为目前国内胆道闭锁治疗的参考标准。

郑珊教授不仅是我国第一位儿外科女博士，她还有多重身份：全国政协委员、上海市妇联副主席、复旦大学附属儿科医院外科主任、上海市"领军人才"入选者、中华医学会小儿外科学会副主委等。主编 5 部教材专著，副主编 10 余部。曾获得教育部科技进步二等奖、上海市医学科技奖二等奖、中华医学科技奖三等奖。上海市"三八红旗手"标兵、上海市高校优秀青年教师、上海市劳动模范、上海市卫生系统"十佳"医师、全国先进工作者等众多荣誉称号。

一、 怀揣同一颗心，追逐同一个梦："基础研究必须为临床服务"

小儿外科作为临床医学的分支学科、儿科和外科的交叉学科，和其他课题组相比具有鲜明的不同，课题组内的学生类别较多，有临床医学八年制（本硕博连读）、专业学位双证博士生（临床型博士）、专业学位双证硕士生（临床型硕士）、学历博士生（科研型博士）、学历硕士生（科研型硕士），因此课题组研究内容涵盖基础、临床两大类学科，涉及临床医学、流行病学、分子医学、生物医学、遗传学等各方面。课题组的成员不仅需要参与基础实验，掌握一定实验技术，更要走近临床，观摩手术，参加临床技能培训。

在郑珊教授的带领下，课题组课题研究与临床紧密结合，多项研究成果已经应用于临床，真正实现了科研为临床服务，临床促进科研的理想状态。

"选择儿外科的同学多是理想主义者"，每一个走入郑珊导师团队的同学在初来之时都听过这样一句话，也都有一种一句话就打到心坎儿里的感觉。正是这种"理想主义"，灌溉着这群朝气蓬勃、心系患儿的年轻人。而这种"理想主义"，也是整个团队的核心所在。郑老师出生于一个医生家庭，从小就立志要当一名外科医生，她早就从自己父母身上了解到从医的甘苦，但是她坚信"只要路是对的，就不怕路远"，这种信念支撑着她为了更多患者的利益在医学路上克服重重困难披荆斩棘不断前进，也激励着团队不断奋进，勇攀高峰。

郑珊教授经常带领大家阅读大量资料和国外文献，并结合我国小儿外科的实际情况开展科学研究工作，多项科研成果为儿外科临床工作提供了新的观点和治疗方法。这些研究创新有一个特点，就是非常实用。有时不一定要用很昂贵的器材或者多复杂的材料，但看起来简单却又是非常实用、极具匠心的，比如课题组牵头设计全国唯一的黄疸筛查智能软件，其开发和应用极大程度地提高了胆道闭锁患儿的早期诊断率。就像郑老师说的"科研是基础，是临床的后盾，有了临床经验和科研的结合，外科工作会有更快更好的发展和提高"。研究创新通常是要建立在临床需要的基础上，科研态度一定要严谨，不能搞一些中看不中用又增加患者负担的东西。

二、踏实勤奋，严谨求真，德艺双馨："卓越医师必须全面发展"

儿外科是一门比较精细的学科，对于先天性畸形患儿的救治，也给人

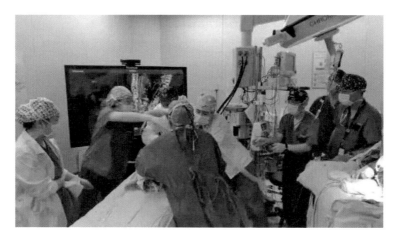

团队为患儿手术救治

带来更大的新生的希望。为了使无数新生婴儿获得第二次生命，健康活泼的成长，郑珊教授带领团队创下多项之最。

（1）胆道闭锁发病机制：基因组和转录组学方向，表观遗传水平，通过基因芯片、转录组二代测序技术，首次发现 *IFN* - γ、*CD11a* 基因 DNA 甲基化改变与胆道闭锁发病有关；首次发现 miRNA - 21、miRNA - 222 可以调控胆道闭锁肝纤维化进程，首次提出 *LDOC1*、*RRAS*、*ITGB2*、*Foxa3* 在胆道闭锁中存在关键调控作用。

（2）胆道闭锁标志物：蛋白组和代谢组学方向，通过双向电泳技术，首次发现 HSP90、HSP47、IL - 33、CRT、γ - GGT、CAM - 1、IL - 8、α - SMA 等可以作为胆道闭锁病情严重程度的标志和诊断标志物；半定量肝病理评分系统可以病理诊断及预后分析；通过 SELDI - TOF - MS 鉴定出 Apo C - Ⅱ 和 Apo C - Ⅲ 可以成为潜在的胆道闭锁标志物。miRNA - 4429、miRNA - 4689 可以提高胆道闭锁的诊断率，可以成为潜在的诊断标志物，申请专利，研发临床诊断试剂盒。

（3）构建胆道闭锁动物模型，在国内外首次证实孕晚期宫内 gpCMV 病毒感染可导致子代豚鼠胆道损伤，轮状病毒基因节段 4 是导致胆道闭锁的关键基因片段，miRNA - 222 可以显著地调控小鼠胆道闭锁模型的纤维化过程，可能会成为改善胆道闭锁预后的潜在靶点。

（4）在国内首次制定符合我国国情的胆道闭锁早期诊断标准和流程并推广应用，提高早期诊断率和根治手术年龄。

（5）在国内率先建立胆道闭锁围术期规范化综合治疗方案，明显提高术后黄疸消退率，降低术后胆管炎发生，提高2年自体肝生存率。

（6）在国内率先开展胆道闭锁终末期患儿肝移植治疗，极大改善临床预后。

（7）实施上海市胆道闭锁筛查项目，首次研发出大便探查APP，建立上海市胆道闭锁注册网络。

（8）成立胆道闭锁病友会——小金人俱乐部。

精湛技术之外，郑老师对自己的患者关爱有加，患儿家长对她致谢时，她曾说：“不，要谢谢您和您的孩子，是你们给了我们又一次证实现代医学科学作用的机会。”郑老师还常说：“只要家长相信我们，我们医生就应该尽200%的努力，因为我们是生命的使者。”

她总是鼓励学生走出实验室、走出病房，走进社区，走到更多需要的地方，课题组培养的医生每个人多少都有援藏援疆援边援社区的经验。她鼓励大家注重提升综合素质，课题组成员在医院新年晚会上组织演出获得2016年二等奖和2017年一等奖，在2014年复旦大学研究生定向大赛中夺得第二名，在2016年上海市工会“好歌达人赛”中进入决赛，在2017年上海卫生计生系统交谊舞大赛中获得最佳人气奖。

三、相亲相爱，亲如一家：“优秀团队必须团结合作”

在团队的管理上，每个人分工井然有序，课题遍布胆道闭锁相关疾病的发病、进展、治疗、预后等各个方面，在实验室基础研究和临床试验的开展上均有涉及。成立了胆道闭锁随访小组，建立了标本库和数据库，为整个团队的发展打下了坚实的基础。

在郑老师的带领下，整个团队就像是一家人，大家互帮互助，共享研究成果，促进研究的可持续进行，能够自主组成学习小组。近三年已培养了 15 名硕士，11 名博士，其中包括上海市优秀毕业生和复旦大学"学术之星"、上海市工会优秀发明奖银奖。在读 7 名博士研究生和 4 名硕士研究生进行临床、实验研究。

学生的论文和综述多次得到奖励，曾多次在环太平洋小儿外科年会和全国小儿外科学术年会上发言获奖，在院内中青年综述报告会上获得一、二等奖。导学团队发表论文 100 余篇，其中 40 余篇被 SCI 收录，有 30 余篇论文在国内外重要学术大会上发言。

课题组建立了国际上最大的胆道闭锁诊治和研究中心，包括开设国内首个胆道闭锁专病网站，进行宣传和病例资料登记，牵头制订内地地区规范化诊断、治疗专家共识，开设专病门诊长期随访和多中心研究，进一步提高我国自体肝生存率。"胆道闭锁发病机制研究及临床规范化诊断和治疗"获教育部科学技术进步奖二等奖。

（来源：2018 年 1 月 15 日"复旦研究生"微信公众号）

第十八章

杏林妙手　薪火相传

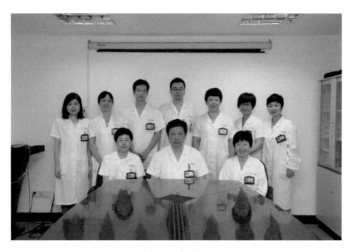

团队合影

由复旦大学附属妇产科医院副院长、国家重大研究计划首席科学家、博士生导师李大金教授领衔的"大金团队"，经过数十年的发展，已成为一支结构合理、业务精良、充满活力的科研队伍，陆续加入团队指导小组的老师包括杜美蓉研究员、金莉萍研究员、朱晓勇主任医师、姚晓英主任医师、王凌研究员、李明清副研究员，已先后培养硕士 50 余人，博士 50 余人，目前在读硕士、博士研究生 10 余人。

一、 杏林妙手，蜚声国际美名传

团队致力于生殖内分泌-免疫调节、母-胎免疫调节及生育免疫调节研究及临床诊治等方面的研究，通过研究母-胎界面关键功能分子在母-胎交互对话中的作用，以及研究母-胎界面各功能细胞的错综复杂的相互作用，解析正常胎盘形成与母-胎免疫耐受机制。

团队研究成果得到国际学术界广泛认可，研究成果和学术论文多次发表在国际顶尖生殖生物学学术期刊上，填补了国内一项又一项空白，并跻身国际生殖免疫学界前列。其中"母-胎免疫调节机理的研究"和"环孢素 A 在制备保胎药物中的用途"开创了生殖免疫治疗新模式，为众多流产者带来了福音。

李大金老师于 2015 年获得美洲生殖免疫学会授予的被誉为世界生殖免疫学领域的"奥斯卡"金像奖的生殖免疫学研究杰出成就奖，同时以李大金为首的团队还争取到了中国生殖免疫学会与美洲生殖免疫学会在上海联合组办（2018）的资格，这也是第一次美洲生殖免疫学会议走出美洲走进亚洲，为促进国际交流，提升中国生殖免疫学国际学术地位作出了巨大贡献。

李大金老师认为："科研一定要依托于临床，做科研归根结底还是要为病人看好病。做医生要体恤患者，对得起病人的信任。"因此，在李老师的带领下，团队的老师和学生们善于提出问题、乐于解决问题、积极地推广科研成果并将其应用于临床。多年来积累的强有力的研究成果，促进了临床医疗技术水平的提高，形成了一整套具有特色优势的医疗技术方案。其中很多妇产科疾病的治疗水平处于全国领先地位，成为全国多家医疗机构积极效仿的典范。大金团队所带领的生殖免疫学组在国内外率先开展了对免疫性不孕症、子宫内膜异位症、围绝经期综合征及反复自然流产等的临床工作，积累了丰富的临床诊治经验，破解了众多生殖免疫学难题，不但治疗效果立竿见影，其中反复自然流产治疗的成功率达 90%，吸引了全国各地乃至海外慕名而来的众多患者，而且使生殖免疫学理论更加清晰明了，不再如盲人摸象般地似是而非，照亮了中西医结合治疗生殖疾患的夜空。

言传身教是教师教书育人的根本，李大金老师要求学生做到的，自己必须首先做到。他时时教导学生，"从零开始，脚踏实地，一步一个脚印""耐得住寂寞，守得住清贫，才能成为科学巨人""做学问不是为了发文章，而是为了追求真理""研究工作的价值应取决于对社会的价值，对社会和学术发展的推动作用"。

以李大金教授为首的导师团认为，团队中的每一位成员都要扩充知识，不能满足于完善某一学科或某一方面的知识体系，要充分认识别人的工作成果，与时俱进，了解免疫学甚至其他学科领域的新研究成果，才能让自己的课题研究有创新性。课题组的学生和导师们的研究方向和课题都不尽相同，组内的指导老师们都是生殖免疫学领域久负盛名的专家，对于每位学生的课题都了然于心，在学生们课题遇到瓶颈时能够给予专业的指导和建议。

导师们鼓励学生充分利用国际交流平台，提升自身学术影响，并且每周开展学术活动，营造孜孜不倦的学习氛围和争创一流的学术水平。研究团队倡导勇于探索、富有创意的学术风气，营造活泼轻松的研究气氛，使团队成员相处融洽，有益于创新火花碰撞和闪光。

一、亦师亦友，因材施教育仁心

"导师和研究生应是良师益友，是搭档，是伙伴""导师和学生应分享学术成果，不存在主动与被动的关系"，正因为李大金老师及团队老师们的无私，才让学生们有了快速的成长。团队在学生培养上的总体规划是，本科生着重培养医学知识，硕士阶段系统训练生命科学研究的能力，博士利用硕士期间的培育、经验及理论修养，在博士期间探索未知，开展原创性研究工作。

对于学生的课题研究，李大金教授总是一语中的，逻辑清晰、思路分明地直指研究过程中的缺陷与不足。他时常教育学生用批判的眼光审视自己的科研成果，不可人云亦云，要勇于挑战权威。他认为："我们的研究不应只是局限在生殖微环境中各种生理病理过程机制，而是要将生殖微环境作为一个研究的平台，对机体的某一功能甚至某种细胞做具体的研究，让自己的研究对免疫学的发展起到推动的作用。"正是李老师这样敢于挑战的创新思维影响着团队中的每一位成员，共同攻克了一个个难题，取得了越来越多的新研究成果。

课题组的导师们时常走进实验室和学生探讨具体实验细节、分析实验结果，关注每一个课题的进展情况。课题组内的导师们大多都是李大金老师的学生，他们选择继续留在这个团队中，将自觉、奋进、勤勉这些良好科研素养一代一代传承下去。在李老师的影响下，导师们把严谨的作风融入细节教育中，通过言传身教，秉持因材施教的教学理念，对学生进行个性化培养。

团队中导师们也都继承了"大金爷爷"拼命三郎的工作精神，十年如一日，每天工作12个小时以上，从周一至周日，从未间断；学生们都知道，无论是否是节假日，导师们不是在临床为病人解除疾病的痛苦，就是在研究所为攻克科研难题认真工作着。夜深人静或是破晓拂明，导师们总能第一时间回复邮件，很多次，学生们都看见导师们深夜或清晨赶来研究所工作。

秉持着如此的育人理念，李大金老师传道授业、答疑解惑，连续两年被评为"复旦大学优秀导师"，2011年被评为"复旦大学研究生心目中的好导师"。团队的李明清老师于2016年被评为"复旦大学附属妇产科医院优秀硕士生导师"。团队中多名研究生获得复旦大学"学术之星"称号，毕业的多名研究生获得上海市或复旦大学优秀毕业生称号，有多篇毕业论文被评为上海市优秀博士学位论文，多名毕业生以第一作者身份在国际著名学术期刊作发表了多篇优秀的学术论文，90％博士毕业生作为课题负责人成功取得国家自然科学基金面上项目的资助，其中更有各单位的中流砥柱或学科带头人，包括上海市领军人才、上海市优秀学术带头人、上海市卫生计生委新百人、上海市卫健委新优秀青年、上海市启明星、上海市浦江人才、上海市扬帆计划获得者等，同时有 3 名学生现担任上海市三家市级妇幼保健医院的副院长/院长助理；还有 2 名毕业博士研究生获得中国免疫学会青年学者奖。

三、 呕心沥血，书写医研新篇章

在投身于学术科研的同时，李大金教授团队还时刻关注着学生的教育培养工作。李大金教授担任着研究生学位课程"临床免疫学"的教学组组长。在教学工作中他主持编制并不断更新教学计划，遴选授课教授，改革考试方式。在此项工作中，"大金团队"倾注了大量的心血，主编并出版了《临床免疫学》《生殖免疫学》等教科书；参编了《现代医学免疫学》《分子免疫学》等学术专著。为提高全国生殖免疫学学术水平，先后主办了七期国家级继续医学教育项目"生殖免疫学理论与技术学习班"，为全国培养生殖免疫学专业人才作出了卓越的贡献。

"大金团队"对科学事业的贡献，不仅体现在自身的教研工作上，还体现在对科学研究机构的管理上。李大金教授自 1999 年开始任复旦大学附属妇产科研究所所长，鉴于所属各实验室条块分隔，实验空间及研究设备利用率低以及研究设备老化等弊端，2004 年起他冲破重重阻力，对实验室运转机制进行了大胆改革，在全国率先实行了研究所所有研究设备及实验空间为所有课题组开放及共同利用，使原来仅能容纳 20 名研究人员的研究所，可同时接纳 60 余名研究人员，极大地提高了研究设施的利用效率。他建立了成熟的研究技术平台，且这一平台对社会开放，最大限度地实现了资源共享。这种新的实验室开放运转机制，明显增加了日常管理的难度，为了解决这一问题，李大金教授拓展思路，建立了体现人尽其才、资源配置优化、业绩评价等客观的管理运行机制。他在科研上先进的管理理念得到人们的认同，2013 年当选为复旦大学附属妇产科医院科研副院长。

在李大金教授担任科研副院长期间，医院科研项目不仅数量不断创新高，并获得了国家级与上海市重点与重大项目 10 多项，科研经费达到历史最高。同时，通过引进高水平科研人才，并与本院职工配对、合作，科研能力大幅度提高，高水平 SCI 论文发表与引用率亦大大增加。正是在李大金教授的领导下，妇产科医院科研实力遥遥领先于全国妇产科行业。

四、 爱生如子，桃李不言自成蹊

团队导师们不仅仅关心学生的科研工作，更关心着学生的生活。每年秋风乍起的时候李老师会邀请学生们到家里去吃螃蟹；在学生经济上遇到困难时候，李老师会给予一定的支持；学生毕业后为他们安排就业出路，创造成才机会，让这些真正需要帮助的年轻人体会到团队以及妇产科医院的温暖。已分布在大江南北的团队毕业生还经常回到老师们身边，感恩团队，拜访师长，聊学术，谈家常，"大金团队"已然成了学子心之所依的和谐大家庭。

回顾李大金教授的学术奋斗历程，点点滴滴都浸润着一位学者的风骨与信念。泰然自若，坦然犹明。十年如一日的坚持，"大金团队"已经走过了数十年的岁月，已然成长为一个奋发有为、充满活力、团结互助的大家庭。

（来源：2018 年 3 月 8 日"复旦研究生"微信公众号）

第十九章

使命在肩　勇攀高峰

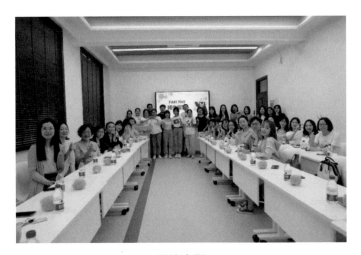

团队合影

史慧静教授带领的妇幼与儿少健康研究导学团队现有教授 5 人，副教授 1 人，高级讲师 1 人，讲师 1 人，博士研究生 6 人，硕士研究生 29 人。团队成员在妇女、儿童、青少年人群健康研究和实践领域各有所长，具有扎实的专业能力，以培养"具有大健康理念、全球化视野、创新能力和社会责任感并重的一流公共卫生人才"为目标，实践"以立德树人为根本、以服务需求为导向"的妇幼儿少研究生创新培养机制。

一、 学术研究

团队课题遵循"以需求为导向，以创新为基石"的原则，聚焦妇女儿童重大健康问题，对标全球儿童和青少年健康领域重大发展需求，为解决当下的热点问题提供了科学依据和政策建议。

2018—2020 年，课题组博士、硕士研究生先后在各国际期刊发表 SCI 论文 23 篇，累计影响因子 80.14；在《中华围产医学杂志》《中华流行病学杂志》等核心期刊发表论文 61 篇。

二、 各类获奖

科研工作方面，连续三轮获得"上海市三年行动计划公共卫生重点学科建设"项目，搭建了上海市孕前队列和亲子队列平台，主要负责并参与复旦大学公共卫生学院全球健康研究所工作。2015 年以来，承担国际、国家和市级科研项目 30 余项，累计科研经费 3 800 余万元；2018—2020 年，课题项目包括科技部"孕产妇营养与健康实验室检测数据采集"、国家自然科学基金面上项目等，累计科研经费 1 621 万元。团队导师史慧静教授以"基于青春发育时相的健康效应综合评估"获评 2018 年上海市预防医学科学技术二等奖、2019 年上海市科技进步二等奖、2019 年中华预防医学会科学技术三等奖；蒋泓教授和钱序教授以"Selective versus routine use of episiotomy for vaginal birth"研究获评 2019 年 APEC 健康妇女健康经济研究奖（国际奖）；蒋泓教授、钱序教授和史慧静教授以"基于信息通信技术的儿童养育和青少年健康行为干预"研究共同获评 2020 年度上海市科技进步三等奖。

人才培养方面，以培养"具有全球化视野、跨学科知识和创新能力的高层次妇幼卫生人才"的教学研究成果在 2013 年获评上海市教学成果一等奖、在 2016 年获评国家级研究生教学成果二等奖。2020 年，团队又以"立德树人、服务需求、妇幼儿少人才培养的探索与创新"的教学成果获评 2020 年复旦大学研究生教学成果一等奖（复旦大学共 9 项）。

坚持党旗领航与学科立德树人同频共振。团队所在的妇幼与儿少卫生党支部于 2016 年、2019 年两次获中共复旦大学委员会"先进基层党组织"称号，于 2019 年获中共上海市教育卫生工作委员会的"先进基层党组织"称号，于 2020 年获选中共上海市委组织部的百个"上海市党支部建设示范点"。2019 年入选市教卫党委的上海高校党组织"攀登"计划样板支部创建单位。

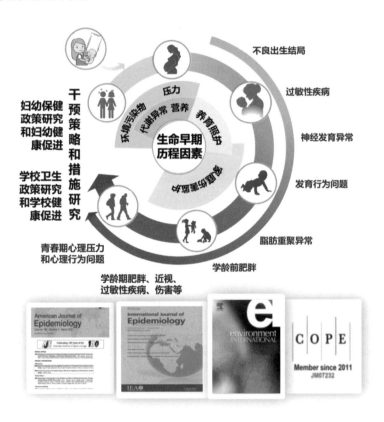

团队科研成果

三、 人才培养

1. 提升导师素养

导师团队积极参加学校教育改革培训、课程思政培训，"全球卫生导论""健康行为心理""青少年健康"入选复旦大学 2018 年和 2019 年度人文医学课程思政示范课程。与时俱进更新"预防医学国家级教学团队教材""儿童青少年卫生学"。专门开设博士生课程"Implementation research for population health: from theory to practice"。2019 年，"儿少卫生学"入选复旦大学校级精品课程。2020 年，"儿少卫生学"和"妇幼卫生概论"两门课程获得复旦大学 2020 年度在线课程建设和教学改革项目。

2. 学生能力培养

一是开题考核阶段，紧跟国际研究前沿的最新动向，使研究方向始终与国内外儿少妇幼卫生保健的热点问题相一致。二是课题实施阶段，着眼于发挥学生的主观能动性，使之认识到基层妇幼儿少行业的工作现状。三是数据的整理与汇总阶段，培育学生秉持科研诚信的原则，鼓励学生对妇幼与儿少健康问题深入思考。

2018 年以来，团队研究生中有 21 人曾获得过至少一次各类学业奖学金，包括国家奖学金、一等学业奖学金及各类冠名奖学金。同时，8 人次获评各类学生荣誉称号，2018 年以来研究生以口头汇报、文章投稿等形式参加学术会议 28 次。

3. 开创全球卫生实践

2018 年起先后招收 3 名全球卫生方向的研究生，包括与非洲埃塞俄比亚等国家、与亚洲越南等国家的妇幼卫生合作。2018 年 6—7 月，由蒋泓教授带队开展"非洲马拉维共和国暑期社会实践"项目，在马拉维共和国开展了为期 10 天的暑期社会实践。

2016 级研究生马雪梅获得了 2018 年复旦大学"荣昶学者"全球治理

人才培养项目奖学金,并远赴奥地利维也纳参加全球治理培训课程。2014 级非洲留学生 Priscilla Funsani 博士毕业后回到马拉维大学成为骨干师资,为中国和马拉维共和国共同开展全球妇幼卫生治理起到了重要的桥梁作用。

4. 拓展社会实践平台

团队建立了上海市级和区级卫生机构多个学科建设的教学科研实践基地,2018—2020 年,本学科专业型硕士研究生先后前往市级别或区级妇幼保健院所或疾控中心专业实践百余人次。

依托党支部的党建特色品牌活动——"远程视频教室",用远程视频通信技术为受艾滋病影响或农村留守的孩子提供青春期健康教育。2015 年以来,已累计开展远程视频教学 55 次、使超 400 名弱势青少年获益。2018—2020 年,累计开展 25 次。该系列活动多次获得智行基金会的致谢,也因此获评为"2018—2019 年度上海市志愿服务先进集体"。

5. 生涯引导有效

支持学生到西部就业、到基层就业,为解决妇女儿童重大健康问题贡献力量。2018—2020 年,毕业生或在上海市公共卫生系统任职,或到西部基层就业,或对接国家重大战略需求投身学生近视、儿童肥胖防控领域,为行业注入新鲜血液。

对接国家重大战略需求学生案例:何鲜桂,2019 年博士毕业,现任上海市眼病防治中心临床研究中心主任,"'目'浴阳光 预防近视青少年眼健康促进公益大行动"的执行负责人,上海交通大学硕士生导师。何鲜桂"用更高效的方式守护未来的光明",在近视防控联合门诊首创"双医生制",国家卫健委、教育部和央视都对此做了报道推荐。

响应西部基层就业号召学生案例:杨婧帆,2020 年硕士毕业,作为选调生,现入职中共曲靖市委组织部。"90 后复旦硕士生放弃出国读博和外企高薪工作,在彩云之南选个职业干一辈子"的事迹,受到《青年报》等媒体的报道。

抗疫典型人物学生案例：李玲玲，2016 年硕士毕业，现就职于上海长征医院。 2020 年，她接到支援武汉的任务，火速整装行囊，坚定地踏上了离家的路，义无反顾选择逆行。

脱贫攻坚典型人物学生案例：赵一鸣，2018 年硕士毕业，目前浙江省宁波市江北区妇幼保健院医务办公室科长，主治医师，九三学社宁波市江北区二支社社员。2020 年 5 月，赵一鸣接到宁波对口帮扶贵州扶贫的医疗任务，在贵州黔西南布依族苗族自治州册亨县妇幼保健院开启了为期34 天的风雨兼程扶贫路，为当地医院长远发展的建议，摸索出一套适合基层工作的妇幼健康网络，获评新冠疫情防控先进个人。

四、 文化建设

导学团队具有和谐的团队氛围，秉持"自尊、自信、自立、自强"的原则，打造良好的朋辈氛围，先后获得"2017 年度上海市教育系统巾帼文明岗"称号和"2017—2018 年度上海市三八红旗集体"称号。

建立"志存高远、严于律己"的管理制度。明确提出研究生在学期间需要提升的人文专业素养要求。

形成"平等关爱、团结协作"的人际关系。组织全体研究生每周进行一次学术论坛活动，提高研究生自身的学术水平。及时了解学生生活学习情况，有效联络党员与团员、群众之间的感情。

营造"热爱专业、积极向上"的文化氛围。每年的毕业生欢送会和新生迎接活动是进行专业思想教育和学科文化氛围营造的重要时机。2019年的毕业欢送会上，教师们为全体毕业研究生送上祝福，支部书记带领大家重温入党誓词。2020 年 6 月，"初心如磐，使命在肩"主题党日活动邀请援鄂医疗队成员分享抗疫经历，对即将踏上工作岗位的毕业生们进行党性教育、专业思想教育。

（来源：2021 年 5 月 13 日"复旦医学生"微信公众号）

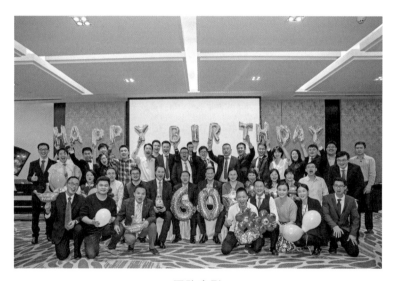

团队合影

第二十章

百年大计　育人为先

　　由复旦大学附属华山医院运动医学科主任、复旦大学运动医学中心主任、博士生导师陈世益教授带领的团队始终瞄准国际一流水平，坚持严谨创新的科学态度，鼓励创新，重视临床与基础研究相结合。

一、学术研究

　　陈世益教授团队主要关注人工韧带相关应用及基础研究，并始终致力推动国产化人工韧带的研发。相关产品曾亮相"2017 年中国国际工业博览会"，并受到复旦大学官网封面报道。研究方向围绕"健康中国"的战略需求，针对经济社会发展中日益高发的运动损伤问题努力探索解决方案，有望进一步改善临床疗效，并降低相关医疗费用。

作为目前国际最大的人工韧带研究团队，学术水平居国际领先地位。已在本学科顶级期刊 *AJSM*（骨科类杂志排名第一）发表多篇相关学术论文，先后获得国家"973""863"重点项目、国家自然科学基金以及部委等数十余项基金资助。仅 2018 年，本团队发表论文超 30 篇，其中 SCI 论文 23 篇，累计影响因子达 83.8。团队还重视创新，鼓励新想法、新发明，围绕人工韧带，目前已获得相关专利 20 余项，其中大部分均来源于研究生。

此外，本团队特色手术技术被国际学者誉为"Chinese way"，引发国际关注，目前正在开展相关临床与基础研究。

此前，陈世益教授团队还针对中国人的特征，制定了更加全面更加符合中国人习惯的肩关节评分量表，并命名为"复旦肩关节评分"——FUSS（Fudan University Shoulder Score），相关研究结果亦在国际知名期刊发表。

二、 人才培养

陈世益教授团队高度重视人才培养，除学术、临床能力外，还注重提高学生的政治觉悟、道德品质和文化素养。

1. 团队导师以身作则，言传身教，指导学生把临床问题带入科学研究

通过门诊、交班、查房、手术、组会等多种场合与机会，为学生传授知识，发现临床问题，引发学生思考，鼓励学生尝试用基础科研来为临床问题提供新的解决思路。

2. 积极开展跨学科合作，为团队创造一切有利条件

目前，团队与上海市体育局以及下设运动队开展合作，为学生提

供近距离观摩一流运动员训练比赛的机会；同时与上海市体科所，上海市体育学院、上海大学、上海科技大学等院校开展课题合作。此外，陈世益教授还担任复旦大学高分子系国家重点实验室 PI，为团队带来了一流技术条件。同时作为复旦大学中西医结合研究院运动医学研究所依托单位，也为交叉研究的开展创造了良好条件。同时，依托凯利泰生物科技公司合作申报上海市启明星计划 2 人，充分利用企业相关技术条件。

3. 努力搭建平台，积极支持学生参加学术交流

团队不仅资助学生参加会议，同时也积极主办承办学术会议，让学生有机会与国内外知名专家直接面对面交流。多名学生先后荣获国际学术大会"最佳壁报""优秀论文"等诸多学术获奖。团队成员成功包揽 2019 APKASS 峰会优秀青年论文一、二、三等奖。

4. 发扬学科特色，鼓励学生参加体育赛事保障，增长实干

多名学生先后参加 F1 中国站、"足球小将"青少年足球比赛、中国橄榄球室内公开赛，以及其他多项体育赛事保障。

5. 支持学生积极参加学生活动，鼓励学生全面发展

团队成员中，盛旦丹同学担任华山医院 2018 级博士生党支部书记，刘少华同学担任 31 届华山医院研究生团学联主席，开展各类活动，服务广大同学。孙亚英同学作为复旦大学田径队队员，曾作为旗手代表学校参赛并获得奖项，成功打破多项校田径纪录。陈闻波同学获复旦大学"健美先生"称号。此外，还有多名同学加入了学校或学院篮球/足球队，在赛场上奋力拼搏，为集体争光。

目前，多名学生先后荣获国家奖学金、市级优秀住院医师、市级优秀毕业生、复旦大学优秀共产党员、复旦大学优秀党员标兵、复旦大学优秀学生干部标兵、复旦大学优秀学生标兵、华山医院十佳优秀学生等荣誉奖项，超过一半以上的学生都能获得校级以上荣誉。

三、 文化建设

陈世益教授团队，经过数十年的经验积累与摸索，已形成了一套较为成熟、规范的研究生培养体系，具有和谐的团队氛围，良好的团队文化传承，重视创新，发扬特色。

团队每周一上午常规进行业务学习以及研究生内部培训，及时更新国际研究进展，并集中讨论解决科研学习中遇到的各种问题；每年度常规进行工作总结以及团队建设，对学术表现优异、获得发明专利、以及积极参加学术交流的学生及时进行表彰奖励；团队配备专人指导研究生科研工作，严格实施有效的实验室安全和学术诚信管理规范。

团队常规开展文体活动，并支持学生参加各项有益身心的文体活动。孙亚英同学为校运会短跑纪录保持者，刘少华同学带领华山研究生男篮获"院系杯"篮球赛冠军，陈天午同学曾获"院系杯"足球赛冠军，此外，还有多名同学精通钢琴、小提琴等乐器演奏。

团队成员之间感情深厚，懂得合作，懂得感恩，同学们也牢记导师人品第一的教诲。每完成一项课题，都离不开各个师兄弟姐妹间的无私合作，同学们在合作中成长，在分享中共赢。每年教师节，学生均会自发组织向导师献花，表达感激之情，并自发为导师组织生日聚会。也正是这样的团队氛围，让同学们能够心无旁骛，团结拼搏，不断攀登科学的高峰。

（来源：2019 年 5 月 6 日"复旦华小研"微信公众号）

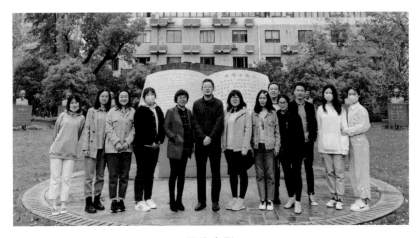

第二十一章

潜心科研　不忘初心

团队合影

孙宁研究员导学团队在孙宁老师的带领下，努力成长为具有家国情怀、科学精神、专业素养、国际视野、人文素养的团队。课题组专注心血管疾病研究，在心血管疾病机制及治疗中深入挖掘，努力让团队的每一步都能够在上医巨人的肩膀上稳步前进。

一、传承上医家国基因、书写基础"心"篇章

团队重视传承严谨求实的上医精神与为人群服务的家国基因。每当有一位新成员加入团队，孙宁老师总会组织一场"团队新一课"，带领实验室的老师们、学生们在上医校园逛一逛、走一走，详细介绍上医的故事。

"人生意义何在乎？为人群服务。"上医院歌的第一句奠定了上医人为人群服务的家国基因。孙老师强调学生要树立正确的价值观，脚踏实地地践行医学生的责任、履行医学生的使命。

郜菲和牛宝琳同学带领着多名本科生同学，多次主动参与国际志愿者活动，充分展现了新一代的社会担当。实验室定期开展"开放日"活动，供本科生同学参观学习，杨慧同学积极备课，讲述实验故事，讲解实验原理和思路，拓宽了本科生同学的研究思路和科研视野，让更多的同学了解基础医学在想什么、做什么，有效激发了他们的科研热情。

二、 坚持多学科相结合、培养坚实科学精神

课题组瞄准心血管疾病，在心血管疾病机制及治疗中深入挖掘，努力将基础科研成果与临床诊疗相结合。

目前，团队取得了一系列优秀成果，搭建了多能干细胞来源的心肌细胞体外定向分化平台，结合基因编辑技术，构建了多个人类多能干细胞来源的心肌病模型，并阐明了心肌细胞功能障碍的分子机制，开拓了家族遗传性心肌病基因治疗的临床前转化研究；通过加强学科间交流，提出了优化心外膜补片材料的新理论，拓展了针对缺血性心肌病的人源化心外膜心肌补片的工程化制备与移植应用；建立了人类诱导多能干细胞分化来源的心室肌细胞的纯化新技术，制备了可用于移植的人造人类心室肌组织，优化了生物新材料在治疗人类心肌梗死中的应用；已发表在 *Nature Biomedical Engineering*，*Science Translational Medicine*，*Nature Methods*，*Nature Communications* 等杂志在内的 SCI 论文 50 余篇，论文被引用 3 000 余次。同时积极促进科研成果转化，申请专利 5 项，获得授权 2 项。团队成员在国际心脏学会（ISHR）组织的各类高水平学术会议上多次做汇报，国际影响力不断提高。

科研工作不光是单打独斗，有时候也需要协同作战。团队中的博士研究生蔡焕焕和硕士研究生柏傲冰参与的课题是由医学、物理学与材料学等

不同学科交叉合作的优秀示例。他们与河北工业大学和美国布朗大学紧密合作，共同揭示了心肌梗死治疗中的力学作用机制，开发出一种具有自主知识产权的心肌补片，有望成为治疗心肌梗死的新型材料，未来更可以结合细胞与其他分子进一步改进优化其治疗效果，为包括缺血性心肌病在内的重大疾病的治疗开辟了新思路。李宾和詹永坤同学则联手针对同一基因构建了不同位点的突变，进而建立了数个人源性心肌病模型，进一步分析发现肌小节 Z-line 特异表达蛋白 Actin Binding Rho Activating Protein（ABRA）在扩张型与肥厚型心肌病中出现表达的相反变化，并且密切参与了扩张型心肌病的早期发展；而 ABRA 心肌过表达可以显著逆转 *TNNT2* 突变的扩张型心肌病表型，这为 *TNNT2* 基因突变导致的一类遗传性扩张型心肌病的基因治疗提供了理论与实验基础，具有临床转化的潜力，目前已申请国家专利。

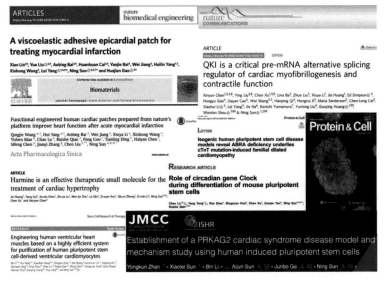

团队科研成果

三、 因材施教春风化雨、个性与专业素养并进

孙老师尊重团队中每个学生性格，因材施教。如博士研究生王青洁所做的课题是探索构建工程化的心脏补片对梗死心肌的修复作用。该课题具有较强的转化潜能，孙老师鼓励她申请上海市研究生创新创业能力培养专项项目，得到了天使基金的资助。

博士研究生陈欣云和李秀雅通过胚胎干细胞体外分化体系分别发现了两个可能调控心脏发育的关键因子，而动物在体的发育调控机制更为复杂。对于有出国学习意向的陈欣云，孙老师帮忙联系国外专家，送其前往美国 Indian University 联合培养，既提高了其英文交流水平又开阔国际视野，其以第一作者在 *Nature Communications* 上发表高水平 SCI 论文 1 篇，现进入深圳大学博士后流动站继续深造。而李秀雅同学更倾向于留在国内完成该课题，于是孙老师先后多次邀请动物发育领域专家前来系室讲座，介绍最新的研究进展和实验方法，并鼓励同学们与海外专家英文交流汇报工作进展。李秀雅以共同第一作者身份在 *Protein & Cell* 发表高水平 SCI 论文 1 篇。

对于科研思路清晰并有较强动手能力的研究生黄洁、郑煜凡等人，孙老师会经常鼓励其独自探索，敢于放手，适时加以指导。目前黄洁同学展开针对心血管疾病的高通量药物筛选，并探索了药物作用机制，以第一作者/共同第一作者身份在一区杂志 *Acta Pharmacologica Sinica* 和 *Protein & Cell* 上发表高水平 SCI 论文 2 篇；郑煜凡同学则围绕器官间对话与中西医结合系统生物学，探索其可能的分子机制，以第一作者/共同第一作者身份在 *International Journal of Biological Sciences*、*Frontier Physiology* 及 *Acta Cardiologica Sinica* 上发表高水平 SCI 论文 3 篇。

团队里的王青洁、柏傲冰、杨慧、郑煜凡、周心妍等多名研究生，因在校表现优异，多次获得国家奖学金和冠名奖学金。

四、 兼容并包铸就国际视野、双管齐下培养综合能力

团队通过开展国际交流、探索国际科研前沿的活动，培养学生的国际视野。在孙老师带领下，崔白苹、郑煜凡等研究生利用业余时间自发组织了形式多样的学习小组。除了组内的交流，孙老师还积极支持研究生参加各种学术会议，进行学术汇报。博士研究生陈欣云在美国联合培养期间，孙老师鼓励她报名参加所在研究中心的进展汇报会。孙老师克服时差困难，细致入微地帮助她准备，聆听其试讲，提出各种建议，鼓励她成为该学术交流会中第一个进行汇报的联合培养学生。几乎每名有研究成果的学生都在学术会议上展露过风采，研究生杨慧、洪文婷等也多次获得学术会议优秀壁报奖。

此外，孙老师也倡导大家积极参与系室的课程助教和学生工作，几乎每个同学都承担过"病理生理学"及"功能实验学"等课程的助教工作；郜菲同学担任生理与病理生理学学生党支部组织委员；沙一鸥同学加入第27批人才工程（一期）预备队，参与各项学生工作。

五、 打造医学生人文情怀、建设团队家庭文化

科研学习的道路漫长且艰辛，在注重学生科研精神的培养外，孙老师也鼓励学生重视兴趣拓展和团队建设。宽松融洽的团队氛围也使得团队中的学生得以多元化发展。

一次偶然的聊天中，孙老师了解到团队中的郑煜凡和周心妍同学擅长音乐，就鼓励两位同学参与系室迎新会的组织和主持以及"一二九"歌会的指挥排练；孙老师主动组织"白大褂不普通"的活动，让擅长绘画的郜菲同学专门设计了具有团队特色的卡通头像，给大家的实验服上留下了一个个生动有趣的卡通形象；"我爱我家"实验室大扫除每月定期举行，团队所有成员都会停下手中的实验，你拖地，我擦桌，在集体的欢声笑语中把实验室打扫得一尘不染。孙老师在实验室的角角落落添置了绿植，给实

验室增添了阳光与绿色。和谐的导学团队氛围，达到"教学相长"的良好局面。

团队研究生不仅在校期间表现优异，毕业后在岗位上也发光发热。孙宁老师为每位学生毕业去向给予合理的建议，目前大多数人继续在医院、科研院所（例如复旦大学、上海市第九人民医院、新华医院、武汉大学中南医院、深圳大学、同济大学等）从事基础科研工作或出国深造，培养了科研工作的后备力量；也有同学到临床一线或医药公司，大展宏图，各展风采！

（来源：2021 年 5 月 13 日"复旦医学生"微信公众号）

第二十二章

竞速病毒　守护苍生

　　由余宏杰教授领衔的新发传染病流行病学研究团队，自新冠肺炎疫情暴发以来，该团队一直在与时间赛跑，积极开展应对这一全球公共卫生危机的相关研究。"新型冠状病毒肺炎流行病学及传播动力学研究""增加社会距离对新型冠状病毒传播的影响""新冠肺炎疾病负担和临床严重性""新冠肺炎的传播动力学与非药物性干预措施效果研究""全球新冠疫苗接种策略研究"……2020 年 2 月以来，余宏杰课题组共发表新冠流行病学相关 SCI 论文 16 篇，为制定有针对性的新冠干预措施提供了重要的科学依据。聚焦这些国家乃至全世界都关心的科学问题，他和团队将复旦上医的旗帜插在新冠流行病学研究的世界领地。

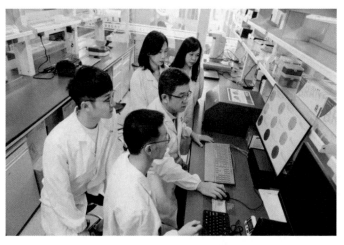

余宏杰教授与课题组成员

一、 严谨治学，走学术前沿

新发传染病流行病学研究团队主要针对严重威胁全球公共卫生安全和我国人民健康的新发、重大传染病，包括新型冠状病毒肺炎、人感染新型动物流感病毒引起的流感大流行、手足口病、季节性流感等，开展长期、深入、系统的研究。团队研究方向与 WHO 发布的 2019 年全球卫生 10 大威胁中的 4 项完全匹配，与"健康中国 2030 规划纲要"、"十三五"国家科技创新规划提出的新发传染病防控等国家重大战略需求很好地对接。

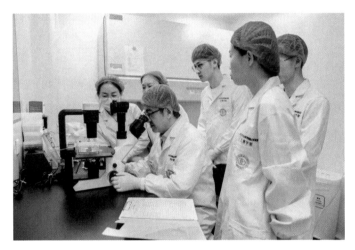

公共卫生学院　新发传染病流行病学研究团队

尽管团队成立时间短，是一支非常年轻的团队，但团队在严谨的科研态度，勇于创新的科学精神和诚信求实的科学学风等氛围下，已在国际学术前沿领域取得重大研究成果。共发表 SCI 英文论文 205 篇，其中以第一作者或通讯作者身份（含并列）发表 SCI 论文 129 篇，累计影响因子达 1 304，其中 27 篇影响因子超过 10，发表在 *Science*、 *Nature*、 *New England Journal of Medicine*、 *Lancet*、 *BMJ*、 *Lancet Infectious Diseases*、 *Lancet Global Health*、 *PLoS Medicine*、 *Nature Communications*、 *Lancet*

Public Health 等。21 篇同期配发专家述评，18 篇因重要科学和公共卫生意义以快速通道（Fast track）发表。谷歌学术搜索（Google Scholar）总引用 22 272 次，H 指数（H-index）63；19 篇 ESI 高被引论文，1 篇 ESI 热点论文。

二、 回馈社会，战抗疫一线

新发传染病流行病学研究团队在新型冠状病毒肺炎流行病学研究领域成绩突出。抗击疫情的科研战线，余宏杰一次次带领团队向世界刷新着中国速度、中国质量。这样的"科研拔节"扎根于二十年如一日在新发传染病研究领域中的积累与探索。

在社会接触研究基础上，团队通过构建传播动力学模型，发现武汉和上海采取增加社会距离的干预措施后，引起了人群接触行为的改变，大幅降低了人均每日接触人数，将主要接触控制在家庭内部，从而有效阻断了新冠病毒的传播。团队还定量证明了我国采取的非药物性干预措施的效果，为其他国家的防控决策提供了及时的科学证据。该论文以 Fast track 形式发表在 *Science*（第一作者和共同通讯作者），"Science 中国""澎湃新闻"等国内媒体以及"New York Times""Science news""Nature news"等国际媒体进行了专门采访和报道。

余宏杰说对于社交距离的研究基础可以追溯到 4 年前。他的一位博士生在 2017 年便定量测量过上海市人群的日常接触模式，这为新冠疫情暴发期间的研究提供了比较基线。2020 年 2 月 1 日至 10 日，余宏杰课题组在武汉和上海分别开展了人群社会接触的电话调查，定量测量了疫情暴发期间两地全年龄组人群的社会接触模式的变化。研究结果表明，疫情暴发期间，武汉和上海的平均每人每日接触人数减少了约 80%，大部分接触发生在家庭内部。

随后，余宏杰带领团队进一步分析了新冠肺炎确诊病例的密切接触者的追踪数据，利用广义混合效应模型估计了各年龄段人群的相对易感性。

该研究在世界范围内首次证明，仅靠社交距离的干预，就可以控制新冠疫情的暴发。他的研究成果不仅为中国制定防控策略提供重要科学证据，也为疫情进展中的其他国家提供了重要参考。

此外，团队基于全国人口流动数据，建立了新冠肺炎时空传播动力学模型，模拟疫情发展态势，评估不同非药物性干预措施的效果，并预测全国在调整防控策略后，下一阶段的疫情发展趋势和防控重点。结果表明，中国采取的积极、强有力的综合性非药物性干预措施，在全国不同地区均取得显著的防控效果，有效地阻断了新型冠状病毒的传播，遏制了疫情的进一步扩散，为全球新冠病毒的防控争取了宝贵时间。该论文发表在 *Nature*（第一作者和共同通讯作者），央视《东方时空》栏目对此进行了专门报道。

团队在人感染禽流感 H7N9 病毒的流行病学研究领域也取得了重要进展。团队重点研究了人感染禽流感 H7N9 病毒的流行病学特征及临床严重性的变化，全面阐明了 2016—2017 年第 5 波疫情激增是否因禽流感 H7N9 病毒引起大流行的风险增强所致，为其引起大流行的风险评估及制定防控措施提供了科学证据。论文因重要的科学和公共卫生意义，以 Fast track 形式发表在 *Lancet Infectious Diseases*，同期配发了专家述评，目前该论文被引频次排在相应学科领域 Top1％的 ESI 高被引论文。

三、 育人为本，培青年栋梁

作为团队带头人，余宏杰教授以"育人为本、德育为先"作为工作理念，强调"做事先做人"。余老师要求团队老师切实落实"三全育人"，要培育和践行社会主义核心价值观，把思想政治工作贯穿到教育教学、科研服务的全过程。除了强调学生要储备必要的知识，也要具备正确的价值观、健全的人格和高尚的人品。余老师以其严谨求实、精益求精的治学态度和孜孜不倦的工作精神带领团队在学术研究方面积极进取、不断开拓创新。

科研不是一个人在战斗，在选择并肩作战的学生与团队成员时，余宏杰非常注重价值观层面的考量，"想拿学位容易，但我想要的学生，应该也是我科研路上的同伴，一定要有学术与科研上的追求与决心"。他希望同学们能厚植家国情怀，有责任、有担当，要诚实正直，要耐得住寂寞，要有强大的内心。

团队尤其重视对青年教师的培养。2018年，余宏杰成功申请上海市优秀学术带头人计划项目。余老师对赖圣杰进行"一带一"培养，指导钱梦岑成功申请上海市教委"晨光计划"。在学生培养方面，余老师注重从现场调查、实验室检测到数据分析和结果解读等严格、艰苦、完整、系统的专业训练，要求在实践中建立科研思维方式和理念，强调"勤奋、勤奋、再勤奋"。每周，余老师和团队每位成员定期进行充分、深入的学术交流和探讨，带领团队将追求创新和卓越作为研究的根本，一是在日常教学中及时追踪、分享本领域的创新研究进展，用国内外实实在在的案例激发团队成员的创新热情；二是在科学研究项目立项中注重创新设计，鼓励团队成员提出高水平、有前瞻性的"原创解法"；三是在项目执行中支持团队成员发现问题，将分析和总结失败经验作为研究实践的重中之重。指导1名本科生获得"复旦大学优秀本科生毕业论文"；18人次获得博士、硕士研究生优秀学业奖学金。2019年首批毕业博士2人分别成功申请博士后职位继续深造，1人被郑州第一附属医院临床研究中心录取；硕士1人被上海市疾控中心录取。为紧跟学术前沿，团队重视通过"走出去、引进来"的方式开拓成员在公共卫生领域的专业视野，积极鼓励青年教师和研究生参加国内外学术会议和培训，提升团队成员专业技能。

做攻克病毒的利刃，做苍生健康的守门人。人类的历史，就是不断与传染病作斗争的历史，在新发传染病流行病学研究的田野上，余宏杰团队正在与病毒竞速，不断前行。

（来源：2021年3月12日"复旦教师"微信公众号；
2021年5月11日"复旦上医"微信公众号）

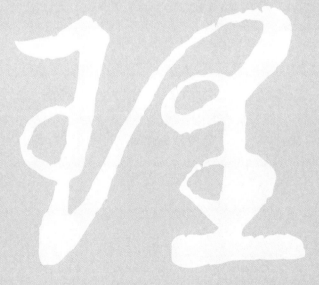

科创活动

第四篇

第二十三章

蛋白质三维结构及其变化的精准定量分析工具开发

一、研究意义

1. 研究的目的和意义

（1）研究背景： GPCR 是人体内最大的膜蛋白超家族，参与视觉、嗅觉、味觉、神经传递、内分泌和免疫应答等生理功能，在细胞信号转导中有着关键作用。根据 FDA 的相关数据，靶向 GPCR 的药物占已批准药物的 34％，同时在研药物中有 19％靶向的是创新 GPCR 靶点，这显示出 GPCR 药物研发的快速进展。对所有药物和在研药物按照靶点性质分类可以看出以下几个特征：①已有靶点日趋饱和；②多肽或蛋白激活的 GPCRs 受到关注；③孤儿受体进入临床试验。因此，当下的一个新兴趋势正是基于 GPCR 结构的药物研发。基于结构的药物设计一直在药物研发过程中起着重要作用，特别是靶向酶类靶点的药物。GPCR 的激活本质上是胞外侧激动剂结合和胞内侧下游效应蛋白招募互相耦合的别构过程，即受体从非激活态到激活态的构象转变。最近随着冷冻电镜技术在 GPCR 结构解析中的突破性进展，GPCR 的静态结构已被突破，但其动态构象变化的解析仍然具有挑战，这制约了我们对 GPCR 跨膜信号转导机制的理解，限制了精准药物研发。

（2）研究意义：回顾此前已有的一些用于研究蛋白质结构的工具，主要为冷冻电镜技术、人工智能方法解析（Alphafold 基于协同进化信息来预测蛋白质结构）、分子动力学模拟等。冷冻电镜主要受到电子二次衍射、三维物体二维平面投影像可能不唯一、维护成本很高等因素的限制，而 Alphafold 的预测速率相当慢，需要几十到几百个小时才能得到一个结构预测，并且侧链不够精确，对于蛋白质设计等需要模拟许多不同蛋白质序列结构的应用来说，速度-通量间的博弈将是一个障碍。相对而言，分子动力学模拟无论是从成本、效率还是准确性上考虑，已被证明是一种实用可行的研究方法。

但是，此前计算蛋白质残基相互作用构象及其变化的分析工具所采用的算法，例如 2016 年英国剑桥 MRC-MLB 的 Madan Babu 课题组使用的残基接触（residue contact，RC），属于简单的布尔运算类型，而实际情形下分子间作用力会随着残基之间距离变化而变化，可能导致残基相互作用时部分原子的作用被忽略，因此分析构象时的精准程度仍有提升空间。

GROMACS 是分子动力学模拟的一个重要的软件，但目前 GROMACS 中缺少有效地精准分析残基之间相互作用的计算工具。本课题的最终目标之一便是开发基于 RRCS（residue contact scores）算法的 GROMACS 的插件，并最终转化为能够分析分子轨迹的软件 gmx _ rrcs，在一定程度上解决上述问题。

2. 国内外研究现状

1957 年， Alder 等首先在硬球模型下采用分子动力学研究气体和液体的状态方程，开创了用分子动力学模拟方法研究物质宏观性质的先例。1972 年，Less 等发展了该方法并扩展了存在速度梯度的非平衡系统。1980 年，Andeisen 等创造了恒压分子动力学方法。1983 年，Gillan 等将该方法推广到具有温度梯度的非平衡系统，从而形成了非平衡系统分子动力学方法体系。1984 年，Nose 等完成了恒温分子动力学方法的创建。1985 年，针对势函数模型化比较困难的半导体和金属等，Car 等提出了将电子论与分子动力学方法有机统一起来的第一性原理分子动力学方法。1991 年，Cagin 等进一步提出了应用于处理吸附问题的巨正则系综分子动力学方法。20世纪80年代后期，计算机技术飞速发展，加上多体势函数的提出与发展，使分子动力学模拟技术有了进一步的发展。

目前用于蛋白质构象分析的分子动力学模拟软件主要有 NAMD（NAnoscale Molecular Dynamics，使用经验力场如 Amber、CHARMM 和 Dreiding，通过数值求解运动方程计算原子轨迹）、GROMACS（用于研究生物分子体系的分子动力学程序包，可以用分子动力学、随机动力学或者路径积分方法模拟溶液或晶体中的任意分子，进行分子能量的最小化，分析构象等，功能强大，可引入多种力场，在模拟大量分子系统的牛顿运动方面具有极大的优势）、Amber（力场和代码分开，一些软件中包含 amber 力场，而其他的力场也包含在此 amber 的软件中）。

二、 研究方案

1. 研究设计

通过剖析研究 GROMACS 已有插件源代码，发掘本项目可供参考借鉴之处，进而明确具体需要解决的问题核心，自主创新设计相应的具体方案（设计软件），通过分块逐步编写，并最终整合完成，以基于 Python 语言的适用于 GROMACS 的 gmx _ rrcs 插件的形式呈现。

2. 研究路线

（1） 查看 GROMACS 现有的插件，挑选其中具有代表性的插件 gmx _ MMPBSA、PyAutoFEP、gmx _ Puckering、gRINN 有针对性地寻找相应的文献进行研读，明确该插件研发的背景、解决的问题、开发的意义，同时学习相关教材，下载插件源代码进行分析，发掘可供参考借鉴之处，进而运行得到结论，明确结论的含义，为之后自主创新设计具体方案奠定基础。

（2） 通过学习 GROMACS 的教程，学会使用相应的 GROMACS 的功能，下载 GROMACS 软件源代码进行分析，明确需要调整的参数，为之后自主创新设计具体方案锚定具体方向。

（3）通过参考先前研究的几个代表性插件及 GROMACS 内置工具进行 gmx＿rrcs 插件的编写，主要细分为以下几个步骤：①基于 RRCS 实现单对残基之间的距离计算；②基于 RRCS 实现多对残基之间的距离计算；③将插件整合调整，并进行试运行，将 RRCS.py 插件变为可以分析分子动力学模拟轨迹的软件 gmx＿rrcs；④优化 gmx＿rrcs 运行效率。

（4）最后，对 gmx＿rrcs 进行效果分析，进而对软件进行适当调整，并撰写论文。

3. 研究内容

本课题主要内容是根据 RRCS 算法设计配套应用于 GROMACS 软件的 python 语言编写的插件 gmx＿rrcs，以达到精准计算蛋白质构象及其变化的目标。

4. 研究方法

（1）文献研究法：在课题进行初期，通过查阅大量相关文献以了解 GROMACS 的原理和对应程序的功能，以更好地理解如何将 RRCS 算法应用于 GROMACS。

（2）经验总结法：研读已有插件的源代码，学习其中可供借鉴的技巧，并通过运行相关插件来更深入地理解 RRCS 算法及其实现的方式方法。

（3）行动研究法：在课题中期，分块进行基于 RRCS 算法的插件代码编写，并分别进行验证，最终整合并调试，经过测试后作出相应调整，最终形成 gmx＿rrcs 软件。

（4）程序实验法：在课题后期，在完成软件的开发之后，将针对开发的软件的实用性、准确性进行检验。届时将通过一定数量的分子模拟实验与实际实验情况的结果进行对照，并根据对照结果更改程序。同时，在实际操作时根据自身使用结果，来设计用户友好的选项设置及功能并予以实现。

三、 可行性分析

1. 物质基础

（1） GROMACS 及其插件 gmx _ MMPBSA、 gmx _ Puckering、PyAutoFEP 以及 gRINN 等计算 G 蛋白耦连受体（GPCR）结合位点残基结构计算工具 Python 语言源代码。

（2） 查阅《分子动力学模拟的理论与实践》（科学出版社，2013），生物分子动态模拟综述、蛋白质构象及其变化相关计算工具研究的文献。

（3） 进行蛋白质构象及其变化的精准定量分析工具开发的硬件设施（计算能力合适的计算机）、软件设施（合适的系统与相关软件等）。

2. 知识储备

（1） 进行蛋白质构象及其变化的精准定量分析工具开发所需编程能力（Python 语言，C 语言）。

（2） 进行蛋白质构象及其变化的精准定量分析所需的数理知识（高等数学、解析几何、立体几何、计算几何、热力学、分子动力学等相关知识）。

（3） 已了解主要针对来开发工具的对象软件 GROMACS 的运行过程，其主要由一系列的文件和命令组成，一般的模拟过程可分为三个阶段：

1） 前处理过程：生成模拟对象的坐标文件、拓扑结构文件以及平衡参数及其外力作用参数等文件。

2） 模拟过程：首先要对系统进行能量最小化，避免结构的不合理而在模拟中出现错误；然后是对系统升温过程，先给系统的各个原子以 Boltzmen 分布初速度，再模拟较短的时间以达到初步的平衡；最后进行真正的分子动力学模拟，即平衡过程。此过程一般时间步长为 1fs，运行时间在 ns 量级，以保证模拟系统尽可能找到势能的最低点。对于其他的操作，如施加外力（模拟 AFM 加力）需要在平衡之后进行。在 MD 模拟的过程中，用户可以运用配套的可视化软件，如 VMD 等随时观测模拟的过程及系统的状态。

3） 后处理过程：MD 模拟结束后，GROMACS 会产生一系列文件，如.pdo 文件（受力分析文件）、.trr 文件（模拟过程结果文件）、.edr 文件（能量文件）等。同时，GROMACS 本身还提供了多种分析程序，可以对这些文件进行分析，可以得到分子体系的各种信息。

如下图所示：

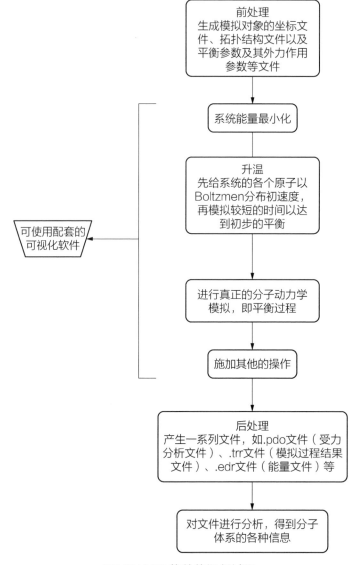

GROMACS 软件的运行过程

（4）已熟悉掌握 RRCS 算法，RRCS 通过遍历蛋白质结构中相互接触的残基上的重原子对（heavy atom pairs）间的接触分来累加获得残基-残基接触分数（residue-residue contact score）。而重原子对间的接触分（contact score）由其距离决定，当距离小于 3.23 Å 时，接触分为 1；但距离大于 4.63 Å 时，接触分为 0；但距离在 3.23 Å 和 4.63 Å 之间时，则呈线性衰减。

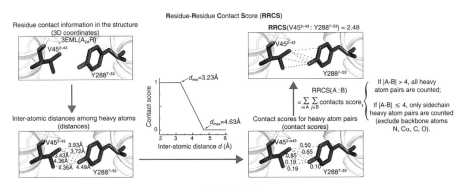

RRCS 算法

具体方法如下。

1）预处理：删除掉蛋白质 PDB 文件中无关的原子（要求｜A-B｜<4，即两个残基在蛋白质序列上相差小于 4 个氨基酸）。

2）原子对间距离计算：对于所有可能的残基对，对每个可能的残基间重原子对进行距离计算。

3）原子对间接触得分计算：将计算的原子间的距离根据打分函数进行打分。

4）残基接触得分计算：将重原子间所有的接触得分进行加和。

注意：①同一个蛋白质上四个氨基酸范围内相邻残基对间的作用只累加侧链重原子间和有相互作用的原子间的接触得分；②剔除蛋白质主链上的原子（Cα，C，O，N）。

5）输出此构象状态下的 RRCS 得分。

6）残基接触分差△RRCS计算：计算两种构象下的 RRCS 后，作差得到△RRCS，若△RRCS＞0 说明残基间作用更紧密，若△RRCS＜0 说明残基间作用削弱，则得以精确描述该构象变化过程中的残基作用的变化。

具体流程如下图所示：

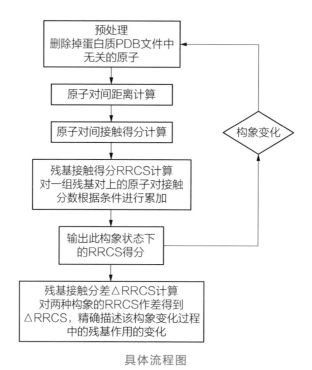

具体流程图

更详细的计算方法在此前的论文（参考： ZHOU Q，YANG D，WU M，et al. Common activation mechanism of class A GPCRs ［J］. eLife, 2019，8：e50729.）中已有介绍。

（5）撰写研究报告及课题论文的基本能力（语言表达能力、问题分析能力等）。

四、 可行性分析

（1）基于蛋白质在行使功能时可能发生一定的构象变化，并且该构象变化具有一定的规律可循，因此可以通过建立计算模型以分析蛋白质构象变化的精确描述。

（2）基于此前已有的计算蛋白质构象及其变化的定量分析工具 gmx_rrcs 在一系列分子动力学模拟软件中具有一些特有的优势：

1）GROMACS 进行了大量算法的优化，使其计算功能更强大。对 Altivec loops 的计算，无论是在 Linux 还是 MacOSX 系统上，都比其他软件快 3 至 10 倍，而且在提高计算速度的同时也能保证计算精度。

2）GROMACS 具有友好的用户界面，拓扑文件和参数文件都以文档的形式给出。在程序运行过程中，并不用输入脚本注释语言。所有 GROMACS 的操作都是通过简单的命令行操作进行的。而且运行的过程是分步的，随时可以检查模拟的正确性和可行性，可以减少时间上的浪费。

3）GROMACS 操作简单，功能丰富，而且对于初学者来说易于上手。而且可以通过详细的免费使用手册，用户可以得到更多的信息。

4）在模拟运行的过程中，GROMACS 会不断报告用户程序的运算速度和进程。

5）GROMACS 具有良好的兼容性，输入文件和输出的轨迹文件的格式都是独立于硬件的。

6）GROMACS 能通过二进制文件来写入坐标，这样就提供了一个压缩性很强的轨迹数据存储方法，压缩方式的精度可以由用户来选择。

7）GROMACS 还为轨迹分析提供了大量的辅助工具，用户不必再为常规分析编写任何程序。GROMACS 还提供了轨迹的可视程序，而且许多可视化工具都可以显示。

8）GROMACS 允许并行运算，使用标准的 MPI 通讯。

9）GROMACS 程序包中包括各种常见的蛋白质和核酸的拓扑结构。包括 20 种标准的氨基酸以及其变异体，4 种核苷和 4 种脱氧核苷，以及糖类和脂类。

但是由于 GROMACS 仅能用动力学描述蛋白质间的结合而不能模拟残基间

相互作用，并且后续开发的残基接触（residue contact，RC）算法属于布尔运算类型，在分析构象时的精准程度仍有提升空间，或是用户经常发现它们不能完全做到解决他们的特定问题，因此可以在兼容性和用户体验感良好的GROMACS基础之上通过强化结构数据的分析和改进计算方法来尽可能减小固有系统误差，进而来设计更为精确的定量分析工具 gmx_rrcs，以达到更为精准地分析蛋白质构象及其变化的目标。

（3）基于 Python 语言有很强的适应性和延展性，可通过引入开发的外部拓展包来实现强大的运算功能，因此利用 Python 语言开发该分析工具具有较好的可行性。

五、 预期成果

1. 课题的完成形式

本课题预计将得到解决以下问题的分析工具（Python 语言工具包）：

（1）如何更精准地用分子动力学模拟研究蛋白质的运动现象。

（2）如何使用分子动力学模拟来获得补充实验数据的功能及相关信息。

（3）实验技术无法确定开放构象与封闭构象之间的通路。

（4）如何实现更复杂的细胞活动的模拟以满足分子动力学模拟下一阶段对从分子和超分子系统到细胞水平的演变的需求。

2. 对社会或学科的贡献程度

（1）为推动蛋白质复杂构象变化中重要或核心残基的发现和鉴定，例如用于开闭活性位点的铰链弯曲模式、tRNA 的灵活性、血红素蛋白中配体入口和出口所需的构象变化以及构型熵在蛋白质与核酸中的作用等问题提供了精准分析的工具。

（2）该计算工具能够反映残基相互作用的具体情况，鉴于残基运动对于内部水结合熵具有重要意义，可联系到抗病毒药物对病毒衣壳的结合熵的重要性，并且该工具有利于蛋白质变构调节机制的发现，例如激活态与非激活态间构象转换的方式，因此，开发该计算工具有利于新型药物的研发。

（3）利用计算工具对酶类物质进行几纳秒长度的模拟分析能够揭示实验未预料到的与功能相关的动态特征，并推动长时间状态的构象变化的精确描述，则开发该计算工具有利于探究生物分子结构变化与功能之间的关联，该计算工具对于研究生物系统有着重要的意义。

3. 预期产出

本项目在研究基础、技术储备、人员经验等上已有深厚积累，完成后可在公开发行的国际英文杂志上（影响因子超过 3）发表论文 1 篇。

（学生：章李高月，指导老师：周庆同）

第二十四章

氧化还原微环境对 BACH1 的调控及其在重塑肠癌能量代谢中的作用机制初探

一、 研究意义

1. 研究的目的和意义

（1） 研究目的：

1） 研究不同种类/浓度抗氧化剂作用于初始氧化还原水平不同、进展期不同的肠癌细胞，其对于 BACH1 的表达及活性的影响，从而解释抗氧化剂在肿瘤中同时促癌和抑癌的矛盾结果。

2） 验证氧化还原微环境通过调控 BACH1 重塑肿瘤糖酵解通路水平对于肠癌的影响。

3） 探究 ROS 在调控肿瘤能量代谢中的作用。

（2） 研究意义：肠癌是我国常见肿瘤，根据 IARC 2020 年的统计数据，其发病率已位居恶性肿瘤谱的第 3 位,且随着中国的发展呈继续上升趋势。与普通细胞相比，肿瘤细胞具有特异的代谢调控机制，本课题希望能深入阐释活性氧（reactive oxygen species，ROS）通过 BACH1 介导所导致的肿瘤细胞代谢改变，同时将人们对于癌细胞研究的专注点从表象中此起彼伏规律难寻的酶活性和含量表达，转向上游的源头——氧化应激微环境。进一步认识氧化还原微环境与肿瘤代谢之间的联系，解释抗氧化剂促癌和抑癌之间存在的广泛矛盾，探究不同的氧化还原环境对于抗氧化剂、氧化剂施用效用的可能影响，从而根据患者体内氧化还原状态来采取个性化治疗，为抑制结肠癌细胞的发展提供普遍有效的临床治疗思路。

2. 国内外研究现状

（1）肠癌与肿瘤 Warburg 效应。肠癌由发生到逐步恶变的过程中，实体瘤逐渐生成，瘤内大部分细胞处于相对缺氧-缺血的环境中。普遍认为癌细胞在缺氧条件下会应激产生 ROS，使得癌细胞处于相对高氧化的条件中，造成代谢重编，主要表现为在有氧条件下仍主要依赖糖酵解而非氧化磷酸化提供能量，即肿瘤的 Warburg 效应。最早 Warburg 对于肿瘤细胞采用有氧糖酵解的现象作出的解释是线粒体功能产生缺陷，从而导致其自身即使在有氧环境中仍不能利用氧进行代谢。但后续研究发现大部分肿瘤细胞的线粒体是完整的，是因为大量的致癌基因突变导致肿瘤细胞代谢由氧化磷酸化转变为糖酵解。主流观点认为相关编码蛋白和肿瘤抑制基因突变，造成缺氧诱导因子 HIF-1 结构性表达，HIF-1 上调糖转运和糖酵解酶的相关基因，使肿瘤在低氧时采用糖酵解，这种代谢通路的改变可以减少破坏 DNA 的氧自由基的产生。

根据 Warburg 效应可以研究肿瘤细胞对这种有氧糖酵解代谢的依赖程度，利用葡萄糖及其衍生物的代谢途径等，探讨介入有氧糖酵解对肿瘤细胞的增殖、转移等方面的影响。导师课题组前期研究成果证明 ROS 可以直接稳定缺氧诱导因子 HIF-1 而不依赖于缺氧环境，说明活性氧在肿瘤能量代谢中可能具有的重要且本质性的作用。

（2）高水平 ROS 和肿瘤代谢的改变。ROS 对细胞具有双重作用：一方面 ROS 通过脂肪过氧化、DNA 氧化等损伤细胞、加速老化并缩短寿命，另一方面 ROS 又能通过激活细胞适应性应答从而延长细胞寿命。而在癌细胞中产生与消除 ROS 的相关酶同时高表达，这也说明在癌细胞中 ROS 产量受调控增加的同时，消除 ROS 的还原体系并没有受损，故肿瘤细胞由于其本身高水平的氧化应激，会对其代谢通路进行改变，在发生、进展、转移等过程中增强生成 NADPH 的代谢通路，以维持其恶性生长所需的微环境：如氧化应激会改变缺氧诱导因子 1a（HIF－1a）的丰度和（或）亚细胞分布，导致从葡萄糖氧化转换为糖酵解；苹果酸脱氢酶（MDH1）的精氨酸在氧化应激条件下发生甲基化修饰，导致其激活并产生 NADPH 以缓解氧化应激，促进胰腺导管癌细胞的存活等。但对于 ROS 如何介导肿瘤的代谢途径改变，目前仍无完整的理论。

（3） BACH1 通过调整肿瘤代谢对肿瘤增殖转移的影响。 BTB 和 CNC 同源体（BTB and CNC homology，BACH）转录因子家族属碱性亮氨酸拉链（basic leucine zipper，b－Zip）蛋白家族成员，其中 BACH1 在哺乳动物组织中广泛表达，参与调控血红素稳态和氧化应激等生理过程。

有研究发现添加抗氧化剂 N－乙酰半胱氨酸（N-acetylcysteine，NAC）、维生素 E 后取出的小鼠肺癌细胞 mTN 中 BACH1 蛋白含量上升；同时利用 Crispr 在小鼠体内敲除 BACH1 蛋白基因可达到抑制肺癌细胞转移作用，而使 BACH1 过表达可促进肺癌细胞转移，这证明 BACH1 本身对肿瘤的增殖代谢存在影响，而这种影响的产生被认为是抗氧化剂降低游离血红素水平，从而稳定 BACH1，而 BACH1 可通过刺激 HK2 和 GAPDH 的转录从而促进糖酵解，使抗氧化剂处理后小鼠体内提取的细胞具有更强的糖代谢速率，这直接促进了癌细胞的迁移。其中磷酸甘油醛脱氢酶（GAPDH）是糖酵解途径中的关键限速酶，它可以催化 3－磷酸甘油醛转变为 1，3－二磷酸甘油酸，同时生成 NADPH，这也是整个糖酵解途径中仅有的一步氧化还原反应，而己糖激酶（HK2）是催化己糖使之磷酸化的酶，它是糖酵解途径的第一个酶，也是糖酵解途径的限速酶。BACH1 还被发现可诱导糖酵解关键酶单羧酸转运蛋白－1（MCT－1）的表达，促进糖酵解依赖的肺癌转移，此外 BACH1 还会抑制丙酮酸脱氢酶（PDH）的活性，降低三羧酸循环中间产物水平。

由此可知，以 BACH1 作为治疗癌症的靶标，抑制其表达可以通过抑制肿瘤细胞的糖酵解、增加线粒体代谢来重新编程肿瘤代谢，以起到根本上抑制癌症发展的作用。

（4）抗氧化剂干预对肿瘤作用存在的矛盾。大量实验表明对 ROS 的抑制性干预可以抑制肿瘤的增殖和转移，如对 *Nrf2* 或 *Tigar* 两个抗氧化调控的关键基因敲除使之抗氧化防御降低，延迟了 PanIN 病变的出现，但因它们的缺失而产生的肿瘤具有高 ROS 水平，也增加了向肺和其他器官的转移；如 NAC 和线粒体靶向抗氧化剂（mito-TEMPO）可以抑制 Tigar-null 胰腺肿瘤细胞对肺的定植。mito-TEMPO 可以阻止原位注射的 MDA－MB－231 乳腺癌细胞在严重联合免疫缺陷小鼠中的肺转移。补充 $VitB_2$ 也可能增加机体的抗氧化功能，进而促进肿瘤细胞的分化，抑制其增殖和分裂，起到抑制肿瘤生长的作用。

上述观点促使健康人和癌症患者在饮食中补充抗氧化剂。然而，随后的许多随机临床试验似乎反驳了这一策略。同样有文献表明抗氧化剂可能可以支持黑色素瘤和肺肿瘤的转移和早期的肺癌发展，认为活性氧会阻碍肿瘤进展，而抗氧化剂补充剂可以帮助癌细胞克服这些障碍。例如，饮食中的抗氧化剂补充剂可加速内源性和源自患者的异种移植肺癌和恶性黑色素瘤小鼠模型中的肿瘤进展。这些研究中表明，在饮食中补充抗氧化剂 NAC 和维生素 E 可加速 Kras2LSL/＋（K）小鼠的原发性肺肿瘤进展。抗氧化剂减少了肿瘤中的 ROS 和 DNA 损伤，并消除了 p53（一种通常由 DNA 损伤激活的肿瘤抑制因子）的表达。

抗氧化剂为何在不同的实验中产生截然相反的结果的原因尚不清楚，因此阻碍了目前临床治疗中对抗氧化剂的有效使用。

（5）研究假设：抗氧化剂对肿瘤治疗存在阈值范围。与正常细胞相比，高于正常水平的 ROS 是肿瘤细胞产生的原因和适宜生长的环境条件，但当更高浓度的 ROS 超过了细胞对于活性氧的耐受范围时，肿瘤细胞同样会被抑制生长乃至死亡。导师课题组采用 ESR 技术最早检测到肝癌细胞中的 ROS，并证明了 ROS 对肿瘤生长具有重要作用，同时证明了肿瘤细胞和正常细胞具有截然不同的氧化还原微环境，采用某些抗氧化剂 NAC 可以选择性杀死肿瘤细胞而对正常细胞没有影响，发现了肿瘤细胞与正常细胞具有不同的氧化还原微环境和稳态阈值，故对外源相同的氧还干预处理会有差异化甚至相反的应答。由于在不同肿瘤细胞中和不同发展时期的同种肿瘤细胞中，其氧化还原微环境和稳态阈值也都存在差异，我们推测该差异是抗氧化剂在肿瘤治疗中呈现矛盾效果的原因。

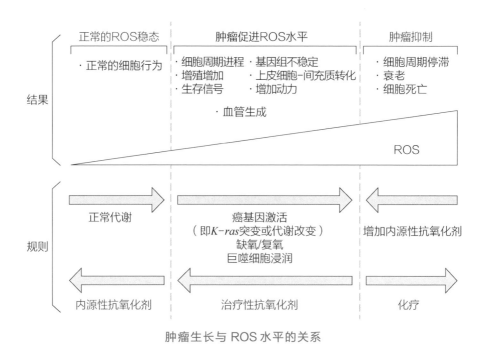

肿瘤生长与 ROS 水平的关系

对于肿瘤的不同发展阶段而言，早期的癌细胞存在慢性的 ROS 累积，肿瘤细胞在发生和进展期通过加强磷酸戊糖代谢途径、抑制 IDH 活性减少线粒体产生等方式，增加 NADPH 的表达，控制 ROS 在适宜肿瘤增殖浓度范围内；而在肿瘤发生转移的过程被证明会经历高于肿瘤适宜生存的浓度水平的氧化应激，此时肿瘤细胞在确保糖酵解的同时还会增加使用叶酸途径（单碳代谢）和上调醛脱氢酶 1L2（ALDH1L2）以确保 NADPH 的产量，但该适应过程缓慢发生，故而施加抗氧化剂可能表现为帮助肿瘤细胞适应该浓度的氧化应激水平。由此能发现肿瘤细胞的 ROS 水平处在一个动态变化和平衡的过程。

对于不同肿瘤细胞而言，有研究发现肺腺癌细胞、肝癌细胞、宫颈癌细胞 H_2O_2 和 NAC 都呈现出很好地抑制肿瘤细胞活性的现象，并具有作用浓度与作用时间的依赖性，且肝癌细胞则对抗氧化剂 NAC 更加敏感，肺腺癌细胞对氧化剂 H_2O_2 更加敏感；用相同 SOD 处理 Hela 宫颈癌细胞和 Lewis 肺癌细胞对 X 线照射呈现不同的增抑敏性，这都提示不同类型的肿瘤细胞本身氧化应激水平存在差异使得相同的氧化还原干预产生的效果会存在相应差异。

基于上述研究发现，我们认为对肿瘤细胞施加抗氧化剂对于细胞的氧化还原微环境的改变程度不同，所以在相同的抗氧化剂干预时会产生促癌和抑癌两种截然不同的效果。因此，抗氧化剂对肿瘤治疗存在阈值范围，需要根据不同肿瘤的氧化还原微环境状态选择合适种类和剂量的抗氧化剂。

（6）ROS 浓度可能直接影响 BACH1 活性引起肿瘤代谢改变的可能机制假说。BACH1 可以通过外源性和内源性抗氧化剂来稳定并进而促进癌细胞转移的结论同样存在潜在的上述矛盾中。有研究认为是氧化应激水平的下降促使了游离血红素减少进而稳定了 BACH1，但肿瘤的增殖转移依赖高于正常细胞的 ROS 水平，说明此时肿瘤细胞仍处于较正常细胞而言的氧化应激状态。结合 BACH1 相关作用的研究发现它在正常生理状态下，BACH1 位于细胞核中并抑制 HO‑1 和 NQO1 等抗氧化应激相关基因的转录，表达量较低且并未发现对糖酵解相关蛋白基因有调节作用；而在肿瘤氧化应激状态下有促进癌细胞转移的作用，故认为肿瘤本身的 ROS 水平可能会对 BACH1 的浓度和（或）活性直接产生影响。

在对 BACH1 结构的相关研究发现其上存在可由氧化还原水平调控的位点：BACH1 中存在含 6 个半胱氨酸‑脯氨酸基序（cysteine-proline，

CP)，分别命名为 CP1 - CP6，其中 CP3 - CP6 基序能与血红素结合，其中 CP3 和 CP4 在血红素介导的 BACH1 出核过程中发挥作用。同时有研究发现巯基的氧化剂二酰胺可作用于 CP 中的巯基并抑制 BACH1 的功能。此外，Keap1 半胱氨酸残基中巯基在氧化应激条件下会被修饰，使 Nrf2 从复合体中解离出来，转移入核并能与小 Maf 蛋白结合，该过程被认为和 BACH1 相关机制构成竞争关系，这说明在同一时期 BACH1 很可能也发生了巯基的修饰。基于上述研究，在肿瘤细胞中 BACH1 与血红素结合位点本身具有 ROS 水平直接干预的可能性，即 BACH1 的活性可能受到 ROS 浓度的直接调控。

体内蛋白质氧化修饰的主要目标是半胱氨酸残基中的巯基，ROS 可以通过可逆的蛋白质巯基修饰形成谷胱甘肽化，二硫键和 S-亚硝基化，也可以通过形成亚磺酸、次磺酸和磺酸衍生物等方式直接氧化巯基，从而使蛋白质失活或激活，产生功能的改变。导师课题组在对 AMPK 蛋白的研究中已经发现，谷胱甘肽化修饰可以激活 AMPK 的活性，而磺酸化修饰则抑制了 AMPK 的活性。我们推测不同浓度的 ROS 可能对 BACH1 也存在这种差异化的修饰，从而导致其活性的改变，及下游能量代谢通路的重塑。

二、 研究方案

1. 研究内容及路线

（1） 研究内容：在阅读文献时，我们发现抗氧化剂对肿瘤作用存在促进和抑制两种矛盾的效果，这阻碍了目前临床治疗中对抗氧化剂的有效使用。同时我们发现异种肿瘤细胞及同一肿瘤细胞在不同进展阶段的氧化应激水平存在差异，且肿瘤生长存在适宜的 ROS 浓度区间。在导师的指导下，我们猜测这些矛盾的最根本原因在于抗氧化剂干预时未结合肿瘤细胞实际氧化应激水平，这会导致抗氧化干预后细胞内 ROS 浓度的不同，猜测促进的结果有可能是因为浓度下降至肿瘤细胞适宜生长区间。而在对于 BACH1 蛋白的研究过程中，发现在肿瘤细胞中 BACH1 与血红素结合位点本身可能受到 ROS 水平直接影响发生了结构改变，并进一步影响肿瘤代谢水平。同时导师课题组在对 AMPK 蛋白的研究中已经发现，谷胱甘肽化修饰可以激活 AMPK 的活性，而磺酸化修饰则抑制了 AMPK 的活性，故而我们推测不同浓度的 ROS 可能对 BACH1 也存在这种差异化的修饰，从而导致其活性的改变，及下游能量代谢通路的重塑。

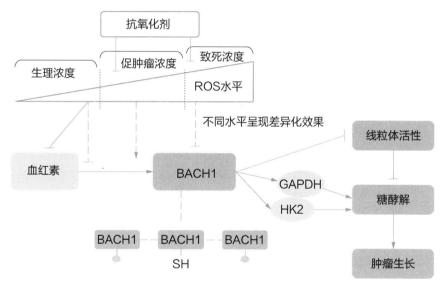

实验中 ROS 水平通过 BACH1 调控肿瘤生长的途径

注：＊其中虚线部分表示有待验证部分

本课题主要内容是解决通过外源性加入不同剂量和种类的氧化剂和还原剂从而对于细胞内 ROS 进行改变，由此探究 ROS 浓度对 BACH1 的表达及活性的影响与其对于血红素结合位点 CP3 - CP6 基序的作用，证实 BACH1 通过糖酵解介导的肿瘤细胞增殖分化由细胞所处的 ROS 浓度的变化直接影响。

（2） 技术路线图如下：

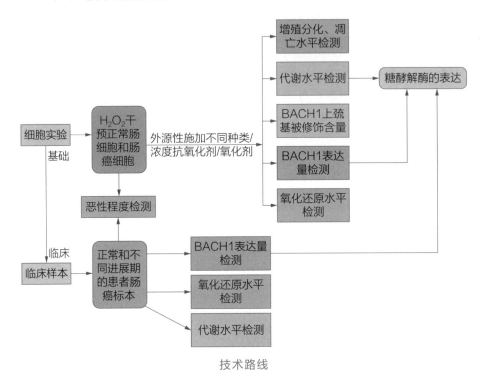

技术路线

2. 研究设计及研究方法

（1） 模型的建立：

1） 比较不同细胞株的氧化还原微环境的差异，以及能量代谢通路的差异。

A. 使用细胞：正常细胞 NCM460 和不同进展期肠癌细胞 HCT116（结直肠癌）、SW480（结直肠腺原位癌）、SW620（结直肠腺癌，系 SW480 的淋巴结转移）和 SW1116（结肠腺癌Ⅲ期）。

B. 氧化还原水平检测：①细胞内 ROS 含量检测，采用 DCF－DA 荧光探针，利用流式细胞仪分析；②GSH/GSSG，采用 OPA 荧光法检测 GSH 和 GSSG 在细胞内水平；③细胞内 NADPH、NADH 浓度检测，采用酶循环法检测细胞内 NADPH、NADP＋、NADH 和 NAD＋水；④氧化还原蛋白的测定。

C. BACH1 表达检测：采用 Western Blot 技术测定。

D. 糖酵解水平检测：糖酵解关键酶，HK2、PFK、LDH 等；表达或活性检测，采用 Western Blot 技术和酶学实验进行检测。

E. 能量代谢水平检测：ATP、ADP 和 AMP 含量，采用高效液相色谱法，分离并检测其含量；不同来源 ATP 检测，利用寡霉素 A、2，4－二硝基酚等抑制线粒体来源的 ATP 合成，采用高效液相色谱法，分离并检测 ATP 含量。

2）利用氧化剂干预细胞，建立不同程度氧化应激干预肿瘤细胞模型。

A. 干预物质剂量及时间：过氧化氢为氧化应激干预条件，浓度 10 μM～1 mM。选取不同干预时间点，分别为 15 min、30 min、1 h、3 h、12 h 和 24 h。

B. 干预细胞：正常细胞和不同进展期肠癌细胞 HCT116、SW480、SW620 和 SW1116。

（2）浓度不同的 ROS 对肠癌细胞中 BACH1 表达量及糖酵解水平的影响：

1）实验细胞对照。外源性加入不同剂量的氧化剂和还原剂，比较正常细胞和肝癌细胞表现出 BACH1 表达量的差异。

A. 正常肠细胞株 NCM460。

B. 肠癌细胞株 HCT116、SW480、SW620 和 SW1116。

2）不同剂量的氧化剂和还原剂。

A. 氧化剂：H_2O_2、Dimaid;

B. 还原剂：NAC、DTT。

采用不同干预剂量和干预时间观察细胞内 BACH1 表达量的变化。

3）氧化还原水平检测。

A. 细胞内 ROS 含量检测：采用 DCF-DA 荧光探针，利用流式细胞仪分析。

B. GSH/GSSG：采用 OPA 荧光法检测 GSH 和 GSSG 在细胞内水平。

C. 细胞内 NADPH、NADH 浓度检测：采用酶循环法检测细胞内 NADPH、NADP+、NADH 和 NAD+ 水。

D. 氧化还原蛋白的测定：采用 Western Blot 技术测定 SOD、Glrx、GPX2、Nrf2 等。

4）BACH1 表达检测：采用 Western Blot 技术测定。

5）巯基含量测定：采用 NEM-Biotin 测定。

6）测定 BACH1 的修饰（谷胱甘肽化修饰等）：采用生物质谱技术测定。

7）区分肿瘤恶性程度：采用免疫组化技术测定 nm 23 H1、MMP9 表达量。

8）测定肿瘤细胞生长增殖、凋亡情况。

A. 增殖：CCK8 测定。

B. 凋亡：采用 Annexin V/PI 染色法，流式细胞仪测细胞凋亡。

（3）探究 BACH1 对糖酵解和能量代谢的调节：

1）探究 BACH1 对糖酵解的调节：分别上调或下调 BACH1 的表达并检测糖酵解关键酶，HK2、PFK、LDH 等指标；表达或活性检测，采用 Western Blot 技术和酶学实验进行检测。

2）探究 BACH1 对能量代谢的调节，分别上调或下调 BACH1 的表达，采用高效液相色谱法，分离并检测 ATP、ADP 和 AMP 含量；不同来源 ATP 检测，利用寡霉素 A、2，4-二硝基酚等抑制线粒体来源的 ATP 合成，采用高效液相色谱法，分离并检测 ATP 含量；采用 Western Blot 技术测定 HIF-1、PDH 等表达量。

（4）探究不同进展期肠癌样品（正常、腺瘤、早癌、进展期）中氧化还原状态与 BACH1 及糖代谢通路的关系：

1）BACH1 表达检测：采用免疫组化测定表达量。

2）糖酵解水平检测：采用免疫组化技术测定 HK2、PFK、LDH 等表达量。

3）氧化还原水平测定：①采用免疫组化技术测定 SOD、Glrx、GPX2、Nrf2 等表达量；②采用免疫组化技术测定 NOX4、COX－2；③采用荧光光谱技术测定 NADPH 表达量。

4）能量代谢水平测定：采用免疫组化技术测定 HIF－1、PDH 等表达量。

5）区分肿瘤恶性程度：采用免疫组化技术测定 nm 23 H1、MMP9 等表达量。

3. 创新点

（1）对于抗氧化剂对肿瘤作用存在的矛盾，本课题提出源于不同浓度 ROS 对肿瘤生长具有两面性，抗氧化剂对肿瘤治疗存在阈值范围，具有新颖性。

（2）对于 BACH1 可以通过外源性和内源性抗氧化剂来稳定并进而促进癌细胞转移存在矛盾的结论，本课题创新性地提出 BACH1 与血红素结合位点本身可能受到 ROS 水平直接影响发生了结构改变，并进一步影响肿瘤代谢水平。

三、 可行性分析

1. 课题设计合理

本课题是由立项的三位同学结合导师课题组方向和研究内容确立，根据课题组已有结果进行分析，从一个全新的角度来理解肿瘤氧化还原微环境对于肠癌细胞代谢、增殖分化水平的影响。实验设计合理，且具有较高的可行性。

2. 导师经验丰富

本课题的指导老师施冬云教授，有着丰富的科研经历和指导本科生科创经验。她指导的多项本科生科创课题通过"茝政""望道"等项目立项并获奖，成果发表情况也很出色。施冬云老师课题组所在的复旦大学上海医学院生化与分子生物学系为教育部重点学科，长期致力于研究氧化还原微环境对细胞能量代谢和糖代谢的影响，本课题与之密切相关，可以得到施老师和实验室研究生的指导和支持，保证课题质量。

3. 实验室设备材料支持

本课题是基于实验室已有的实验结果的进一步探究，实验相关所需的技术设备和试剂实验室内都有，能够支持完成本课题。实验室有细胞培养房、本次实验可能涉及的各类仪器及试剂等都已经有购置，不同进展期肠癌石蜡临床标本已经收集好，可以完成本课题。

4. 实验技术

课题组成员对于肿瘤氧化还原微环境干预肿瘤生长有浓厚兴趣。夏佳妍同学有一定知识积累，在高中完成过研究性课题，撰写过综述，有良好的科学素养。刘培沛同学基础扎实，平时积极参与实践，能够发现问题提出并解决，具有良好的科学素养。孟禹舟平时学习认真努力，学科基础知识扎实，处事负责有耐心，在高中时曾参加多个创新科创项目，有较好的创新精神。三位同学具有较强的学习能力、动手能力，相信能较快掌握相关实验技术。

四、 预期成果

1. 实验研究进展计划

（1）2022 年 4 月—2022 年 6 月：学习实验操作技巧，尝试建立氧化还原干预模型，根据实际效果进行调整。

（2）2022 年 7 月—2022 年 9 月：利用暑期时间，集中探究不同浓度的 ROS 水平和不同抗氧化剂干预下不同肠癌细胞 BACH1 的表达量和糖酵解代谢水平，并在中期审核前完成该部分内容。

（3）2022 年 10 月—2022 年 12 月：对肿瘤细胞中 ROS 水平对 BACH1 呈现差异化修饰的假说进行验证，并利用临床肠癌标本，在实际情况中再次进行验证。

（4）2023年1月—2023年4月：重复实验，并整理实验数据，撰写论文。

2. 课题预期成果及形式

（1）通过检测ROS于BACH1的表达量及相应糖酵解代谢水平，验证ROS直接干预BACH1并进一步影响肿瘤代谢和生存。

（2）验证ROS对BACH1存在浓度依赖的差异化修饰。

（3）在此基础上解释抗氧化剂干预肿瘤细胞呈现矛盾效果的原因，并进一步探究氧化应激环境在调控肿瘤能量代谢中的作用。

（4）在临床肠癌的标本中进一步验证不同进展肠癌中氧化还原状态与BACH1及糖代谢通路的关系。

（5）结果以论文形式呈现。

（学生：夏佳妍，指导老师：施冬云）

第二十五章

上海市社区中老年人脑卒中急救知识现况调查

一、研究意义

1. 研究背景

脑卒中是严重危害中国国民健康的重大慢性非传染性疾病，是我国成人致死、致残的首位病因，具有高发病率、高致残率、高病死率、高复发率、高经济负担五大特点。全球疾病负担研究（global burden of disease study，GBD）数据显示，卒中是我国居民死亡的首位病因；自 2010—2019 年 10 年间，缺血性卒中的发病率由 2010 年的 129/10 万上升至 2019 年的 145/10 万，而出血性卒中的发病率由 2010 年的 61/10 万下降至 2019 年的 45/10 万；缺血性卒中的患病率由 2010 年的 1 100/10 万上升至 2019 年的 1 256/10 万，而出血性卒中的患病率由 2010 年 232/10 万下降至 2019 年的 215/10 万。中国是最大的发展中国家，人口占世界总人口的五分之一，其卒中现患人数高居世界首位。

鉴于脑卒中对于国民健康造成的严重危害，我国对该疾病的防控工作一直颇为重视，成立了专门工作委员会即国家卫生健康委员会脑卒中防治工作委员会，组织相关机构和单位开展"防治管康"一体化卒中防治体系建设。"预防为主"始终是我国的卫生方针，脑卒中正确的预防措施应包括：一级预防，向患者及其家属传播、推广健康的生活方式；二级预防，是在明确卒中诊断后，对患者个体化系统评估其危险因素，针对再发卒中危险程度，给予规范治疗手段和康复训练，降低脑卒中复发风险。而药物预防（包括降压药、降脂药、降糖药、抗血小板药等）和非药物干预（包括合理锻炼、低盐低糖、控制饮食、戒烟戒酒等良好习惯）均可有效预防脑卒中。"时间就是大脑"，脑卒中后超急性期内，每耽误1分钟，就有190万个神经细胞、140亿个神经突触死亡，如将所有神经纤维连成线，可长达12公里。脑卒中每小时老化3.6年。因此，脑卒中诊治具有很强的时效性。根据NINDS及ECASS Ⅲ研究显示，脑卒中患者发病4.5小时内接受rt-PA静脉溶栓治疗有更多的机会获得良好预后。及时有效的溶栓治疗依然可以有效控制患者病情发展，甚至可能完全使其恢复至正常水平。

近年来，大血管狭窄患者的取栓治疗成了超急性期卒中的又一种有效的治疗手段，但依然强调时效性，发病至治疗时间窗越短，组织保留越多，治疗后获益越大。既然卒中时效性如此之强，我们需要提高人民群众对脑卒中的知晓率，能及时有效地识别可能的卒中事件，并尽早就近至有脑卒中救治能力的医院就诊，以期得到最好的救治。

由北京协和医院牵头的一项研究指出，一般且广泛的中风教育是重要的，而且不仅仅是对高危患者，对于他们的家人以及其他民众也需要教育。在任何症状出现后立即呼叫紧急医疗服务（EMS)被认为是对中风的正确行动。但是，又有研究显示，我国缺血性脑卒中患者平均就医时间为15小时，远远超出4.5小时的时间窗期限。在大力对相关预防和急救措施进行宣传教育的情况下，依然有1/4左右的患者对脑卒中溶栓治疗的必要性和紧迫性没有充分的认识，发病后不能及时求救而是盲目等待，错过最佳救治时机。这就提示，大众对脑卒中的知晓率仍比较低，提高大众对脑卒中的知晓率是当务之急。

一项调查显示，成都市居民脑卒中急救知识知晓水平在健康教育后显著高于健康教育前，且部分老年人在调查中表明最希望的健康教育方式为线下讲座，可见对网络工具不熟悉的老年人对现场健康教育有一定需求。

全国各地多项对于脑卒中相关知识群众掌握程度的调查均显示，居民脑卒中知识尚有较多漏洞，而加强社区相关知识和技能的健康教育是居民脑卒中防治知识水平的有效途径，强化对缺血性脑卒中运动障碍之外的相关症状认识并提高公众识别缺血性卒中早期症状的能力对于脑卒中防控尤为重要。

2. 研究意义

由于脑卒中高危人群在 40 岁及以上中老年人中占有较高比例，本课题着重对上海市社区中老年人脑卒中急救知识现况作一调查，获知当下上海社区中老年人对脑卒中知识的掌握情况，可以切实检验长期以来脑卒中预防工作在宣传教育方面的成效，着力发现和反思该部分工作可能存在的问题及疏忽，为未来的宣教工作提供有益的参考。同时宣传脑卒中的日常预防、前兆识别、急救方法和防治效果，助力脑卒中预防事业，关切居民身心健康。

二、 研究方案

1. 研究内容

关于上海市社区中老年人脑卒中了解、辨识和急救知识现况的调查。通过分类抽样选取样本社区，采用纸质问卷进行问卷调查研究，综合已有资料进行归纳分析得出结论。在问卷调查的同时进行知识宣讲，从而达到调查与科普并行的目的，为中老年人的健康事业提供知识支持。

2. 研究设计

（1） 研究人群：在上海市各区根据社区位于城区郊区、新旧程度、距离医院的远近等因素选取 8～10 个社区开展调研，面向中老年人群体进行现场纸质问卷调查，并根

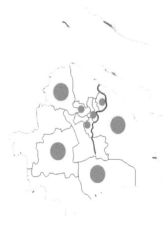

区域抽样图

据社区人群密度发放问卷数量，平均一个社区发放约 50 张问卷。

社区的选取采取抽样法。根据上海市 2020 年最新人口数据，上海市（不包括崇明区）人口数量为 2 421.3 万人。中心城区总计 666.37 万人，郊区总计 1 754.93 万人。中心城区和郊区各选取 4 个社区，以人口数为权重按概率抽取得黄浦区 1 个、徐汇区 1 个、普陀区 1 个、杨浦区 1 个、浦东新区 1 个、嘉定区 1 个、松江区 1 个、奉贤区 1 个。

（2）问卷调查：问卷设计的目的是调查上海市社区中老年人对脑卒中疾病的了解情况，故问卷内容涵盖众多方面。包括被调查人的年龄、性别、职业、文化程度、居住情况、有无医学背景、月收入等基本情况，以及对脑卒中的早期识别、急救措施等多方面问题。问题形式有单项选择题、多项选择题及混合型问题，目的是了解社区中老年人对脑卒中的急救相关知识的知悉情况。

在与社区协商划定的场地，在讲座开始前为听取讲座的人群发放问卷，同时，在场地外采用类似传单发放的方式散发问卷，从而获得覆盖面更广的样本并节约人力物力资源。调查过程中采用赠送礼物，发送网络红包等方式提高群众积极性，尽可能多的收集有效问卷。

（3）健康科普：问卷填写并收集完毕后，于现场进行脑卒中的相关知识宣讲，主讲人为张智恒，李琳达和周羽荃负责补充和现场答疑。宣讲内容包括简单叙述脑卒中的发病原理，阐明脑卒中的早期症状和危害，介绍预防脑卒中的方法以及当有疑似发病情况应当如何快速识别并展开救治。

（4）数据分析：社区宣讲结束后人工录入问卷结果，对采集得到的数据进行数据分析和描述性统计。

首先确定问卷的有效性，即符不符合中老年人的范畴，参与问卷的人是否是上海人口。接着对问卷内容进行描述性分析，按照不同年龄段、性别、有无医学背景，文化程度、收入情况、有无规律体检等方面给出不同人群在脑卒中急救知识掌握上的区别，用表格的形式展现。找出相关影响因素，具体表现为该因素下各知识掌握水平的区别程度和以全体样本为基

上海市社区中老年人脑卒中急救知识现况调查问卷

感谢您能抽出几分钟时间来参加本次答题！

1. 请问您的年龄：_____

2. 您的性别（ ）
A.男　　B.女

3. 您目前的职业是（ ）
A. 医务工作者
B. 政府/机关干部/公务员
C. 企业管理者（包括基层及中高层管理者）
D. 普通职员（办公室/写字楼工作人员）
E. 专业人员（如律师/文体/老师等，不包含医务工作者）
F. 普通工人（如工厂工人/体力劳动者等）
G. 商业服务业职工（如销售人员/商店职员/服务员等）
H. 个体经营者/承包商
I. 自由职业者
J. 农林牧渔劳动者
K. 退休
L. 其他职业：_____

4. 您的文化程度（ ）
A.小学及以下　B.初中　C.高中及中专　D.大专　E.本科　F.硕士及以上

5. 您的居住情况（ ）
A.独居　B.和配偶二人居住　C.和子女等家人一起居住　D.和其他人一起居住

6. 您是否有医学背景（ ）
A.是　　B.否

7. 您的大致月收入（ ）（单位：元）
A.0-2000　B.2000-5000　C.5000-7000　D.7000-10000　E.>10000

8. 您是否会定期体检（ ）
A.是　　B.否

9. 如果您或您的家人出现头晕头痛、昏昏欲睡、吐字不清，肢体麻木活动不灵、肢体不自主抽动等症状，但仍保有意识，您会采取的措施为（ ）（可多选）
A. 顺其自然
B. 保持患者的平卧或安静，不轻易移动患者
C. 心肺复苏
D. 放血治疗
E. 就近服用速效救心丸等药物
F. 密切关注患者的体征变化
G. 拨打120
H. 人工呼吸　　I. 其他：_____

10. 您是否听说过脑卒中（ ）
A.是　　B.否

11. 您是否有脑卒中家族史（ ）
A.是　　B.否

12. 您是否知晓脑卒中的危害（ ）
A.是　　B.否

13. 您身边是否有人患过脑卒中（ ）
A.是　　B.否

14. 您是否听说过卒中中心（ ）
A.是　　B.否

15. 您是否知道离所在社区、单位最近的卒中中心在哪（ ）
A.是　　B.否

16. 如果您或身边熟悉的人有过卒中事件，现在的生活能力如何？请根据下面mRS评分量表确定分数：_____（若无则不填此题）

Modified Rankin Scale (MRS)评分量表

项目	评分标准
0	完全无症状。
1	尽管有症状，但无明显功能障碍，能完成所有日常职责和活动。
2	轻度残疾，不能完成病前所有活动，但不需要帮助，能照顾自己的事务。
3	中度残疾，要求一些帮助，但行走不需要帮助。
4	重度残疾，不能独立行走，无他人帮助不能满足自身需要。
5	严重残疾，卧床、失禁、要求持续护理和关注。

非常感谢您的参与！

问卷示例

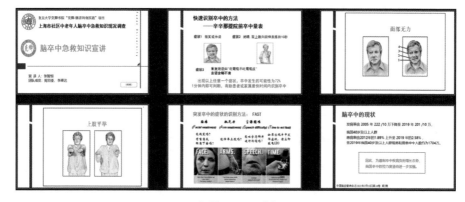

宣讲 PPT 示例

础计算得到的结果相差最大。

最后将内容写成结题报告，对自己的调查情况进行分析，对不足和有漏洞的地方进行进一步分析，如果数据发现不具有代表性对异常原因进行分析。

3. 研究方法

（1） 文献资料搜集方法：采用文献调查法。在图书馆和中国知网等网站上查找相关资料和数据，着重阅读《中国脑卒中防治报告》和其他开展过的相关的类似的调查研究。同时听取专家教授的意见，及时对不合理的地方进行修正。

（2） 调研方法问卷调查法：在由综合多种因素分类抽样选定的社区面向中老年人发放纸质问卷进行调查，以调查社区中老年人对脑卒中的急救相关知识的知悉情况。

（3） 数据和资料分析方法：采用定量分析法。用 Excel 等软件对调查结果进行分析，采用文字与图表相结合的方式来描述统计结果。

（4） 归纳总结法：将资料中获取的二手数据与问卷调查所得的一手数据进行综合分析得出结论。

4. 研究路线

本研究路线图如下：

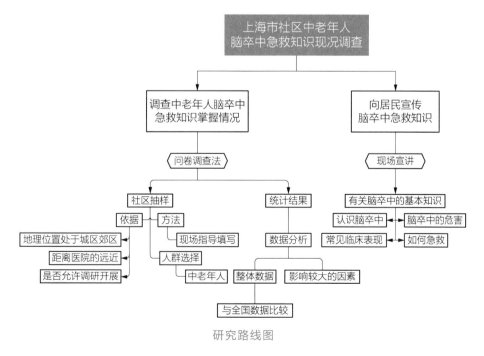

研究路线图

三、 可行性分析

"克卿-德济"科创训练项目可以为本项目提供必要的资金来源，本项目指导老师华山医院熊祖泉老师为项目的开展提供方法指导，华山医院神经内科卒中专家陈淑芬老师为项目提供专业性的学术指导。

项目组 3 人均为临床医学专业大一新生，有充足的时间和精力进行调查和宣讲的准备和开展，目前已进行了大量文献阅读和学习的准备工作，同时，3 人掌握脑卒中相关的基本知识，能够开展此次活动。熊祖泉导师、陈淑芬专家也为此次活动提供理论指导。本次活动调研方式简单，不需要大量技术操作，可行性较强。

四、 预期成果

项目预期以结题报告形式呈现，提供上海市社区中老年人对脑卒中急救知识现况的可靠数据及客观评价，并力争以论文的形式发表。

项目除了获取有关脑卒中了解情况的数据外，还将对参与问卷调查的人们进行科普，让他们能了解到脑卒中这一常发的危害性高的疾病，熟悉识别脑卒中发病的方法和具体的急救知识，学习如何在生活中降低脑卒中发病的风险，助力中国的脑卒中预防事业，切实为中老人的健康事业提供知识帮助。

（学生：张智恒，指导老师：熊祖泉）

第二十六章

谷氨酰胺/α酮戊二酸代谢异常在蜕膜化不良相关不孕中的作用初探

一、 研究意义

女性生殖健康问题是关乎国家/民族和谐和未来人口素质的重要问题，是国际生命科学研究的前沿领域，也是国家重大战略（"健康中国2030"和"十四五"卫生与健康规划）重点支持的领域之一。近年来我国女性生殖健康问题日趋突出，具体体现在我国出生人口即将大幅下滑，生育率远低于全球平均水平。中国的不孕不育发生率从20世纪70年代的1‰～3‰，快速上升到10%左右，一些大城市不孕率更高达18%。世界卫生组织已经将不孕列为仅次于肿瘤和心脑血管病的第三大疾病。

反复移植失败的子宫内膜蜕膜化不良机制不明是制约当前辅助生殖中移植成功率提升的重要原因。随着人类辅助生殖技术的快速发展，辅助生殖技术（ART）的快速发展使众多不孕症患者借助体外受精-胚胎移植（in vitro fertilization and embryo transfer，IVF-ET）及其衍生技术获得了后代。然而，近20多年IVF-ET的胚胎种植率始终上升空间有限，胚胎种植率较低仍是影响生殖技术发展的一大难题，其中有很大一部分妇女经历多次优质胚胎移植亦不能获得妊娠。然而，据估计约有10%的接受IVF治疗的患者会经历反复植入失败（repeated implantation failure，RIF）。目前国内外有关RIF的定义尚无统一标准。大多数学者接受的RIF定义是年龄40岁以下的女性在有至少3个新鲜或冷冻周期内移植至少3个优质胚胎后，仍未能实现临床妊娠。除了结构和染色体异常（例如宫腔异常、输卵管积水和核型异常），子宫蜕膜化不良被认为是不明原因 RIF 的重要因素。然而，有关不明原因 RIF 患者子宫内膜蜕膜化不良的机制远未阐明，这已经成为阻碍 IVF 妊娠率提高的瓶颈问题。

子宫内膜蜕膜化是正常妊娠的必要条件。成功妊娠是一个复杂的生理过程：与胚胎着床同步，子宫内膜在妊娠相关激素等调节下，发生蜕膜化改变，并伴随局部免疫细胞亚群的富集和重分布。子宫内膜蜕膜化是胚胎正常发育的基础。妊娠早期子宫内膜即发生基质水肿、细胞变大、糖蛋白分泌增加和细胞组成变化等蜕膜化改变，以利于滋养细胞侵入。主要表现为子宫内膜间质细胞（endometrial stromal cells，ESCs）广泛增殖分化为蜕膜基质细胞（decidual stromal cells，DSCs）（超微结构表现为：细胞核增大变圆、核仁增多、膜结合分泌颗粒致密、细胞质糖原和脂滴积累，粗面内质网和高尔基复合体扩张），并且分泌催乳素（prolactin，PRL）、胰岛素样生长因子结合蛋白-1（insulin like growth factor binding protein-1，IGFBP-1）、组织因子、神经肽和细胞外基质成分等，其中 PRL 和 IGFBP-1 被广泛认为是 ESCs 蜕膜化的标志物。子宫内膜蜕膜化是胚泡植入、胎盘形成以及妊娠维持的必备条件之一。蜕膜化不良将导致着床失败并致不孕，妊娠早期自然流产，甚至影响胎盘血管重铸导致子痫前期、胎儿宫内生长发育迟缓和早产等严重的产科并发症。

我们前期工作发现子宫内膜功能受代谢和自噬严密调控。糖脂氨基酸代谢是生物体三大代谢，在生命进程中起着重要的作用。近年的研究显示三大代谢中代谢物在机体中不仅仅提供物质和能量，而且参与细胞功能和生物学行为调节。指导老师课题组一直从事子宫内膜功能的内分泌-自噬-免疫-代谢调控机制及其异常致子宫内膜相关疾病（如复发流产、不孕、子宫内膜异位症等）研究工作。前期研究发现代谢精密调控子宫内膜功能，例如：

（1）过量棕榈酸通过棕榈酸-TLR4 交互作用，活化 JNK-NF-κb

信号诱导 DSC 凋亡和炎症反应，这可能是高脂相关自然流产的重要原因之一；棕榈酸还可以增加 DSC 中谷氨酰胺氧化代谢，参与防止过量棕榈酸诱导的 DSC 功能失常。

（2）发现子宫内膜蜕膜化过程伴随着大量的 1，6﹣二磷酸果糖（FBP）的积累。FBP 通过诱导 COX﹣2＋ M2 like 蜕膜巨噬细胞分化，防止自然流产发生。

（3）溶血磷脂酸代谢-自噬轴失常引起蜕膜巨噬细胞进而诱发自然流产发生。

（4）IL﹣33/糖酵解轴失常引发巨噬细胞胞葬异常致自然流产。

（5）雌激素通过抑制子宫内膜自噬，进而诱导 COX﹣2＋NK 细胞分化，促进子宫内膜异位病灶的免疫逃逸，促进病灶在盆腹腔异位种植和生长，加速内异症进展。

（6）既往文献提示自噬促进子宫内膜蜕膜化，我们发现子宫内膜高自噬促进蜕膜 NK 细胞驻留进而维持正常妊娠。

我们新近研究发现子宫内膜蜕膜化进程中伴随活跃的谷氨酰胺/α 酮戊二酸代谢，而谷氨酰胺/α 酮戊二酸代谢失常可能参与蜕膜化不良引发的不孕。如下图所示，谷氨酰胺在谷氨酰胺酶（GLS)的催化下生成谷氨

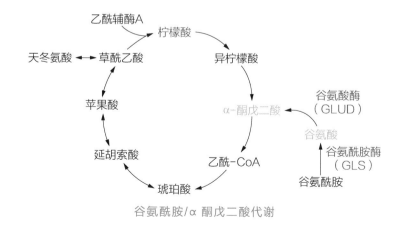

谷氨酰胺/α 酮戊二酸代谢

酸,然后在谷氨酸酶（GLUD)或者转氨酶的催化生成 α-酮戊二酸。α-酮戊二酸通过催化逆向生成乙酰-CoA，后者可以用于脂质的直接合成。

鉴于子宫内膜蜕膜化在正常妊娠中的重要作用，本团队对子宫内膜蜕膜化的代谢机制及其异常致不孕的可能作用开展了预实验研究。近期具体结果如下。

（1）子宫内膜蜕膜化进程中伴随谷氨酰胺富集，并高表达谷氨酸酶（GLUD)。

（2）生物信息学分析显示 GLS 和 GLUD 与子宫内膜蜕膜化相关分子 IGFBP1 和 PRL 等具有互作关系。

（3）动物实验显示：GLS 抑制剂 BPTES 腹腔注射增加孕鼠的胚胎丢失率，并降低孕鼠顶臀径，GLUD 抑制剂 KGCG 腹腔注射降低孕鼠的着床数量，孕鼠顶臀径和胎盘重量。

（4）我们围绕单细胞测序结果显示围着床期子宫内膜中主要存在 4 群子宫内膜基质细胞（Hpro-ESC、Hsec-ESC、Hrem-ESC 和 Post-rem-ESC-1)，其中 Hsec-ESC 和 Hrem-ESC 高表达 GLUD，提示存在活跃的谷氨酰胺/α酮戊二酸代谢。然而，不明原因 RIF 组 Hsec-ESC 和 Hrem-ESC 两群细胞比例下降。

以上结果提示子宫内膜蜕膜化进程中存在活跃的谷氨酰胺/α酮戊二酸代谢，这可能利于子宫内膜蜕膜化进程，从而参与正常妊娠的建立和维持。而子宫内膜中谷氨酰胺/α酮戊二酸代谢失常可能会引发自噬失常介导的子宫内膜蜕膜化不良，进而引发移植失败/不孕。然而可能的作用仍有待进一步明确。因此，本项目以"谷氨酰胺/α酮戊二酸代谢维持子宫内膜蜕膜化"为切入点，开展借助体外实验和小鼠模型子宫内膜相关不孕的代谢机制和干预研究。这对于进一步研究反复移植失败等不孕症的病因机制和探索干预新策略具有重要意义。

二、 研究方案

1. 研究内容

（1） 分析不明原因反复移植失败患者子宫内膜的谷氨酰胺/α酮戊二酸代谢特征和自噬水平变化（临床样本层面）。

（2） 体外实验研究谷氨酰胺/α酮戊二酸代谢对子宫内膜蜕膜化的调节作用和机制初探（细胞实验层面）。

（3） 体内实验分析谷氨酰胺/α酮戊二酸代谢对蜕膜化及小鼠妊娠率的调节作用和机制初探（动物实验层面）。

2. 研究方法

（1） 收集对照、不明原因反复移植失败患者子宫内膜（宫腔镜检查患者）和正常早孕选择性人工流产患者的蜕膜组织各 20 例。

（2） 子宫内膜蜕膜组织胰酶消化，获得原代分离培养子宫内膜基质细胞 ESC 和蜕膜基质细胞 DSC。

（3） 谷氨酰胺/α-酮戊二酸检测试剂盒检测子宫内膜组织和细胞等中谷氨酰胺和 α-酮戊二酸的水平。

（4） 体外雌激素和孕激素诱导子宫内膜基质细胞，从而构建子宫内膜基质细胞蜕膜化的体外模型。

（5） Real-time PCR 检测子宫内膜蜕膜化相关基因（如 IGFBP1、PRL 等）和自噬相关基因（如 ATG5、LC3B 等）的转录水平。

（6） Western Blot 或 DAPgreen 检测细胞自噬水平。

（7） 海马呼吸仪检测体外子宫内膜蜕膜化诱导过程中细胞对谷氨酰胺的依赖度。

（8） 雌性小鼠分别给予对照饲料、低谷氨酰胺饲料和谷氨酰胺缺乏饲料进行饲养；腹腔注射谷氨酰胺、α-酮戊二酸。

（9） 雌性小鼠与雄性小鼠按2：1比例合笼交配建立正常妊娠模型，腹腔注射低剂量西罗莫司，见阴栓为第 0 天，第 14 天处死观察各组小鼠妊娠率、着床数、子宫内膜蜕膜化相关基因（如 IGFBP1、PRL 等）和自噬相关基因（如 ATG5、LC3B 等）的表达水平。

（10）统计学处理：计量资料以均数 ± SEM 表示，应用 SPSS25.0 分析软件进行方差分析，以 $P < 0.05$ 作为组间差异性标准。

3. 研究方案和技术路线

（1）临床样本：分别收集 RIF 患者子宫内膜组织和正常早孕子宫内膜组织，利用谷氨酰胺/α-酮戊二酸检测试剂盒检测各组中谷氨酰胺和 α-酮戊二酸的水平。

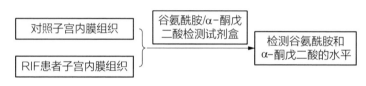

临床样本研究路线

（2）体外实验：收集对照的子宫内膜组织，经原代细胞分离培养，获得子宫内膜基质细胞（ESC）；收集早孕蜕膜组织，经原代细胞分离培养，获得蜕膜基质细胞（DSC）。

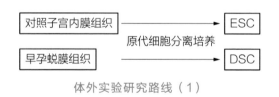

体外实验研究路线（1）

原代细胞分离得到 ESC，用雌孕激素处理构建蜕膜化体外诱导体系，分别于对照培养基、谷氨酰胺缺乏培养基、GLS 抑制剂或 GLUD 抑制剂处理继续培养 48 小时，用谷氨酰胺/α-酮戊二酸检测试剂盒进行检测，PCR 和 Western Blot 检测蜕膜化标志物 PRL/IGFBP1 和自噬相关分子的表达，PCR 和流式检测流式分析检测到 DAPGreen 荧光强度评估细胞自噬水平。

原代分离得到 DSC，分别于对照培养基、谷氨酰胺缺乏培养基、GLS
抑制剂或 GLUD 抑制剂处理后培养基中培养，同上法进行检测。

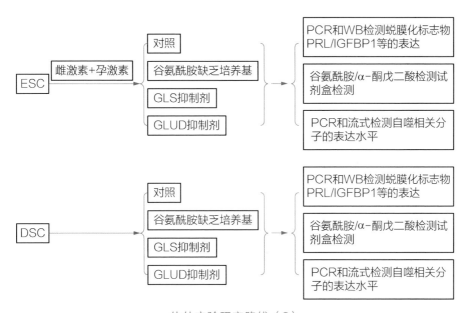

体外实验研究路线（2）

（3）动物实验：

1）雌鼠分别给予对照饲料、低谷氨酰胺饲料、谷氨酰胺缺乏饲料饲
养，然后与雄鼠合笼，雌鼠见栓（表示雌鼠有发生过交配的行为）后 14
天后处死，观察各组小鼠妊娠率、着床数和胚胎吸收率，采用 PCR 检测
子宫内膜蜕膜化相关基因和自噬相关基因的表达水平。

2）雌鼠分别给予对照饲料和谷氨酰胺缺乏饲料饲养；腹腔注射谷
氨酰胺、α-酮戊二酸；然后与雄鼠合笼，腹腔注射低剂量西罗霉素，
雌鼠见栓后 14 天后处死，观察各组小鼠妊娠率、着床数和胚胎吸收
率，采用 PCR 检测子宫内膜蜕膜化相关基因和自噬相关基因的表达
水平。

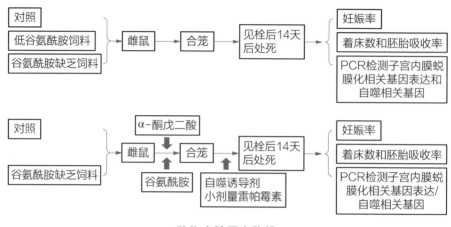

动物实验研究路线

三、 可行性分析

1. 理论可行

子宫内膜蜕膜化是正常妊娠的必要条件，而子宫内膜蜕膜化进程中存在活跃的谷氨酰胺/α酮戊二酸代谢，可能利于子宫内膜蜕膜化进程，从而参与正常妊娠的建立和维持。本项目以谷氨酰胺/α酮戊二酸代谢在蜕膜化中的作用为主线，开展子宫内膜相关不孕的代谢机制和干预研究；对反复移植失败等不孕症的病因机制和探索干预新策略具有重要意义，有理论上的可行性。

2. 总体研究方案切实可行

围绕谷氨酰胺/α酮戊二酸代谢异常在蜕膜化不良相关不孕中的作用，从3个层面（临床样本层面、细胞实验层面、动物实验层面）对反复移植失败患者子宫内膜的谷氨酰胺/α酮戊二酸代谢特征和自噬水平变化以及谷氨酰胺/α酮戊二酸代谢对子宫内膜蜕膜化调节作用和机制进行研究。所有研究内容均是在前期工作基础和近期预实验的基础上开展的研究设计，整体研究方案和课题安排上切实可行，有望在完善不孕症的病因机制和探索干预新策略取得研究突破，为蜕膜化相关不孕的临床诊治提供新方向。

3. 依托单位具有较好的技术平台

项目依托单位现有复旦大学妇产科研究所、上海市女性生殖内分泌疾病相关疾病重点实验室、复旦大学发育生殖研究院等生殖医学研究平台，拥有流式细胞仪、磁珠细胞分选仪、双光子共聚焦显微镜、细胞培养设备等仪器。此外，指导老师在国内外多家实验室建立了合作关系并合作发表了多篇学术论文。这些都为本项目的完成提供了充分的技术保障。指导老师团队既具有多年来从事本学科及相关学科的高级指导人员和中青年骨干，又有一批年轻训练有素的研究生队伍，为本课题的顺利完成提供了大量带教老师梯队保障。

4. 临床样本充足

本课题依托复旦大学附属妇产科医院，为本课题的顺利开展提供了充足的临床样本库。

5. 研究基础

本团队具有扎实的前期研究工作基础和近期预实验支撑，且团队科研经费充足。

6. 积极知识储备和实验技能的训练

申请者已学习相关文献，具备文献利用和检索的能力，通过实验室安全考核，有一定的实验基础，已掌握基本实验技能。

四、预期成果

（1）揭示谷氨酰胺/α 酮戊二酸代谢异常在蜕膜化不良相关不孕发病中的作用和可能机制，拟发表 SCI 论文 1 篇。

（2）撰写不孕症相关的科普稿 1～2 篇。

（3）力争参加国内学术交流 1 次。

（学生：罗怡华，指导老师：李明清）

第二十七章

头颈部肿瘤人工智能辅助诊断系统研发

一、 研究意义

1. 研究背景

头颈部肿瘤种类繁多，全球近年头颈部肿瘤的年发病率为 8.87/10 万，占全身肿瘤的 3.6%。头颈部肿瘤的发病率及死亡率居高不下，能否在术前对病灶进行明确诊断，成了决定患者预后的关键。因此，头颈部肿瘤筛查及诊断具有巨大的社会效益。常规的 CT 及 MRI 检查可在宏观水平依据病灶影像特征进行筛查诊断及疗效评价。然而，头颈部解剖结构复杂，头颈肿瘤的好发部位依次为喉（32.1%）、甲状腺（19.6%）、口腔（16.1%）、鼻咽（14.9%）、鼻旁窦（6.6%）、大涎腺（4.2%）、口腔（3.3%）、眼（1.52%）、下咽（1.5%），因此筛查病灶的工作繁重艰巨。并且，一些头颈部肿瘤样病变与良恶性肿瘤的影像学表现存在交叉重叠，使得两者的鉴别及肿瘤的诊断成了巨大的挑战。而以往依赖个人经验进行诊断的效率十分有限，且医师单独决策的容错率极低。此外，随着影像科阅片工作量的逐年增加，医师常因疲劳导致误诊、漏诊。因此，头颈部肿瘤人工智能辅诊系统便有强烈的现实需求。

新兴的人工智能技术能够高通量地从影像图像中提取大量特征，采用自动分析方法将影像学数据转化为高分辨率的可挖掘数据空间，从而对已有的数据集进行模型构建来获得未知的依赖关系，或者用已经学习的依赖关系对新的数据集进行分析处理。与传统的影像医学仅能从形态学分析图像相比，人工智能可高效地识别人眼无法识别的图像特征，因此能够更深入挖掘影像图像的生物学本质，量化肿瘤微环境，从细胞、分子、蛋白及基因水平全面预测肿瘤微观病理、生理学信息，近年来逐渐应用于头颈部肿瘤的临床决策中。机器学习是目前人工智能领域最能体现智能的部分，是基于支持向量机或人工神经网络进行模型构建，需勾画感兴趣区，工作量巨大，且头颈部肿瘤多不规则，靠近颅底、气管等解剖结构，感兴趣区勾画难度大；此外，以往的机器学习模型需对大量影像学特征进行提取与筛选，具有一定的主观性。

深度学习中卷积神经网络算法是在人工神经网络基础上发展起来的，基于多层神经网络的计算模型来进行学习。与传统的机器学习算法相比，其可通过组合低层数据特征形成更抽象的高层特征，以发现数据的复杂内在联系模式；同时，作为一种数据驱动的自动学习特征的方法，能明显减少大量影像组学特征筛选的主观性；并且，能够更好地对极其复杂的数据模式进行模型构建。两者的发展，为我们处理头颈部肿瘤大量医学数据，多任务分析及筛查诊断，提供了技术保障。

2. 研究意义与现状

2015 年起，国家陆续出台了推动医疗人工智能领域发展的一系列政策，对于人工智能在医疗领域的应用和开展起到了指导性作用。人工智能在医疗方面的应用主要分为以下几个方向：临床诊疗决策支持系统、智能医学影像识别、病理分型和多学科会诊、智能语音电子病历系统等。

2017 年 4 月，国家卫健委发布《国务院办公厅关于推进医疗联合体建设和发展的指导意见》，结合"十三五"规划全面推行分级诊疗制度的相关文件精神，指出：运用人工智能技术打造临床决策支持系统，将标准化治疗下沉至基层，是解决目前医疗资源不足和配置不合理、解决人民群众看病难问题的有效途径之一，也符合健康中国的美好愿景。

临床决策支持系统（clinical decision support system，CDSS）是一个基于人机交互的医疗信息技术应用系统，旨在为医生和其他卫生从业人员提供临床决策支持（CDS），通过数据、模型等辅助完成临床决策。

CDSS起源于美国，2018年预估的市场规模近5亿美元，CDSS的应用可降低因用药不当或操作不当造成的医疗事故的概率，减少对患者不必要的伤害。CDSS是提升医疗质量的重要手段，其根本目的是评估和提高医疗质量，减少医疗差错，从而控制医疗费用的支出。

CDSS现存的难点和未来的发展方向需从3个维度进行拓展。

（1）技术维度：加强人工智能神经网络的构建，提高其学习、检索、计算、分析等能力，从训练依赖型转变成自主学习型，将更能代表人工智能而非训练方的意见。

（2）医学维度：进一步拓宽产品的覆盖面、加深产品的应用范围且扩大数据库的搜索范围，同时进行更有针对性的医学逻辑思维训练、条件权重分析训练，让人工智能能真正看懂病历、读懂医学文献，而非仅靠简单的条件判断得出结果。

（3）产品维度：更多地考虑产品的应用范围和应用场景，从使用者的角度提高用户体验，将用户真正的需求和痛点整合至产品内。

在结合了大数据的基础上，未来CDSS的功能可拓宽至更广阔的空间，如医院/科室管理、科研协作平台搭建、结构化病历系统、患者交互及患者教育、医生继续教育、药物警戒、医疗控费等方向。在突破技术壁垒的基础上，进一步贴合临床实际应用场景，自上而下地推广标准化治疗，提高医疗服务质量及效率，促进医疗行业生态系统的健康发展。

中国作为全球第二大的医疗市场，CDSS的市场潜力巨大，相信在政府的大力扶持和科技行业的不断创新下，真正的医疗人工智能将不再只是科幻电影中的情节，而是短期内可以预见的未来。期待CDSS真正进入医院辅助医生，节约医生劳动力，为患者带来更好的就诊体验，真正符合"小病不出乡、大病不出县、看病很方便"，实现真正的分级诊疗。

研究报道，采用深度学习中卷积神经网络算法的 CDSS 在肺结节良恶性鉴别、肺癌病理分型及分期、肺癌基因表达、评估肺癌治疗反应、预测肺癌患者预后方面均已获得越来越多的应用。而在头颈部肿瘤，例如鼻咽癌、舌癌、咽喉癌中，卷积神经网络算法已开始初步应用。目前，基于深度学习中卷积神经网络算法的人工智能已能实现鼻咽癌、咽喉癌等病灶的识别及病灶的自动分割、评估头颈部肿瘤淋巴结转移，但对于肿瘤与肿瘤样病变的鉴别、筛查及诊断至今未有文献报道。此外，头颈肿瘤尚缺乏客观可靠的公共数据库，建立适用于头颈部肿瘤人群的大型数据库，通过采用 CDSS 系统，基于深度学习中卷积神经网络算法大量训练高质量的国内影像数据并建立特定的人工智能模型，并进行验证，突破传统影像学仅能做形态学诊断的局限性，为明确肿瘤病理、生理等改变提供新思路、新方法，从而为头颈部肿瘤的筛查与诊断提供更全面的多维度信息，对头颈部肿瘤最适合的诊疗具有重要指导意义。

二、 研究方案

本研究拟通过构建高质量的头颈部肿瘤患者临床-病理-影像数据库，并通过深度学习中卷积神经网络等人工智能分析算法，建立智能医疗辅助软件，提高头颈部肿瘤检出率和诊断准确率，有助于临床精准治疗方案的制定，并减轻各级医院影像科医生日益增长的工作负担，促进智慧医疗的发展和科学研究，促进分级诊疗机制的实现，优化医疗资源的分配。

1. 研究设计及路线图

本研究技术路线图如下：

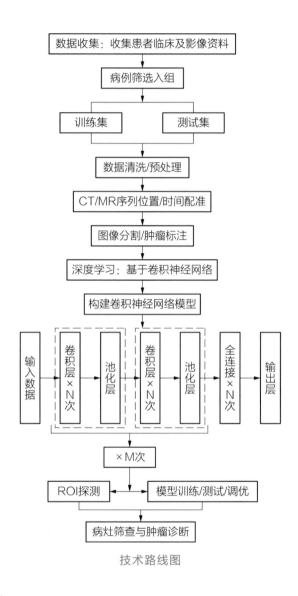

技术路线图

2. 研究内容

（1）基于 AI 的头颈部病灶筛查模型系统的构建（鉴别正常组与肿瘤组）：

1）回顾性分析因头颈部不适前来就诊的患者临床及影像资料，并且筛选出其规范统一的 CT/MRI 图像，得到高质量、高标准化的头颈部病变的临床及影像数据，构建头颈部病变的临床-病理-影像数据库。

2）对 CT/MRI 图像进行预处理和图像分割，所有数据分为训练集和测试集。采用卷积神经网络、迁移学习及多任务学习的方法研究和开发头颈部病灶筛查的深度学习模型算法，并采用灵敏度、特异度、受试者工作曲线等指标评估模型的有效性。

3）通过验证集进行验证，完成模型优化，探索出具有最优诊断能力的模型。

（2）基于 AI 的头颈部肿瘤样病变与肿瘤鉴别模型系统的构建：

1）回顾性分析经手术和病理证实为头颈部肿瘤样病变及良恶性肿瘤的患者，患者治疗及活检前均行 CT/MRI 检查，得到优质量、高标准化的影像学图像，构建相应的临床-病理-影像数据库。

2）采用基于深度学习中卷积神经网络算法的机器学习方法，无监督学习训练集中头颈部肿瘤鉴别相关的组学特征，结合临床数据，构建基于卷积神经网络算法、多任务学习及迁移学习的头颈部肿瘤样病变与肿瘤鉴别模型。模型具体分别包括 5 个部位的鉴别：①眼眶炎性假瘤与良恶性肿瘤鉴别；②耳颞部嗜酸性肉芽肿、巨细胞修复性肉芽肿与良、恶性肿瘤鉴别；③鼻腔息肉、囊肿与乳头状瘤等良性肿瘤鉴别，真菌病、韦格纳肉芽肿与恶性肿瘤鉴别；④咽部囊肿、肉芽肿与鼻咽良恶性肿瘤鉴别；⑤喉息肉、白斑等与喉乳头状瘤、喉癌等良恶性肿瘤鉴别。

3）通过验证集进行验证，并优化模型。

（3）基于医生角度的头颈部肿瘤 AI 辅助诊断模型的可视化研究与验证：

1）通过与传统影像医师阅片、影像组学的结果进行对比，优化模型构建。将具体的结果，解析、细化为可评价的具体数据维度和参数，从而实现 AI 模型的可视化，提高模型的透明度。

2）本研究中后期，将进行外部验证及部分病例的临床试验，将开发好的模型直接应用到临床实践中，和放射医生的结果对比，以验证模型的敏感度和特异度，充分评价模型的表现和优劣。

3）最后，将透明化后的 AI 模型组织专家进行主观评价实验，通过医师的主观反馈与客观结果的双向反馈来验证 AI 模型，并评价其可推广性。

3. 研究方法

（1）头颈部肿瘤病例采集及 CT/MRI 影像人工标注和质控：

1）使用 PASS 15 software 软件进行样本量估算，设置参数为双侧 α 值 = 0.05，（1 - β）值 = 0.9，预估所需总样本量最低为 6 516 例，为提高建模效率，本课题选取 8 000 例经临床或病理诊断的头颈部肿瘤患者的 CT/MRI 扫描数据，其中 4 000 例作为训练集，4 000 例为测试集。本研究所有纳入病例均由两位具有中级或中级以上职称的影像医师独立评判全部病灶；当评判结果矛盾时，由两位医生共同商议后达成一致结果，如无法达成一致则排除；另选取一位具有高级职称影像医师对每个样本进行像素水平的精准分割。

2）预计纳入正常组 2 000 例，良性肿瘤组 2 000 例，恶性肿瘤组 2 000 例，肿瘤样病变组 2 000 例，其中眼、耳、鼻、咽、喉每个部位各 400 例。

纳入标准：①头颈部肿瘤，直径大于 1 cm；②病理明确诊断组织学类型；③具有高质量的 CT/MRI 图像。

排除标准：①无术前 CT/MRI 图像或图像质量不符合标准；②头颈部弥漫性肿瘤。

3）影像质量、病理质量及医生质量的统一：根据指南及相关文献研究结果，对所有参与课题的影像医师、病理科医师及头颈外科医师进行针对性培训，标准化影像采集参数、病理制片、临床数据纳入等问题。

（2）基于深度学习中卷积神经网络算法的头颈部肿瘤的检出和分割：

1）采用手动的方法由两名高年资诊断医师在不知道病理结果的前提

下进行图像分割及绘制。图像分割及绘制使用 3DSlicer4.8 软件在 MR 轴位 T_2WI 和增强后的 T_1WI 上进行。第一名医师共勾画两次 ROI，前后两次间隔一周。第二名医师勾画一次 ROI。

A. 通读 MR 横断面 T_2WI 和增强 T_1WI 图像，了解肿瘤大概位置、形态边界及信号特点等。

B. 以肿瘤所在的某一层图像为例，手动勾画肿瘤区域，勾画过程中在保证所勾画范围均为肿瘤区域的前提下尽可能将肿瘤包全，尽量避开出血、坏死、囊变及钙化区域，依此逐层勾画，直至将所有含肿瘤的层面勾画完毕。

C. 将勾画完的二维 ROI 进行三维容积重组，绘制三维感兴趣容积 VOI。

2）测量者自身及测量者之间的一致性评估采用组内和组间相关系数（ICCs）进行评价。用第一位测量者的两次测量数据计算测量者自身的 ICC；用第一个测量者的第一次测量结果和第二个测量者的测量结果计算测量者间的 ICC，ICC>0.75 提示一致性较好。

3）通过全卷积神经网络和深度学习选取基于头颈部解剖结构分割生成的组织遮罩，基于 3D U-Net 全卷积神经网络对每个体素进行分类（是否是肿瘤的一部分），通过 3D U-Net 可以得到整个头颈部可疑肿瘤的概率分布，并基于深度学习定位疑似的候选病灶。

（3）头颈部肿瘤的人工智能分类和多任务学习：

1）本研究拟通过对大量高质量标注样本进行深度学习，发现并提取肉眼无法获得的特征；构建适合中国患者的高精度数据库，研究和开发头颈部肿瘤筛查以及肿瘤与肿瘤样病变鉴别诊断的深度模型算法，判断其诊断的准确率、精确率、敏感度、特异度等统计学相关指标。

2）本研究将利用多任务学习范式增强模型的通用性。将尝试进行融合良恶性分类、侵犯范围和病灶分割的任务。通过软权重共享技术，可以使网络在学习不同任务时，共享部分已经学习到的"知识"（权重），而软权重共享则让各个任务网络的学习保持了一定的灵活度。

3）本研究将尝试在一个人工智能系统中融合上述所有任务，并让模型在学习这种任务的同时，学习到关于头颈部肿瘤诊断（甚至其他疾病）的一些更加通用和抽象的特征表示，这些特征有望拓展到更多未经过专家标注的任务上。

（4）AI头颈部肿瘤辅助诊断系统的临床评价与验证：

1）将具体的结果，解析、细化为可评价的具体数据维度和参数，从而实现AI模型的可视化；展开大样本随机对照临床研究来评价AI头颈部肿瘤辅助诊断系统的临床应用效果。

2）试验采用平行随机对照设计，将CT/MRI影像数据随机分为三组，一组由AI头颈部肿瘤辅助诊断系统独立阅片，一组采用影像医师人工阅片，一组采用AI头颈部肿瘤辅助诊断系统辅助影像医师阅片。设计主要终点为阅片准确性（以病理为金标准诊断的准确率）、次要终点为阅片时长，进而评估AI头颈部肿瘤辅助诊断系统的临床应用可行性，并进行验证。

三、可行性分析

目前人工智能辅助诊断系统已应用至多科室、多领域，且此前有许多相关文献论证，但头颈部肿瘤症状多且复杂，故有进行进一步研究的必要性。鉴于我国大力支持人工智能领域及"互联网＋"深入发展，并明确提出支持智慧医疗的产业进步，故本项目具有坚实的物质基础和一定的知识储备。本科研团队已构建20 000例头颈部肿瘤临床-病理-影像数据库，具有相当的可行性。本项目存在以下几项独特优势。

（1）复旦大学附属眼耳鼻喉科医院放射科设备先进，拥有高端CT和磁共振设备，如西门子3.0T Prisma、Verio MR扫描仪、双源CT等。

（2）课题组人员结构完整合理，既有长期从事头颈部肿瘤影像相关CT和MR基础与临床研究的放射科医师，又有长期从事医学图像处理、大数据人工智能分析的医学工程技术人员和病理诊断专家，也有长期从事头颈部肿瘤临床治疗和基础研究的五官科医师。并且课题组已具备相关研究工作基础，在组织病理学及 CT、MRI 和后处理等方面积累了大量的实践经验。

（3）课题组近年来与华东师范大学上海市磁共振重点实验室杨光教授课题组建立合作关系，课题组成员已熟练使用先进的 3DSlicer 4.8 分析技术，可对头颈部影像进行标准化去噪、分割、特征提取及建模等，为课题顺利实施提供技术支持。

四、 预期成果

（1）开发一套高效的人工智能软件系统，进行外部验证，并在五官科医院对部分患者进行前瞻性验证，提高模型的准确性及稳定性，从而进一步向全国医院进行头颈部肿瘤标准版人工智能辅助诊断软件的推广。

（2）参加国内外学术会议 2～3 次，发表 1～2 篇 SCI 期刊收录论文，国内权威或核心期刊文章 2～4 篇，申请国家发明专利 1～2 项。

（3）协助培养书院本科生 3 名。

（学生：颜姝瑜，指导老师：唐作华）

社会实践

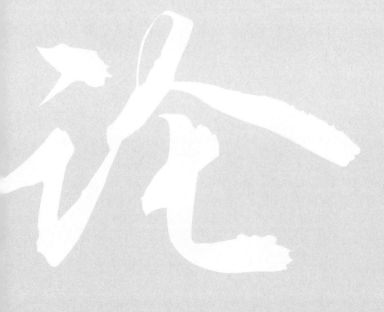

第五篇

第二十八章

见证脱贫攻坚 讲述健康扶贫

2020 年是全面建成小康社会目标实现之年，是全面打赢脱贫攻坚战收官之年。在这一关键的时间节点深入一线调研我国脱贫攻坚领域取得的成就，具有鲜明的时代特点和深远的学习意义。我牵头负责了"情系脱贫攻坚，青春不负远航：公共卫生学院学子调研晋吉豫滇脱贫攻坚战役成果"项目，成员由公共卫生学院、基础医学院和国际关系与公共事务学院关注国家脱贫攻坚战役相关情况的 16 位同学组成。我们按照地域分为五个小组，于 2020 年 7 月 11 日—8 月 31 日前往晋吉豫滇四省五村开展社会实践活动。

一、 做脱贫攻坚的见证者

在开展社会实践两个多月的时间里，我们见证了每个贫困村在脱贫攻坚中取得的辉煌成就，在深入了解他们独有的致富之路时，更深切体会到了以民为本、因地制宜的基层智慧。

山西省索驼村地处盆地、日照特别强烈，因此这里发展

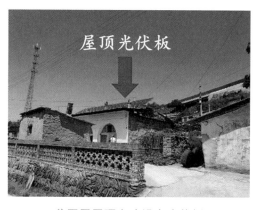

贫困屋屋顶上建设有光伏板

了光伏发电特色产业，在每一户有条件的贫困户屋顶上建设了光伏板。

吉林省靖安村盛产蒲公英，但蒲公英属凉性，常饮容易伤脾胃，来自国药集团的第一书记率领团队以中医食药同源的理论为基础，在蒲公英茶中加入了菊苣、枸杞和茯苓，开发了产业扶贫的"拳头"产品——蒲苣茶。

河南省赵岗村地处秦岭淮河附近的丘陵，适宜黄桃生长，村内又有新华水库贯穿，水资源丰富，可以满足黄桃的灌溉需要，因此该村因地制宜，选择种植黄桃。

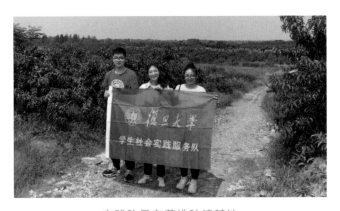

实践队员在黄桃种植基地

河南省张庄村本来大面积种植红薯，但红薯本身附加值低，村干部经

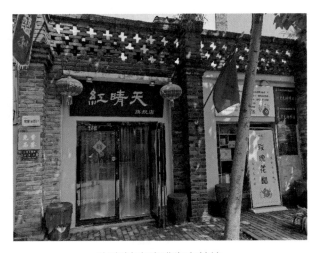

张庄村玫瑰醋生产基地

过调查，发现红薯也可作为新型产品玫瑰醋的主要原料，于是引入玫瑰大办玫瑰醋厂，让这里种植了千百年的红薯重新焕发生机。

　　云南省胜泉村以往种植水稻，但一年只能种植一季，中间有很长的空白时间，于是在水稻种植的间隙种植经济价值更高的羊肚菌，既不影响原有产业，又实现了为村民增收。

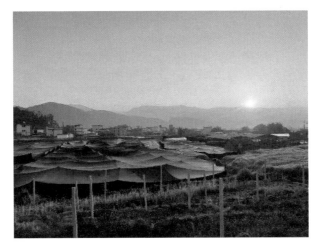

胜泉村羊肚菌种植基地

二、 做基层健康的守护者

　　习近平总书记曾说："没有全民健康，就没有全面小康。"我们实践队的大多数同学来自公共卫生学院，在调研各村在脱贫攻坚战役中取得的成就的同时，我们还特别关注了百姓健康和公共卫生相关的内容，既符合扶贫政策的重点，又符合实践队员的专业特长，不仅加深了我们对健康中国基层工作的了解，也更好地理解公卫人所肩负的使命和责任。在到访的贫困村中，所有的贫困户全部享受"三保险、三救助"健康扶贫政策，每个村民都有自己的健康档案，每村都有自己的卫生室，配备有专业的村医。村医日常除了门诊，还会定期到贫困户、慢性病人群和老年人家中走访。我们还看到曾经在记忆中的农村土厕所消失了，全部进行了无害化改造，连垃圾分类清运也有了明确的规章制度。这些点点滴滴，建起了健康中国"最后一公里"的基层防线。

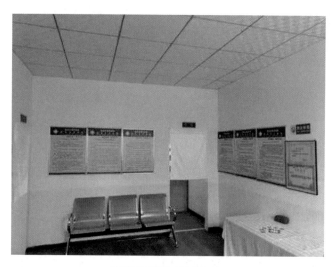

宽敞明亮的村卫生室

在山西省索驼村走访村卫生室时，看到一对村医父子的故事让我印象深刻。这对父子都是索驼村的村医，老村医今年 78 岁，他在 17 岁时就是索驼村第一任村医，但在去年因为日益衰弱的身体，不得不离开工作了六十年的村医岗位。随后，他的儿子接任了他的岗位，这位老人即使已经退休，也依然忍不住常来新建的卫生室转转，给新上岗的儿子一些指点。新村医今年四十岁左右，出于种种原因，村医的工资微薄，不足以养家糊口，这位继任的村医一边承担着村民健康卫士的责任，一边还要自己想方设法打些零工。因为村医的工作，他没有办法离开村子去城里打工，只能在村子附近谋取生路。于这对父子而言，"村医"不是求名图利的工作，而是代表了世代传承、救死扶伤的责任和仁心。我不禁想到复旦上医的院训"正谊明道"，曾经难以参悟的深刻教诲，这一刻在这对父子村医的身上体现得淋漓尽致。

作为始终将"为人群服务"作为初心使命的公卫学子，我们不仅客观

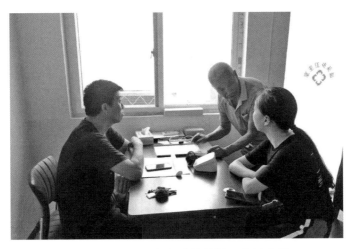

实践队员和山西省索驼村的村医父子交谈

研究了贫困村的健康扶贫政策，更想用自己的实际行动为村民的健康贡献力量。队员们利用自己的专业知识，精心准备了关于高血压、糖尿病等慢性病防治等健康知识，面向村民进行了健康宣讲，还为村民们进行了血压、血糖等的测量，并向指标异常的村民强调了相关的防治原则。此外，我们还制作了内容通俗的健康科普小册子分发给村民们。在了解到村民们常通过快手平台获取信息之后，我们又制作了健康科普主题的快手短视

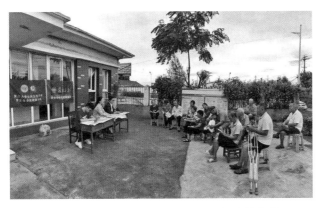

实践队员在河南省赵岗村开展健康科普宣讲

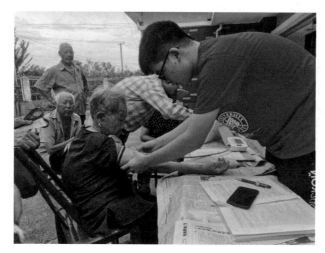

实践队员为村民测量血压

频，通过微信等方式传播给村民，在实践覆盖的贫困村中起到了很好的健康宣教作用。

三、 做扶贫故事的讲述者

在两个月的时间里，我们看到、听到了太多震撼人心的故事。脱贫攻坚战役带来的不仅仅是广袤中国大地每个角落人民生活水平的改善，更是每一个投身扶贫事业的伟大人格力量的传递。我们想做扶贫故事的讲述者，想将这样的感动和力量传达给更多的人。我们采访了每一位驻村第一书记的工作经历和心路历程，并撰写了 4 篇人物访谈稿。索驼村的徐宏书记在村子脱贫工作的紧要时刻，面对自己家中不慎骨折的母亲和年仅 4 岁的女儿，他认为村中几百户群众更需要他，只能匆忙安置好家人奔赴工作岗位；时圣宇书记在十年不遇的大雪中，为了尽快赶到村中处理紧急事务，开车闯过几百公里的漫天风雪，时至今日他依然说："有点后怕"。我们看到了党员干部的无私奉献，看到了属于人民公仆的精神光辉。

我们的实践成果也得到了很多媒体平台的认可。实践所产出的各类稿件在"团团在复旦""复旦大学基础医学院"及当地的村县公众号等共发

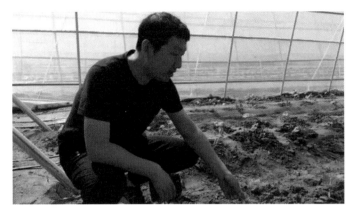

徐宏书记在田间观察网纹甜瓜幼苗生长情况

布17篇次，其中复旦大学派驻云南的第一书记曲正祥的访谈稿被"学习强国"复旦大学官方账号转载。除此之外，我们还建设了自己的微博和快手账号，让更多网友了解国家脱贫攻坚伟大战役的现状，扩大实践宣传范围和影响力。我们还在部分村子进行了快手直播，带领广大网友参观村容村貌，让更多人看到这些美丽村庄脱贫攻坚的灿烂成果。

另外，我们还尝试发起了"我帮第一书记想办法"的活动。通过书记收集在扶贫工作中遇到的困难，发布在"卫鸣"公众号上，号召同学们积极思考、集思广益，为书记提出自己的建议，鼓励大学生积极参与国家治理、亲身体验基层治理智慧，用实际行动助力脱贫攻坚。

志不求易者成，事不避难者进。脱贫攻坚、乡村振兴的伟大征程处处艰辛，复旦学子们钻研学习、服务人群的道路并不会一帆风顺，这就更需要我们不畏艰难险阻、勇担时代使命，将青春理想和拼搏信念融入实践行动中去，在社会实践中受教育、长才干、做贡献，为健康中国战略出谋划策、贡献力量，逐渐成长为更加合格的共产主义事业接班人。

（李则宇）

第二十九章

学习血防精神　牢记公卫使命

习近平总书记在世界卫生大会开幕式上的讲话中指出，人类文明史也是一部同疾病和灾难的斗争史。2020年的新冠疫情唤醒了人类对未知疫病的恐惧，也唤起了人们到历史中寻找抵抗未知疫病经验的冲动。由此，我牵头负责了"公卫师生余江血防行"社会实践项目，与学院师生一同前往江西省余江县中国血防纪念馆，追溯血防历史，学习血防精神。

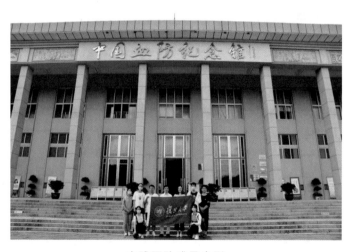

实践团队成员合影

一、追溯血防历史　走近千年病魔

早在70多年前，新中国暴发了第一场重大疫情，它突如其来，掀起了前所未有的全社会总动员式公共卫生运动——"战瘟神"。

"借问瘟君欲何往，纸船明烛照天烧"，这是毛主席 1958 年得知余江县消灭血吸虫病后，夜不能寐而写下的"送瘟神"二首。新中国打赢了第一场面对疫病的阻击战。

血吸虫病，是由血吸虫寄生于人体而引起的疾病，在中国已经有上千年流行的历史。血吸虫感染人体后，会严重损害身体健康，造成劳动力下降，影响生产；急性或慢性病人若不及时治疗或治疗不彻底，血吸虫在人体内不断产卵，释放毒素，使肝脏、脾脏受到损害，发展到晚期可危及生命；妇女得了此病，严重的会影响生育；儿童患了这种病，影响生长发育，严重者患"侏儒症"。晚期血吸虫病患者由于腹水积累，会出现"大肚子"的病状。新中国建立初期，血吸虫病广泛流行，严重威胁人民的生命，流行省份有 12 个，流行县有 324 个，血吸虫病人有 1 100 万，受威胁人口更是高达 1 亿。而在严重流行区，患病者相继死亡，人烟稀少，十室九空，很多地方出现"无人村""寡妇村"等。

那么我国人民究竟是如何战胜血吸虫病的呢？今年暑假，复旦大学公

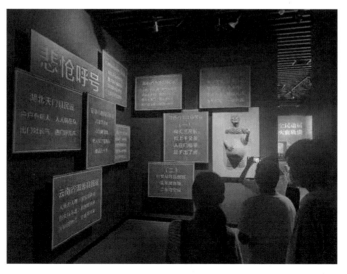

参观血防纪念馆

共卫生学院（简称复旦公卫）2018 级团支部在学院党委书记罗力教授的带领下，前往中国血防纪念馆了解那段真实的历史。

中国血防纪念馆位于江西省余江县，这里曾是血吸虫病流行最严重的地区之一，也正是中国第一个宣布消灭血吸虫病的重疫区。早在两千多年前，当地就有血吸虫病存在，仅中华人民共和国成立前 30 年间，因血吸虫毁灭的村庄就有 42 个。这里曾有被当地人称为埋人的"棺材田"——"头年人种田，二年人肥田"，它地势低洼，钉螺密布，由于血吸虫病感染，谁种谁死，再加上形状像棺材，因此有了这个称呼。

当时的余江也流传着众多有关血吸虫病的民谣，如"身无三尺长，脸上干又黄"，感染的孩童无法正常生长，即使到 20 岁，身高、体重也像个小孩；"人在门槛里，肚子出了房"，晚期病人腹水严重，骨瘦嶙峋却肚大如鼓。这些民谣是疫区悲惨状况的真实写照，更是疫区患者发出的悲怆呼号。

二、 学习血防精神　践行公卫初心

在血防纪念馆，我们采访了有几十年血防经验的老工作者艾冬云科长。他介绍了余江县人民如何在党的领导下，战胜血吸虫病的故事。

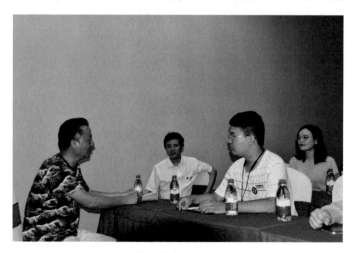

采访艾冬云科长

毛主席曾指出："党组织、科学家、人民群众，三者结合起来，瘟神就只好走路了。"艾科长表示，血防事业的成功离不开党的领导，血吸虫给人民带来的灾难持续了数百上千年的历史，在党的领导下，组织各方力量，才终于赶走这个"瘟神"。"集中力量办大事"，队员们从中感受到了社会主义制度的优越性，也真切体会到党的宗旨"全心全意为人民服务"不是一句空话。

科学家们在血防工作中的贡献厥功至伟。如果没有科研工作者们身先士卒，深入一线研血吸虫病的传播规律，那么阻断血吸虫病传播也就成了一句空话。在其中，我们还发现很多复旦公卫老前辈们曾在此奋斗的身影。例如时任中央血防"九人小组"办公室及血防局顾问的复旦大学公共卫生学院的苏德隆教授，以及他的学生袁鸿昌教授，再到姜庆五教授、周艺彪教授等。一代代复旦公卫人前赴后继，响应党和国家的号召，毅然投身"消灭血吸虫病"的战斗中，与农民同吃、同住、同劳动，足迹遍布南方 30 多个血吸虫病重灾区。

中国血防纪念馆用专版对复旦大学公共卫生学院"一门四代，血防建功"的故事进行了展示。罗力老师这样说道，"一门四代、血防建功"的故事，生动阐释了复旦公卫人薪火相传的公卫精神，就是扎根现场、扎根疫区、扎根祖国最需要的地方，投身实践，解决国家重大公共卫生问题，为人群服务，为强国奋斗。

三、 倾听艰难岁月　领略今日美好

蓝田宋家村是余江县内曾经最严重的疫区之一，相邻的两个村庄都因血吸虫病而毁灭。而现在的蓝田宋家村正在创建国家 4A 级景区，打造全国血防文化旅游新村。

在蓝田村，我们采访了一位近 80 岁高龄的宋接福老人。老人在十二三岁时被感染过血吸虫病，但由于正值血防运动，发现得早，接受了国家的免费治疗，最终得以痊愈。说到动情处，老人哽咽地说："但凡我们村

子晚解放那么十多二十年，我们就完了，这个村子就不复存在了。"他告诉实践队员们，当时村里人平均寿命不过三四十岁，等患病后人就不行了，十多数的孩子顶替大人支撑这个家，重蹈父辈的病痛，一代代人被困在这里。活到 80 岁，是当时根本无法想象的事。

老人哽咽的声音和湿润的眼眶，也深深地感染了每一个人，带给大家无法用语言形容的触动。

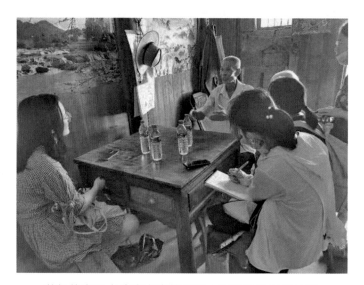

曾经的血吸虫病患者宋接福老人在讲述自己的故事

四、 传承红色基因　牢记公卫使命

2020 年初，新型冠状病毒肺炎疫情的暴发，打破了这个原本平静的冬季。对比新冠和血吸虫病的中国防治之路，实践队员们发现"党组织、科学家和人民群众"的共同努力，是中国人民战胜未知疫病最重要的法宝。党的坚强领导、科学家们争分夺秒地寻找办法、人民群众群策群力地参与疫情防控，是中国取得举世瞩目抗疫成果的根本所在。

在其中，新一代的"公卫人"不惧风雨、勇敢地接过重担，以逆行者的姿态毅然投身疫情防控工作。他们不直接医治病人，却在防控一线挥斥方遒；他们不在病床边日夜守候，却用奔跑流调的身影搭建起病毒与健康人群之间的防护墙。他们或在海关任职，守好国门第一哨；或担负疾控人的责任，不眠不休地奔走操持，成为人们心中的一道光；又或许，他们仍是在校学生，却以略显稚嫩的肩膀努力扛起重担，积极投身志愿服务，在平凡岗位上焕发出不平凡的光彩。

公共卫生的建设从未停止，公卫人的身份激励我们不断前行。为人群健康服务是复旦公卫人的使命，我们一直在路上，也一直时刻准备着为健康中国贡献更多力量！

（夏泽敏）

第三十章

珍惜护佑生命　科普急救技能

　　急救，是指在当人遭受事故、伤害或突发疾病，在医疗设备不足、未送医前或医疗救护人员未到达时，在现场立即施以紧急救护措施，抢救生命，减少遗憾的发生。为了让大家进一步关注急救，推动我国急救普及事业的发展，我与几名同学在 2020 年暑假回到了我们的高中甘肃省兰州第一中学，开展了"护佑生命，'救'在身边"——甘肃省兰州一中青少年急救科普实践活动。

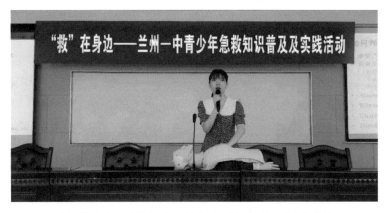

"护佑生命，'救'在身边"急救知识普及活动现场

一、坚守初心，科普急救

　　根据国家心血管研究中心数据，中国每年心源性猝死患者可达到54.4 万人，相当于每一分钟就有一人会因为心源性疾病而猝死。及时进

行正确、高质量的心肺复苏（CPR）可以有效提高患者的生存率。目前，在国内院外心脏骤停急救成功率不到1％，一些生命本可以被及时挽救，却因为人们缺乏急救知识和技能而消逝。除了猝死这种严重的意外，生活中身边更多的是各种小意外，比如扭伤、烫伤。烫伤后正确做法是冲、脱、泡、盖、送。但在生活中不乏因为使用各种偏方如涂酱油、泡酒精、涂风油精、牙膏而造成更严重二次伤害的案例。

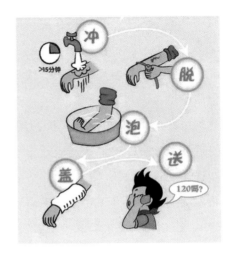

烫伤后正确的处理方法

在平日对初级救护的关注下，我们积极参加学校的各类急救培训。在这一过程中，我们注意到目前国内民众缺乏基本的急救技能，可我们也深知学习急救技能的必要性：在关键时刻可以减少人们受到的伤害，甚至可以挽救生命。急救技能培训的重要性以及迫切性让我们决定利用暑假时间回到母校，开展"护佑生命，'救'在身边"——甘肃省兰州一中青少年急救科普实践活动，从高中生入手，积极给广大群众普及急救知识和技能。

二、 对接学校，用心筹备

实践目的地——甘肃省兰州第一中学创建于1902年（清光绪二十八年），初名"甘肃高等学堂"，自创办一百多年来，虽数易校名，几度衰荣，但始终弦歌不辍、薪火不熄、根植陇上、为国育材。学校以"弘毅"为校训，以"养德、开智、健体、立美"为办学理念，以"弘毅、乐育"为校园文化特色，以培养德才兼备、全面发展的高素质人才为目标。

在兰州一中这样一所注重学生多元发展的学校里，急救知识普及与急救技能的培训也一直有所实施，但因学校教学任务繁重、学生人数众多、医务室人力有限，很多同学并没有机会得到更进一步的培训。特别是急救理念近年来不断发展，同学们都迫切地想接触更先进、更系统和更实用的急救培训。

2020年7月初，我们陆续结束了忙碌的线上学期，开始策划起这次特殊的急救技能培训实践活动。与调研活动重"研究"的目的不同，这次实践活动是去做扎实的培训，是要将研究好的内容传授出去、宣传出去，将急救的理念播种下去；与采访活动重"倾听"的方式不同，我们是输出者——输出最时兴的急救理念、最有用的急救知识。我们也深知我们代表着复旦大学和上医的形象，要在学弟学妹面前表现出复旦上医人应有的素养。而时隔多日再回母校，我们也不免难抑激动的心情。

7月5日开始，我作为队长就开始和学校各年级组负责老师联系，其他成员也投入到繁忙的准备工作中。黄丹蕾负责联系省红十字会借用心肺复苏模拟人、自动体外除颤器（AED）模拟机等培训器械，胡家鸣、李兆钦、吴沈雨玘着手完善培训资料和宣传海报。

在设计宣传册时，我们考虑到受众的特点，认为首先需要抓人眼球，所以改变了单纯用软件排版的方式，改用大量手绘，并使用现在学生中的流行语来引起同学们的兴趣。此外，考虑到急救知识十分琐碎以及容易忘记的特点，我们决定将重要的知识点印制在宣传册上，分发给各个班级，以便同学们日后可以随时复习，让同学们的印象可以更加深刻。

在准备培训资料时，我们深知内容的准确性直接决定了培训的效果，为了保证讲座内容的准确性，我们发挥自己的学科优势，通过查询中国红十字会相关急救指南、美国心脏协会AHA最新心肺复苏指南等资料，结合课堂上所学知识并且询问临床医生后准备了一套内容规范的教案，内容既包括救护新概念、心肺脑复苏、气道异物梗阻、日常急救处理等经典急救培训内容，还涵盖了急救方面的最新进展，此外我们根据自身和老师在急救实践中的经历，还加入了一些实用的小细节，比如在不同地点该如何实施救援、如何有效动员旁观者参与救援等，期望给同学们带来更为实用的急救知识。我们在讲座前还多次练习，纠正自己动作的不到位之处，以期给同学们带去规范的急救操作，展现复旦上医学子严谨的态度和专业的知识。

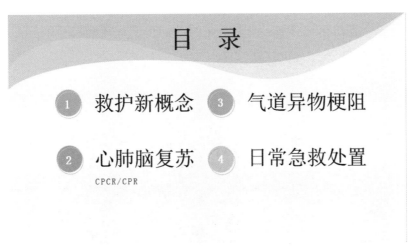

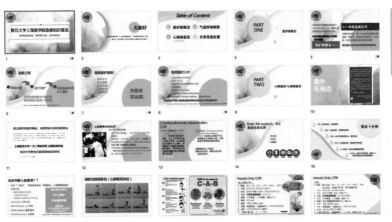

科普宣讲的演示文稿

三、 开展讲座，传播知识

2020 年 7 月 21 日下午，实践活动正式在兰州一中多功能厅进行，致远楼四楼报告厅内座无虚席。不少同学看到桌上的模拟人后便露出好奇的眼神，对于接下来的内容也充满期待，同学们的热情与求知欲也深深感染了我们。下午 5 时许，讲座正式开始，我们利用前期准备的资料向大家展示了救护新概念、心肺复苏、气道异物梗阻处理、日常急救处理等十分实用的急救知识和技能，我们还结合学习生活以及临床中遇到的实际案例，让讲座变得更加真实有趣。参加讲座的高中生们认真倾听并积极参与互动，踊跃回答队员提出的问题。

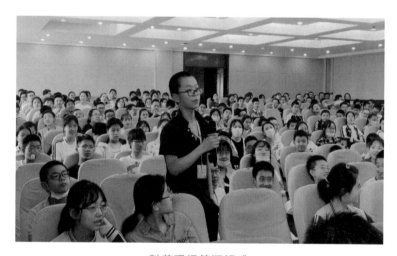

科普现场答疑解惑

掌握急救知识就像医学生的成长，不仅要靠理论知识的学习，更要靠动手操作进行实践。所以在讲述理论知识、台上演示后，我们都会给同学们进行实际操作的机会。比如，在心肺复苏教学环节，我们演示完后便邀请同学上台操作，从判断现场环境是否安全、判断呼吸、向路人求助到清理口腔异物、完成一轮完整的心肺复苏、使用 AED 再到"120"到来后的交接，我们给同学们一个亲身体验心肺复苏全流程的机会，以加深他们的印象。同学们都积极举手想要参与到实践操作过程中，尽管因为时间原因无法让所有同学都进行一次操作，但是我们还是在讲座结束后尽量让每一个同学在模拟人身上进行胸外按压的操作。而在气道异物梗阻教学中，我们强调对于正常人不可大力冲击，让同学们两两组队，模拟在食堂发生气道异物梗阻的情景，进行海姆立克急救法的操作，虽然不少人都是第一次接触这些技能，但是在我们以及其他同伴的指导下，大家都很快掌握了动作要领，实际操作也是有模有样。

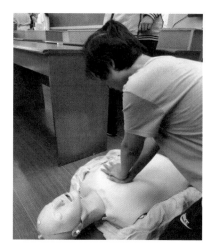

同学们现场练习操作

在接受知识的同时，不少同学也存在着疑问："如果对别人进行了急救但是造成了别的伤害怎么办？""我没能成功挽救患者的生命，会不会被追究什么责任？"，面对同学们的疑问，我们也早已做好了准备，向同学们介绍了《中华人民共和国民法典》第184条："因自愿实施紧急救助行为造成受助人损害的，救助人不承担民事责任。"我们同时也强调，这里说的救助行为应该是合理而非盲目的。同学们听了我们的解释，放下了担忧，纷纷表示自己要认真学习急救技能，避免"好心办坏事"的情况发生。

讲座结束后，不少同学并没有离开，而是向我们询问起了很多关于在复旦和上医学习生活的细节。有的同学好奇我们平时上解剖课会不会觉得害怕，有人好奇队员们有没有在医院见证过死亡，有人甚至问队员们有没有在大街上实施过急救。虽然听起来略显幼稚，但是也能感受到大家对于复旦大学这座百年名校的向往。我们积极分享，从高考的心路历程到复旦的学习生活，为兰州一中的同学们介绍了自己心目中复旦与上医的独特之处。

这次活动也受到兰州一中及母校老师们的极大帮助。活动前，老师们积极协调自习课、晚自习、大课间作为培训时间，提供阶梯合班教室、多媒体教室作为培训场所，利用学校的 LED 大屏为讲座进行宣传。活动时，老师们帮助维持秩序并积极参与互动，活动后利用兰州一中官方微信公众号对实践互动进行宣传，让我们感受到了老师们对于急救知识以及学生全面发展的重视。

四、 急救科普，前路漫漫

在进行实践活动的过程中，我们还发现了我国急救发展现状的一些不足之处。

（1） 国内急救设施配备还需完善。以体外自动除颤仪（AED）为例，该设备使用十分简单并十分有效，只需要开机、跟随语音操作就可以大幅提高心肺复苏的成功率，但是我们查阅资料发现，国内只有少数城市 AED 设施较为完善，大部分城市 AED 设施十分匮乏，有的城市甚至连一台 AED 都没有。

（2） 急救知识推广力度不够。依旧以 AED 为例，在实践地周边 1 千米内其实有 3 台 AED，但是因为缺少宣传，很多同学不知道什么是 AED、不知道它在哪、不知道它怎么用，出现了有机器却没有人了解的尴尬情况，这会造成对本不完善的急救设施的浪费。

（3） 错误宣传急救知识。部分媒体上关于急救的宣传以及一些新闻媒体关于急救事迹的报道都存在一些比较明显的错误，比如癫痫发作时向病人口中塞东西、心脏骤停时掐人中，等等。错误的急救方法可能会造成更严重的后果，而错误的宣传更会对普及正确急救知识造成负面效果。

对于如何解决这些问题，我们也有着自己的看法。我们的实践活动本身就是对急救知识的推广，我们也呼吁医科同学们回家后将这些知识向自己的家人科普，达到更广地宣传效果。当更多人有了急救的意识和相关知识，城市和政府对急救设施的配备自然也会增加。近年来，国家对于急救知识普及、急救设备的配备也越来越重视，《健康中国行动（2019—2030年）》中将"居民掌握基本的急救知识和技能（说明：基本的急救知识和

技能包括心肺复苏术、急救包扎和固定搬运、海姆立克急救法等）"列为
"健康中国行"的个人和社会倡导性指标，人们身边的 AED 设备数量也
逐渐增加。我们也都认为中国民众急救的未来充满光明。

五、 正谊明道，医治未病

在给母校同学带去急救知识的同时，我和我的队员们也通过这次活动
获得了成长，对于医学生和医生的使命有了更深的理解。医学生就像是一
座桥梁，在我们成长为医生的过程中，应该时刻心系人群的健康。我们可
以利用自己的专业知识，将遇到意外时的旁观者转变为可以伸出援手的
人。就像《黄帝内经》所说："上医治未病"，医学不仅仅是治病，最重
要的目的是保障人的健康。通过传播健康理念，医学生可以增强大家的健
康意识，我衷心地希望我们的实践活动能够让大家进一步关注急救，推动
我国急救普及事业的发展，也希望实践队的活动能够激发起作为上医学子
的使命感，为人群的健康服务，让生命多一层呵护！

（决浩）

第三十一章

打开"唐宝"心扉　用爱助力梦想

　　唐氏综合征，即 21-三体综合征，是小儿最为常见的由常染色体畸变性所导致的出生缺陷类疾病，患儿早年发育没有正常儿童快，走路说话的时间较一般孩子晚，不像正常儿那样活泼，也对周围事物缺乏兴趣。为了帮助这些"唐宝"们，我与复旦大学药学院的同学们成立了彩虹笔美树党员志愿者服务队，希望通过志愿活动打开他们的心扉，带领他们领略世界的美好。

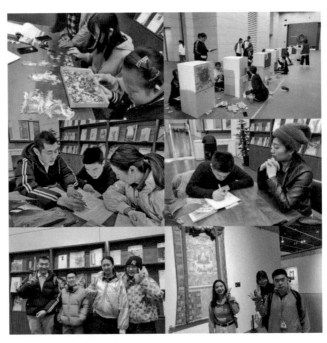

彩虹笔美树党员志愿者服务队活动现场

一、"唐宝"形势严峻，共筑美好梦想

目前全球"唐宝"患者人数约 400 万，我国有 135 万患者。换言之，相当于每 20 分钟就有一位"唐宝"出生。面对如此严峻的现实和数量众多的"唐宝"，如何能帮助到他们，为他们的成长和发展贡献出志愿服务队成员的一份力，是上医学子一直在思考的问题。因为这些"唐宝"们和其他孩子一样有着对未知的憧憬、对美好的追寻，同样有权利享受生活、了解世界。但遗憾的是，目前国际社会并没有有效的医疗治疗措施，所以对他们的帮助，只限于从社会服务角度对儿童进行耐心的教育，促进他们的智能发育，改善他们的状态。

为了帮助他们，我们成立了彩虹笔美树党员志愿者服务队，一方面为学生和党员践行"奉献、友爱、互助、进步"的志愿服务精神提供一个机会，另一方面力所能及地去帮助这些"唐宝"孩子。我们利用周末时间在中华艺术宫图书馆向他们传授知识，带他们参与文体活动，激发他们的创造性，尽量通过这些活动弥补他们在教育方面的缺憾，让他们有能力去感受这个世界的美好。活动截至目前，累计参与人数一百余人，帮助了 7 位唐氏综合征患儿，也曾多次收到孩子家长的感谢。

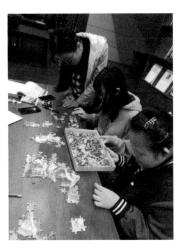

志愿者们和孩子们一起拼拼图

二、用心筹划活动，用爱助力梦想

看似简单的志愿活动，实则有许多挑战，为了更好地与"唐宝"们相处，需要细致的筹划和周全的准备。

我们遇到的第一个困难是如何更高效地与他们沟通。由于"唐宝"接

受知识的速度相对慢一些，所以必须选择恰当的方式与他们沟通。为此，我们查阅了相关资料，发现他们智力发育的主要障碍在于听觉记忆和文本理解。形象地说，是对于短句子或者简单词汇可以理解，但是记不住，而对于长句子和复杂词汇他们的理解会比普通孩子慢一些。所以我们在与孩子们沟通互动时，避免一些晦涩难懂的词句，也会适当放慢语速。在教授英语单词时，尽量用英文歌曲的形式，提高他们的接受度。经过一段时间的接触后，我们发现其实只要有足够的耐心，与孩子们交流并不困难。

此外，我们也发现，"唐宝"们接触艺术可以极大促进智能发育，也就是说为了有效地帮助"唐宝"改善状态，必须用多样形式助力他们全面发展。因此，我们各自发挥所长，增加活动多样性，带领孩子们接触绘画、剪纸、粘贴、拼图等多种美术形式，用自己的双手引领孩子踏入美术的大门。为了让孩子们接触更多的绘画知识，有的党员志愿者自带颜料，希望可以引导孩子们通过色彩的调配和艺术的创作，抒发内心的情绪，借此改善孩子们的状态。2019 年国庆期间，我们还与孩子们一起制作绘画箱，热热闹闹庆国庆。

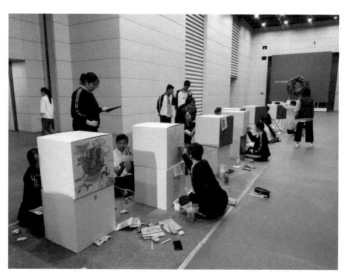

国庆期间制作绘画箱

值得欣慰的是，经过我们的帮助，这些孩子的状态有了很大的改观。有的孩子从刚开始口齿不清，到可以清楚地读出每一个字母发音；有的孩子从没接触过英语到会唱简单的英语儿歌；有的孩子在志愿者们一次又一次训练下记忆力改善，甚至可以背诵古诗；也有的孩子刚开始紧张害羞，不愿意和我们交流，但是在越来越多的相处过程中，他们正渐渐敞开心扉……

三、 助人者亦能受助，风雨过后有彩虹

孩子们的变化是显著的，我们在这个过程中也有了许多成长与感悟。

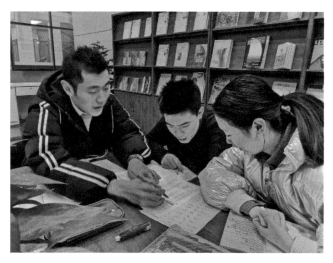

志愿者们教"唐宝"理解字句

药学院 2019 级临床药学博士生王非已经有了自己的宝宝，她说看到这些孩子，就想起了自己的孩子其实和"唐宝"们差不多大，这个年纪本应该在校园里上蹿下跳，本应该和父母有说不完的话甚至淘气地和父母顶嘴，本应该是最无忧无虑最活泼的年纪，却因为患病，智力停在了牙牙学语的阶段，甚至因为外貌，遭受歧视和非议。王非像对待自己孩子一样时常打电话询问孩子状态如何，周末也会去赠送一些书籍，带领孩子们接触

很多新事物等。

药学院 2019 级硕士生熊殷说志愿活动带给她的最大感慨是："唐氏综合征患者与我们也没有多大的不同。与两位年龄相仿的小伙伴短暂相处的两个小时，让我对唐氏综合征患者有了全新的认识。他们从外表来看与我们并无差异，只是在接收信息上较为缓慢，对事物的记忆需要反复多次。但即便这样，他们对生活的热爱分毫不减，爱看书，爱游泳，乐于表达自己也能静心倾听。"这充满欢声笑语的短短半个下午里令她倍感触动，让她发觉活得简单纯粹也很幸福。

药学院 2019 级硕士生何瑛最开始对做志愿者有些忐忑，因为在生活中没有遇见过这些比较特殊的病人，不知道应该怎么和他们相处，怎么一点点传授知识给他们。到了之后，她和两位同学进行了交流。其中一位恢复训练比较好的同学，基本能够正常地沟通，能够独立地出行与上课，和他的相处比较顺利，这让她紧张的心平复了下来；而另外一位同学恢复得没有那么好，与他相处沟通有点困难，在相处的过程中需要老师的一些协助，需要投入更多的耐心。一下午的交流结束之后，何瑛对这个群体有了一个更为直观的印象，他们特殊而又不那么特殊，因为他们能够通过训练基本达到一个正常人独立生活的状态，但是其中又需要家长的大量耐心与社会帮助。而她认为作为志愿者，可以献上自己的一份耐心与恒心，帮助他们融入这个社会，让他们独立地生活。

作为药学专业的学生，2019 级的硕士生王晓文曾经不止一次在课本、新闻、老师的课件上见过对唐氏综合征的文字描述，也曾读到过关于患有唐氏综合征的指挥家舟舟的新闻报道，但现实中唐氏综合征患者是什么样的，他们过着怎样的生活，却是从未了解过。志愿活动中，她教孩子们英语和语文。相当于小学三年级水平的英语短文，这些小朋友学起来却仍有些吃力。她说世界上很多孩子，出生时已经身患重症，相比之下，健康地出生、长大的我们，是何其幸运。也正因为如此，我们才更应该去关注这些孩子，关注他们的生活、教育、家庭，把彼此的相遇变成幸运。

2019级药学院硕士生杨洪山说："如果不是提前知道了他们是'唐宝'，第一眼看他们绝对看不出什么异常。在陪伴他们学习的过程中，我发现虽然他们的学习能力比较弱，要很久才能记住一个单词或者一句诗，但他们始终保持着热情和快乐。我觉得他们是不幸的，但也是幸运的。不幸的是，他们的道路天生就与其他小朋友不同，没有选择地成了这个社会的弱势群体；而幸运的是，我们的社会充满了温暖，有很多爱心人士帮助他们去适应这个社会。这样他们才看起来和其他小朋友无异，能够没有障碍地生活在这个美好的世界中。我很开心能够为他们的生活增添一些别样的色彩，也感谢他们给我的人生增加了一些别样的体验。"

大部分志愿者在与"唐宝"相处后比较有共鸣的一点是，"唐宝"们比想象的要积极乐观，他们虽然生病了，但是他们的世界始终充满阳光。虽然上帝阻断了他们智力发育的"高速路"，但是同时也使他们保留了对这个世界最纯真的视角。我们纷纷感到，在与孩子们相处的过程中，自己也被孩子们积极又明朗的心态治愈了，助人者亦能受助，可能这就是志愿活动的迷人之处。

包括"唐宝"在内的所有生病儿童只不过是"慢飞的小天使"，希望我们所教授的每个知识都会成为他们的羽翼，可以满足孩子们的精神需求，激励他们奋发向上、自立自强。

彩虹笔美树党员志愿服务队一直坚持"仁者爱人""所有孩子的教育机会均等"等观念，这与我国的"有教无类""因材施教"的教育理念不谋而合。如果整个社会都能对特殊儿童多一分关注与关爱，不再用异样的眼光看待他们，让他们感受到这个世界的色彩和温度，他们必定会给我们的生活画上彩虹。

（郭晓宇）

第三十二章

弘扬中山精神　践行护理初心

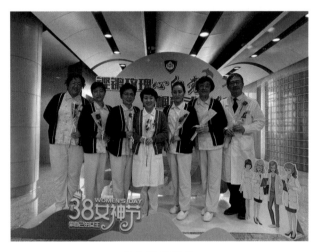

老年护理团队

一、 弘扬中山护理精神，践行白衣天使初心

在成为复旦大学护理学院的学生之前，我对护士这一职业的认知甚少。2020 年暑期在复旦大学附属中山医院老年病科总护士长兼克卿书院导师苏伟老师的带领下，我和护理学院的同学们开展了走进老年护理的实践活动，一起走进中山医院老年病科，了解临床老年护理。

2021 年我以一名新毕业护士的身份加入了苏伟老师的老年护理团队，在护士长吴凌老师的指导下参与临床一线老年护理工作，更加深入地了解了"一切为了病人"的中山精神。通过基础课以及各种生理、生化、组胚、解剖等专业课的学习，吸氧、抽血、吸痰、导尿等专业技能的练习，我逐渐了解到护士并不只是打针发药，护理职业背后需要丰富的知识储备和娴熟的专业技能；随着学习的深入，再接触到护理研究后，更是让我看到了护理研究范围的广度和护理发展的速度，进而发现护理不仅是一门单纯的学科，更是一门包罗万象的科学；进入临床实习参与到护理的实际工作中后，发现临床护理工作和"象牙塔"中书本上的护理知识又存在非常多的不同，护理工作不仅需要大量的实践操作，在大量的实践操作背后有很多专业知识的支撑还有更多的规章制度在规范着我们的护理行为，看似简单的护理工作蕴含着大量专业知识的积淀。当我毕业后成为一名真正的护士时，护理这个职业又一次改变了我的直观感受。作为一名在老年病科病房工作的新护士，我进一步融入中山医院临床护理工作后并感知到了一个更精细更立体的护理人。

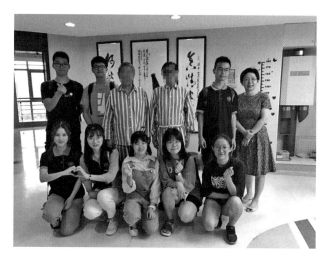

走进老年护理实践活动

二、 以患者为中心，提供优质整体护理

中山医院老年病科成立于 1989 年 7 月，由我国著名心血管病学家和老

年病学家诸骏仁教授创建,是我国最早成立的老年病科之一。科室目前有9个病区、1个门诊共10个护理单元,250余张床位,以老年疾病的综合诊治和护理为主要工作内容,坚持"一切为了病人"的中山精神,以为老年患者提供优质的医疗护理服务、保障老年患者的健康为首要工作目标。老年病科的收治对象大多是年老体弱、自理能力差的老年患者,在以患者为中心的工作理念下,老年病科培养出了一支具备丰富的护理专业知识、精湛的护理操作技能、良好的护患沟通能力的全能护理团队。随着年龄增长,机体功能减退,老年人会产生一系列病理、生理、心理变化,术后更容易出现各种应激反应和意想不到的并发症,导致老年人手术风险增大。我们老年病科护士在吴凌老师的带领下,针对老年人特殊的病理生理特点,正确有效地开展老年人围手术期护理。在老年人日常护理工作中,往往存在很多矛盾点,比如和听力退化的老年患者交流时必须提高音量才能让患者听清护士传达的信息,但大音量的交流过程往往会留下态度不好的印象,在工作中我们锻炼了保持两者的平衡并呈现尊重且热诚的态度的基本功;再比如老年患者活动与跌倒的矛盾,老年人需要保持适量的运动,但这会大大增加其跌倒的风险,做好老年人活动前的评估,保障运动安全和防跌倒也是我们重点关注内容。此外,老年人还存在如年龄增长带来的衰弱、视力减退、营养不良等方面的护理难题,面对老年护理的种种困难,老年护理人始终秉持着以患者为中心、以老年患者受益的理念,为患者提供优质的专业护理服务和心理健康支持,尽力满足患者的合理需求、帮助患者解决遇到的困难,使我们的老年患者在需要帮助和支持时有所依靠。

三、 注重人文关怀,共建和谐护患关系

由于老年病科收治的患者或多或少存在着适应不良或思想负担重等问题,需要护士给予更多的人文关怀和更为耐心细致和无微不至的照护,我们举办了"内化于心、外化于行"的护理礼仪培训班,进一步提高护理沟

通技巧,同时我们还特别创办了"慧沟通心灵工作室",让我们的护理人员有倾诉、沟通和学习的地方,在为患者提供人文关怀的同时,也让我们护理人员能够在充满人文关怀的环境中学习、工作和成长。

在科室以患者健康为首,落实精细化护理、个性化护理和人文关怀下,科室的护理工作得到了患者充分认可,患者们尊重医护人员并积极配合医疗护理工作,护患之间合作、交流、支持,形成了医护患共同决策、共同参与的实践氛围。在病房的走廊墙壁上挂满了患者赠送的书法和绘画作品,让病房的氛围看起来充满书香气、温文尔雅。

患者和护士之间形成了一种互相帮助和支持的关系。当我们的患者需要帮助时,我们是救死扶伤的专业护士;而当我们在工作生活中犹豫彷徨时,身边的老人又会根据他们资深的阅历、丰富的知识和生活经验给予我们帮助和开导,成为我们人生道路上的导师。我们之间相互依存,共同构筑和谐的护患关系。

四、 着眼老年实际需求,开展护理前沿研究

除了完成病房的日常护理工作,我们护理团队以老年人的实际需求为重点,以健康中国为大目标,以老年衰弱、老年代谢、老年营养、老年康复等诸多老年人群关注的内容为方向,与时俱进开展了相关的护理研究,获得上海市卫健委、徐汇区科普创新、复旦大学、中山医院等各级多项护理研究项目,开展了"老年安宁疗护重要薄弱学科项目""让我们一起照顾好家里的老小孩""老年意外伤害预防及安全照护系列推广""基于远程移动终端成人疲劳预警管理程序的构建及应用研究"等多个课题研究项目,复旦复星"基于 FRIED 评估对住院老年患者术前衰弱管理策略的构建和应用研究"等多项课题;获得了国家级继续教育课题"老年安全照护与积极老龄化护理新进展",将老年相关问题做了整合和传播;根据老年患者需求着眼实用新型专利及专利转化,专利包括老年人专用智能腕带、老年人专用的智能手杖、动静脉置管的护理衣袖、老年人专用的智能保护

垫等。

在关注老年健康的过程中团队也收获了不小的成果：近年在核心期刊发表老年相关论文 10 多篇；获得上海市优秀科普作品奖、老年学术大会优秀论文奖、复旦大学中山医院精神文明创新奖、金点子奖、临床护理技术应用推广奖；获得老年照护相关实用新型专利 12 项，专利转化 2 项；代表我院参加医院品牌故事交流演讲二等奖；上海市护理质量持续改进二等奖；持续质量改进项目——呵护圈更是获得全国一等奖的荣誉。这些基于临床需求和临床问题的研究成果，也回馈于临床，提升老年护理质量，解决和满足老年患者的实际问题和需求，最终服务于老年护理工作和老年患者。

五、 响应患者科普需求，走出医院面向社会

苏伟老师带领团队成员走出医院，面向社会，最大程度地帮助老年人群，为老年人安享晚年生活提供系统科普知识。在主编科普书籍的基础上，苏伟老师团队参与电视台科普活动、上海书展活动、社区公益科普活动……借助各种传媒，教会老年人群如何正确进行慢性病管理，居家安全照护，各类突发意外伤害的预防和处理。为"积极应对老龄化的概念"，我们将多年的护理经验进行整理、总结和归纳，出版《让我们一起照护好家里的老小孩》，并受上海科学技术出版社"60 岁开始读"科普教育丛书编委的邀约，出版科普书《居家晓护理》。在举办的"家有一老，如有一宝，居家照护中山专业护理来指导"的上海书展主题宣传活动中，有老年朋友反馈："写得真的是细致入微，文字简洁明了、通俗易懂，现实指导作用很大！"

我们团队在中山医院党委的领导下，成立了全部由护理人参与的公益组织"爱馨社"，不定期地去到社区、养老院、企事业单位开展公益科普活动，为老年人普及相关的科学知识。活动现场我们针对不同的人群通过讲课、小品、讲故事的方式进行知识普及，所有的科普作品全部由老年病

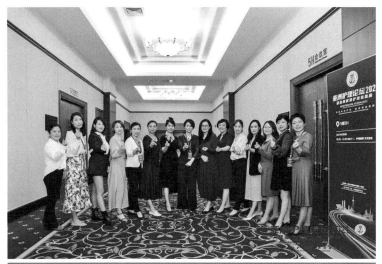

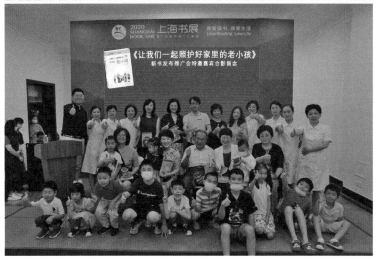

老年护理团队开展的系列活动

科护理人员结合临床经验编写并演绎。此外，我们还参与了上海电视台的节目录制，将知识传播给更多老年人群。为了更好地普及老年健康知识，我们创办了中山医院老年健康园公众号，撰写了多篇科普文章，并在《老年健康报》上发表。我们还通过自媒体发布科普视频，内容聚焦老年人日常生活中的常见问题和切实需求，如老年人误吸、发热、跌倒的家庭急救和处理方法、老年人喂饭指导、皮肤外伤的自我处理等，提炼老年日常起居生活照顾要点及不良事件的预防等知识，真真切切让老年人从中受益。

（季单单）

跨越数字鸿沟　构建温情社会

　　从小灵通到智能手机，从现金支付到扫码支付，信息技术的每一次进步都使人们的生活更加便捷。可当年轻人在尽情享受着科技带来的便利时，老年人却因无健康码乘地铁受阻，因不懂操作而导致线上挂号难，诸如此类的新闻频频流出，中老年群体仿佛与小灵通、现金一样，成了数字时代的淘汰品。难道中老年人与信息技术的鸿沟，注定无法跨越吗？

　　在数字化健康服务快速发展的背景下，我牵头复旦大学信息无忧实践队，积极响应国务院办公厅《关于切实解决老年人运用智能技术困难的实施方案》，以及上海市发布的将信息技术融入老龄工作的政策，于2021年暑期开展了"携手跨越数字鸿沟，助力构建温情社会"主题的实践活

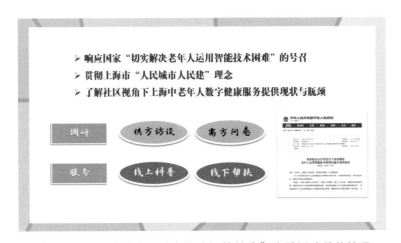

"携手跨越数字鸿沟，助力构建温情社会"实践活动总体情况

动，深入调研了解上海市中老年人数字健康服务的利用困境，并落实服务，进一步探寻其解决对策。

一、 数字健康服务与老年人真正的需求匹配吗

实践的过程不是一帆风顺的。在筹备阶段，我们并不清楚如何选取研究角度、如何确定调研的机构和人群。后续在团队的不懈努力和老师们的指导下，我们开展了专题小组研讨 16 次，克服了这些困难，并完成了实践的思路设计、研究设计、访谈提纲及问卷设计。

前期调研中，我们访谈了上海市徐汇区、嘉定区、闵行区的 9 家机构 24 名工作人员。访谈发现，目前数字健康服务与老年人的真实需求并不匹配，供需双方都存在能力和支持不足的问题，许多老年人没有具备熟练使用智能设备的能力，而很多新技术的推出也没有很好地考虑到老年人的实际情况。

同期，我们线上发放、回收 458 份问卷。问卷结果显示，即使在上海这样的城市，数字健康服务覆盖率仍然不高，超过六成的老人认为获取健康信息困难，缺乏相应的技术指导，获取服务仍存在困难。

二、 如何提高老年人的信息获取能力

为了提高老年人的信息获取能力，我们制作并发布了线上微课，分为四类六篇内容。"你问我答"栏目聚焦于解答中老年人使用智能手机的常见问题，如字体太小怎么办、什么是"码"等；"小方块教学"栏目则帮助老年人认识和使用各种手机程序，比如随申办、健康云等；还有"移动助医"栏目介绍了"微信"和"微医"两种常见的在线挂号平台；"慢病科普"栏目旨在传播健康知识，促进老年人形成健康生活习惯，比如帮助中老年人认识什么是慢阻肺。

与此同时，新的难题又悄然出现。如果公众号只在校园内传播，传播对象受到很大限制，如何扩大公众号影响力，让线上服务惠及更多老年人

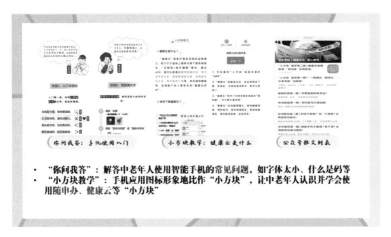

- "你问我答"：解答中老年人使用智能手机的常见问题，如字体太小、什么是码等
- "小方块教学"：手机应用图标形象地比作"小方块"，让中老年人认识并学会使用随申办、健康云等"小方块"

提高老年人信息获取能力的各类途径

成为亟需解决的问题。于是，我们设计了公益周边物品，力求精美实用，包括环保袋、药箱、挂钩等。公益周边物品上附有公众号的二维码，老年人及其家人扫码即可享受线上服务，方便实用。

我们共计开展线下阶段性服务 70 人次，服务时长 48 小时。其中，在社区里提供一对一、面对面的线下服务时，分发了我们设计的公益周边物品，耐心解答老年人手机使用问题，得到了老年人的一致好评。

有些老年人一开始学习的意愿并不强烈、担心自己学不会，我们耐心地解释二维码的用处，通过准备这样的小礼物给予老年人鼓励和支持。此外，老年人的家人们如果有机会扫码看到实践队的科普推送时也会有所触动，意识到原来长辈们需要这样的指导，家人们也可以行动起来帮助身边的老年人摆脱技术使用困境。

三、 与疾控和社区卫生服务中心合作

我们汇总完成了 23 万字 400 页的报告册，作为实践过程与收获的一个集中体现。此外，我们也尝试让项目的成果更加落地。基于在调研中发现的最为突出的问题，针对目前主要的服务主体——上海市相关区疾控和社区卫生服务中心，提出了相应的政策建议。

相关区疾控中心表示将支持我们继续开展相关研究和实践。新学期，我们已在《徐汇健康报》上开设系列科普专栏，并将通过线下报友会、老年活动中心提供人群的分类指导服务并开展服务需求调查，从徐汇区逐步扩展到全上海市，惠及更多中老年人。

同时，我们还收到了来自相关社区和区疾控中心的感谢信，这更坚定

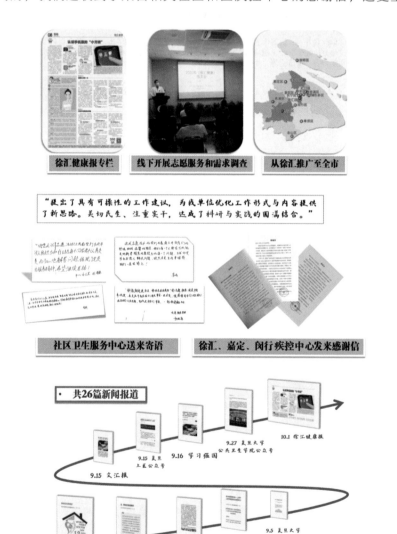

实践团队研究成果

了我们学以致用、知行合一的信念。在社会影响方面，实践项目累计获得宣传报道 26 篇，其中包括《文汇报》、"学习强国"等知名媒体。

四、 知行合一，服务人群

回顾全程，我们总结了本次实践的亮点，实践队员中有 60％ 是党员，实践项目在党旗领航下，党员带动群团，同时融合科学研究与志愿服务。而最为重要的是，我们从开始就没有仅仅将本次实践视作一个短期项目，从始至终在探索长效机制。"博学力行、求索真知；进而以真知为指引，笃志践行"是我们的坚守。

我们一边总结一边反思，实践中形成 9 000 字的队员感想，大家都有所成长、有所收获。

实践与科研是相辅相成的。科研与实践的初衷都是让人民生活变得更美好。没有科研的积累，我们无法建立起清晰明朗的实践框架；反过来，没有实践当中的亲身感受、亲眼所见，我们也不能更好地理解书本所学、将第一课堂的"知"、第二课堂的"行"有机地结合起来。

通过实践活动，一代代复旦青年、上医学子切切实实地响应国家政策的需求，参与基层治理，解决实际问题。希望有更多的同学可以加入为人民服务的队伍中去，努力成为"胸怀国之大者"。

（王佳韵）

第三十三章　跨越数字鸿沟　构建温情社会

调研报告

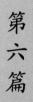

第六篇

第三十四章

慢性病防控的问题与对策

一、 实践背景及研究问题

近年来，威胁中国人群健康的危险因素谱和疾病谱发生了重要转变。慢性非传染性疾病已经成为导致中国人群死亡和疾病负担的重要公共卫生问题，也对社会经济的可持续发展构成威胁。2016 年《"健康中国2030"规划纲要》首次提到对慢性病的综合防控，2017 年初的《中国防治慢性病中长期规划（2017—2025 年）》强调要加强对慢性病的预防和控制。在"政府主导，跨部门和社会参与"体系目标的建立下，各地纷纷开展对慢性病管理的实践和探索。

2015 年 11 月 29 日，《中共中央国务院关于打赢脱贫攻坚战的决定》发布。习近平总书记强调："甘肃要把脱贫攻坚作为全省的头等大事和第一民生工程来抓"。甘肃省定西市通渭县位于甘肃中部，2017 年被列为全省 23 个深度贫困县之一。本研究旨在了解脱贫攻坚背景下农村地区医疗资源分布情况及医保报销现况，重点关注农村地区慢性病患者（以高血压、糖尿病为主）血压、血糖监测及控制现状，以便发现农村地区慢性病患者疾病管控存在的问题，为总结、推广农村地区家庭医生签约管理措施提供经验。此外，积极对慢性病高风险人群进行健康宣教，对农村地区疾病预防和慢性病管控起到促进作用。

二、 实践方案及实践方法

本次社会实践以实地调研的方式开展，在实践开展前，查阅相关文献，了解当地慢性病大致情况，明确研究方向，明确慢性病管控方法及宣教内容。实践主要以访谈和入户走访的方式开展。

我们采访了甘肃省通渭县卫健局相关工作人员和孟河村村医，以了解在脱贫攻坚背景下，农村地区医保报销现况，脱贫攻坚前后城乡基本医疗保险报销比例的改变，以及这些改变对百姓生活的影响，自脱贫攻坚以来慢性病相关政策的变化，当地慢性病患者对这些政策的反响情况以及此类政策对慢性病管控的影响，农村慢性病患者血压、血糖控制现况及家庭医生签约管理现况，定点医保药房的确定、医保范围内药物的确定等问题。

通过入户走访的方式，我们给高血压患者测量血压，给糖尿病患者测量血糖，根据登记接受采访患者的基本信息（姓名、性别、年龄、文化程度、职业、家族史）、所患疾病、确诊时间，以了解患者身体基本状况 ［特殊症状、身体质量指数（BMI）、血压、血糖］，并对患者与疾病相关的日常习惯进行记录（如摄盐量、吸烟、饮酒、运动、心理状况），关心脱贫攻坚以来慢性病患者的家庭医生签约现状、医保报销状况。

三、 实践成果、影响及建议

根据慢性病患者走访和基层医疗工作者的交谈结果，我们总结了当地农村地区慢性病管理普遍存在的一些问题，并在查阅资料后给出了具有针对性的建议。

1. 访谈及走访对象基本情况介绍

甘肃省通渭县孟河村慢性病患者的基本情况：目前患有高血压者65 人，患有糖尿病者 3 人，该群体已经全部签约了家庭医生，由乡村医生负责定期走访，为患者测量血压、血糖并给出相应建议。在通渭县，整个通渭县重点针对慢性"四病"组建完善家庭医生签约服务团队，做实做细家庭医生签约服务工作，签约管理慢性"四病"患者29 769人（其中建档立卡贫困人口10 550人），高血压26 007人（其中建档立卡贫困人口9 039人），糖尿病2 150人（其中建档立卡贫困人口657人）。

2. 村民慢性病情况与 BMI 的关联分析

在入户走访了当地诸多慢性病患者家庭的基础上，我们了解了每个患者的具体情况，并针对性地提出相关建议，进行健康宣教。同时，我们结合村卫生室各个患者基本信息使用 SPSS 进行 Pearson 相关分析后发现，BMI 与年龄和患者血压有统计学意义上的相关关系。详细情况见表 34-1 至表 34-4。

表 34-1　甘肃省通渭县孟河村高血压患者收缩压与年龄的 Pearson 相关分析结果

项目	平均值	标准差	年龄	收缩压
年龄	13. 58	8. 20	1	
收缩压	8. 32	6. 08	0. 26*	1

*P<0. 05；**P<0. 01

表 34-2　甘肃省通渭县孟河村高血压患者收缩压与 BMI 的 Pearson 相关分析结果

项目	平均值	标准差	年龄	收缩压
BMI*100	29. 94	18. 02	1	
收缩压	8. 32	6. 08	0. 51**	1

*P<0. 05；**P<0. 01

表 34-3 甘肃省通渭县孟河村高血压患者舒张压与年龄的 Pearson
相关分析结果

项目	平均值	标准差	年龄	收缩压
年龄	13.58	8.20	1	
舒张压	6.13	4.05	0.32**	1

$^* P < 0.05$；$^{**} P < 0.01$

表 34-4 甘肃省通渭县孟河村高血压患者舒张压与 BMI 的 Pearson
相关分析结果

项目	平均值	标准差	年龄	收缩压
BMI*100	29.94	18.02	1	
舒张压	6.13	4.05	0.30*	1

$^* P < 0.05$；$^{**} P < 0.01$

由以上可知，该地区慢性病患者的血压控制情况主要与患者的年龄、BMI相关。因此，我们对患者的主要建议是从饮食和运动两个方面入手，控制 BMI，从而达到控制病情的效果。

3. 走访村民发现的主要问题

（1）老人数量多、增长快，慢性病患病率高。在我们走访的过程中，慢性病患者以老年人为主，其中多为农村空巢老人。随着城镇化的持续发展，因子女外出求学、异地婚配、务工等，农村空巢老人数量多、增长快，使得高血压、高血糖这些"富贵病"的发病率在农村持续升高。即便很多老人具有一定的自理能力，疾病及其引起的并发症、常年患病带来的心理压力等已经成为降低农村空巢老人生命质量、影响其健康生活的主要原因。

（2）患者自身健康意识不足。虽然农村地区目前医保覆盖率高达近100%，但多数患者因行动不便、就诊不便等原因，常常选择"小病忍、大病拖"的消极应对方式，疾病恶化后通过正规就医途径寻求优质医疗服务资源的意愿也较低。另外，我们调查发现，当地大部分患者受教育程度低在一定程度上制约着慢性病的健康观念和营养认知水平。他们获得和理解健康知识的能力十分有限，以至于对健康的概念和许多疾病的防治没有科学的认知，对自身健康的关注度和对常见慢性疾病的辨识度都比较低，更缺乏积极进行自身健康管理的意识，极易成为慢性疾病的高危人群和长期受害者。慢性病患者患病后，有些需要终生服药，而在行动力受限、理解力和记忆力减退、药物安全认识不足、亲属和社会支持缺失等因素的综合作用下，多数患者在慢性病治疗过程中服药依从性较差，有误服、漏服和自行停药等不正确的服药行为表现，"选择很不舒服时再就诊或服药"的情况非常普遍，部分患者只有在发生了严重的并发症如脑卒中后才意识到规律服药的重要性。

（3）农村慢性病患者在基层医疗机构就诊率低。过半数农村慢性病患者选择去县级医院和二级医院就诊。农村基层医疗不被信任的根本原因如下：其一，缺乏纵向整合医疗资源的具体政策，造成农村基层医疗人员不足、素质不佳、设施落后。其二，农村地区的交通问题也是阻碍慢性病患者就诊的重要因素，当地的硬化路建设近两年刚完成。此前，交通不便，患者如果因为取药等问题去往村卫生室，需要花费大量时间，因此很多患者选择小问题能拖则拖，不去就诊，直到出现严重并发症，再去县级医院住院治疗，这也在一定程度上导致了基层医疗机构就诊率低的现状。

4. 访谈基层医务工作者的主要结论

在三位受邀采访的基层工作者中，孔医生是孟河村唯一一位村医。十几年来，一直是他一个人负责村里所有人的基本健康问题，孔医生要兼顾看病、分诊、随访、宣教、整理资料等多项工作。

杜荣：2015年家庭医生签约服务在北京试点，国家卫健委于2018年进行推广实施，目前孟河村的家庭医生签约现况如何？百姓反响如何？

孔医生：家庭医生推广在农村而言，是为提高农村居民的健康水平，发挥家庭医生健康守卫的作用，需要家庭医生和患者共同协作配合，本着互惠、互利、自愿的原则，签署《通渭县家庭医生签约服务工作手册》。家庭医生服务内容包括送医上门、健康教育、送人就医、转诊服务、政策宣讲、康复指导、健康咨询、落实慢性病管理、落实兜底保障政策等，根据具体对象的健康状况和生活方式，进行个体化的健康规划和干预措施。签约人员包括省级专家、县级专家、乡级医生、村级医生及监督人员。市级医生针对大病进行治疗如慢性阻塞性肺疾病、宫颈癌等疾病；县级医生对已产生并发症的慢性病患者进行每年最少 4 次随访；村级医生对症状较轻的患者进行健康管理。目前，实行一人一册的签约管理，本村已经实现100％家庭医生签约。起初，老百姓对这个项目比较抵触，推广体检过程配合也不好。随着 2018 年高危人群疾病筛查的推广，乳腺癌、宫颈癌等疾病的患者早期筛查确诊，实现疾病的早期治疗，患者预后均不错。现在只有极少数人不配合体检、慢性病管控等医疗措施，但总体而言，家庭医生签约管理制度反响还是不错的。

何晓宇：当地慢性病的发病率如何呢？主要存在什么问题呢？

孔医生：就孟河村而言，高血压发病率明显高于糖尿病发病率，就目前我管理的慢性病患者而言，高血压患者有 68 位，糖尿病患者有 5 位。对大部分老百姓而言，尤其一些高龄患者，文化知识水平较为有限，对疾病的认识不够，依从性差。在症状较为严重时服用过量药物的现象偶有发生，也有长期不服用药物导致脑梗等并发症出现后才认识到规律服药的重要性。农村地区的慢性病管理、慢性病宣教可谓是任重而道远。

杜荣：那么高血压、糖尿病这些可以在村卫生所确诊吗？还是需要到县级医院方可确诊？

孔医生：至少 3 次在非同日静息状态下测得收缩压 ≥ 140 mmHg 和（或）舒张压 ≥ 90 mmHg 可诊断高血压，一般情况下村卫生所即可确诊。糖尿病患者可在村卫生所测量血糖，包括随机血糖、空腹血糖等，但村卫生所尚不能测量糖化血红蛋白。一般情况下，当村卫生所发现患者有血糖升高的情况，会进一步随访，不同日多次测量患者血糖，并转诊患者前往上级医院进一步就诊，一则明确诊断，二则调整用药。

何晓宇：慢性病患者一般情况下来村卫生室的主要目的是什么呢？

孔医生：慢性病患者来卫生室最主要的目的还是配药，诸如高血压、糖尿病等疾病需要规律服药，而村卫生室是农村患者最方便前往的就医之处。现如今针对慢性病村卫生室基本可以满足其用药需求，且大部分药品在医保范围之内，取药过程直接现场结算、现场报销，患者实际花费较少。除此之外是实现分级诊疗，慢性病患者起初在村卫生所发现症状，可进一步前往上级医院就诊。

杜荣：站在您的角度上，您认为当地慢性病管控现状如何？

孔医生：我认为当地慢性病管控随着家庭医生签约管理的推行，慢性病管控方面较前有明显改善，大部分患者可以规律服药，并控制血压。但当地患者自主测量血压的意识不强，很少有患者可以坚持自我监测血压、血糖，其血压、血糖的控制主要依赖于家庭医生上门走访。要实现慢性病的良好管控，需要政府、医生、患者及其家庭的共同重视，对农村地区而言，提高患者对慢性病的认识则极为重要。

孙云钧、刘转红是当地卫健局、医保局的主要负责人。

何晓宇：在脱贫攻坚背景下，针对慢性病这方面有什么相关的政策吗？

刘老师：对于特殊门诊手册，患以下46种慢性特殊性疾病的可以办理特殊门诊手册，每季度到相应的医疗机构进行报销。其中，1类（7种）包括：尿毒症透析治疗（慢性肾衰竭腹膜透析、血液透析及非透析阶段）、再生障碍性贫血、血友病、系统性红斑狼疮肾损害、恶性肿瘤放化疗、白血病、器官移植抗排异治疗；2类（13种）包括苯丙酮尿症（18岁及以下儿童）、精神分裂症、抑郁症、躁狂症、慢性肾炎并发肾功能不全、肝硬化（失代偿期）、脑瘫、心脏病并发心功能不全、心脏瓣膜置换抗凝治疗、急性心肌梗死介入治疗术后、强直性脊柱炎、重症肌无力、股骨头坏死；3类（19种）包括高血压病（Ⅱ级及以上）、脑出血及脑梗死恢复期、风湿（类风湿）性关节炎、慢性活动性肝炎（含乙、丙型肝炎的抗干扰素治疗）、慢性阻塞性肺气肿及肺心病、糖尿病伴并发症、椎间盘突出、慢性盆腔炎及附件炎、耐药性结核病、癫痫、甲亢、克山病、大骨节病、布鲁氏菌病、支气管哮喘、血小板减少性紫癜、重症帕金森病、老年痴呆症、艾滋病；4类（7种）包括黑热病、克汀病、包虫病、氟骨症、砷中毒、疟疾、普通肺结核。已领取门诊慢性病卡的参保居民，可以享受如下报销政策：不设起付线，在年度限额内按照政策范围内费用的70％报销，超过年度限额的部分不予报销。其中：1类尿毒症透析治疗（肾衰竭透析治疗）年度累计限额为6万元，其他疾病为2万元；2类苯丙酮尿症儿童年度累计限额为1.4万元，其他疾病为1万元；3类疾病年度累计限额为0.3万元；4类疾病年度累计限额为0.2万元。组建家庭医生签约服务团队，做实做细家庭医生签约服务工作，重点对慢性"四病"（高血压、糖尿病、重性精神障碍、结核病）签约服务做到应签尽签，同时，开展上门巡诊、健康教育和健康咨询，帮助贫困群众不得病、少得病，得了病能够得到及时诊治。

杜荣：目前怎样的药物能够被划入医保范围内？针对慢性病的药物划入医保的比例如何？

刘老师：为更好地满足临床合理用药需求，被纳入医保范围的药物目录处于动态调整状态。针对慢性病的药物虽然不能说全部都在目录中，但大部分常用药都被纳入该范围了。

何晓宇：乡村医生反映，因为医保药品在不同级别医疗机构的下放限制，导致部分急症患者不能在村卫生室得到处理，需要前往上级医院就诊。以急性胃痉挛为例，只要注射维生素 K_3 及6542这两种药即可缓解，但由于村卫生室不允许配备这两种药，很多村民只能赶往县级医院就诊，路上花费时间长、也会耽误急救效果。为什么会有如此严格的药品限制？可否针对某些急诊问题调整药品限制，将部分药品进行下放？

刘老师：目前规定村卫生室必须配备的药物有80种，能够使用于大部分情况；至于急性胃痉挛这样的急救情况，村医能够发挥的作用主要在转诊方面，如果将相关药物下放至村级，虽然很多村医有相应能力，但无法承担相应风险，出于安全方面的考虑，政策做出了一些调整，如现在门诊不允许乡村医生输液或是中药制剂的皮下注射等。

基于访谈结果我们得出，慢性病管控及家庭医生制度方面在我国农村地区已经有了较大改善，但仍然存在一些问题，这一定程度上也是因为当地医疗资源匮乏，专业健康管理人员不足所致。整体而言，农村的医疗资源仍旧非常有限，"救已病"的优质医疗资源本就匮乏的情况下，"治未病"的人力资源更是难以得到保障。虽然，国家委托城乡基层医疗卫生机构向老年人（界定为65岁以上居民）免费提供健康状况评估、健康体检及健康教育与指导等健康管理服务，但农村地区患者在这方面的参与并不多。其一，知识的贫乏限制了他们主动获取医疗资源的积极性，部分患者甚至不配合家庭医生的工作。其二，我国慢性病管理的人力储备不足，从事一级预防、健康管理的专业人才短缺，基层医疗卫生机构的作用得不到充分发挥，预防为主的卫生方针缺乏全面落实的基础；在本次调研中发现在孟河村八个社的范围内，只配备有一名村医。村医作为家庭医生签约制度中重要的一环，任务十分繁重，很难兼顾每一位患者的身体情况。

5. 对当地医疗问题的建议

（1）加强基层卫生服务人员的培训。进一步完善基层医务人员的培训制度，开展系统且有针对性的培训，如通过多途径自我完善等方式，开展各级培训或到上级医疗机构开展轮转进修，从而增强乡村医务人员的技术水平与业务素质。

（2）进行有效的健康宣教。健康宣教的最终目的是改变民众的行为。我们需要加大健康教育方面的投入，通过广播、电视、报刊等媒体，结合健康教育，加强对农村居民的宣传力度，尤其需要加强对农村中对高血压、糖尿病等慢性病的宣传讲座，提高居民的健康意识。

（3）积极干预高危人群、做好患者疾病管理。在针对慢性病的问题上，预防永远比治疗更有效。因此，针对高血压、高血糖及血脂异常等采取综合危险因素干预，能获得更好的效果。需要通过多种途径提高高血压、糖尿病的发现率，同时规范和加强慢性病人的管理，提高其控制率，预防心脏病和脑卒中等并发疾病。

（杜荣）

第三十五章

家庭医生的签约与服务

一、 实践背景及研究问题

2016 年 5 月 25 日，原国务院医改办、原国家卫生计生委、国家发展改革委、民政部、财政部、人力资源社会保障部和国家中医药管理局共七部委联合制定《关于推进家庭医生签约服务的指导意见》并通过中央全面深化改革领导小组审议，印发至全国各省市。2018 年 9 月 29 日，为提升家庭医生签约服务规范化管理水平、促进家庭医生签约服务提质增效，国家卫生健康委员会、国家中医药管理局出台《关于规范家庭医生签约服务管理的指导意见》。

家庭医生签约制度是我国基层医改的重要抓手，对于转变基层医疗卫生服务模式、促进卫生资源下沉、引导群众合理就医具有重要意义。家庭医生团队主要由家庭医生、社区护士、公共卫生医师（含助理公共卫生医师）等组成，二级以上医院应选派医师（含中医类别医师）提供技术支持和业务指导。《关于规范家庭医生签约服务管理的指导意见》指出，要逐步实现每个家庭医生团队都有能够提供中医药服务的医师或乡村医生，有条件的地区可吸收药师、健康管理师、心理咨询师、社（义）工等加入团队。

现有研究发现，我国当下家庭医生签约服务制度仍存在一些问题，主要包括：基层医疗卫生资源数量及质量不高、居民对签约服务的接受度不高、全科医生培养与培训机制不健全、考核激励机制欠缺、医保支付机制导向性不强、沟通宣传机制和信息化建设不完善等。

实践主要面向社区卫生服务中心相关管理者、社区家庭医生、接受家庭医生治疗的患者和普通居民等，立足于当前家庭医生制度在各地的具体落实情况，探究家庭医生制度的实施对我国居民日常生活的影响及对家庭医生工作活动的影响，研讨制度实施过程中出现的问题及其解决办法等。此外，通过该实践可增强队员对基层医疗体系的了解，深切感受我国卫生健康事业的发展现状。

二、 实践方案及实践方法

1. 实践方案

在实践前期准备阶段中，我们分别完成了小组成立、项目设计、信息收集等准备工作。

2. 研究方法

在实践中，我们采用了文献研究法、问卷调查法、访谈法和实地考察法。

（1）文献研究法：查找国家对家庭医生制度的指导文件以及上述两地的区域政府文件。通过分析讨论，比较区域在贯彻中央政府总体指导精神的前提下，各地家庭医生制度具体落实政策的差异性和相似点。

实践队还通过"上海徐汇-政务公开""上海徐汇-斜土街道"等网站，以及"斜土 e 家""斜土医务社工"等微信公众号对实践地进行初步了解。

（2）问卷调查法：分别面向家庭医生和普通社区居民发布线上调查问卷，收集相关信息。

（3）访谈法：在寒假期间，实践成员前往上海市徐汇区进行实地调查走访，分别面向家庭医生、普通居民和社区卫生服务中心工作人员进行针对性访谈，实地了解当地家庭医生制度的发展现状。

（4）实地考察法：在分别前往上海市徐汇区实地调查走访中，通过对当地社区卫生服务中心工作人员工作情况，以及家庭医生对居民治疗工作的考察，切实了解家庭医生制度的实施情况。

三、实践成果、影响及建议

1. 访谈对象基本情况介绍

斜土街道社区卫生服务中心医务科，刘女士；江南新村社区卫生服务站，章医生；日晖六村社区卫生服务站，余医生；复旦大学临床医学五年制本科生，杜学长。

2. 家庭医生制度探索及实施过程

上海市的家庭医生签约制度推行比较早。

章医生：最早推行的话大概是 2011 年开始。它有两个版本，之前是家庭医生制度推广的 1.0 版本，目前是 2.0 版本。以前这里是一个二级乙等医院，当时上海市市区责任到街道。那时候徐汇区大概有 13 个街道，每个街道都要有 1 个社区卫生服务中心来承担自己街道的一些基本的医疗卫生服务。斜土街道没有社区卫生服务中心，于是这里就从一个二级医院变成一个社区卫生服务中心。开始推的是第一版的家庭医生签约制度，那时候是整个家庭以户为单位来签约家庭医生，户主作为代表。大概到了 2017 年又推出了以每个居民为单位签约的家庭医生制度。

余医生：上海的家庭医生签约制度做得非常早，从 2005 年就开始尝试。斜土街道社区站点以前是一个二级医院，后来根据社会需求，从二级院转型到一级医院去做一个更接近群众的诊疗工作。而在全国范围内，家庭医生制度是从 2017 年才开始广泛实施。从硬件条件上说，相较于其他几个卫生服务站，日晖六村其实比较差，但在医疗人员配置上规模比较大，有 5 个医生和 5 个助理，比较小一些的规模是 3 个医生和 3 个助理。除此以外，签约时居民不需要付费，费用由医保、中央政府和地方政府三方面摊付。

3. 家庭医生签约制度

（1）家庭医生签约的模式：

刘女士：签约随时随地进行，患者就诊、医生上门防治时均可签约。开展签约的前几年，电话签约起到了重要的作用。家庭医生签约数量的多少直接和医生绩效、工资相挂钩，遵循"谁签约、谁服务，谁服务、谁得利"的原则。目前正在探索研究的家庭医生制度名为"1＋1签约"工程，目的是缓解三级医院医疗资源饱和状态的现状，促使社区中长期配慢性病药的患者下沉到社区医院，然后进行"1＋1签约"，即签约一个二级医院，一个三级医院，形成处方的延伸。此工程是上海市惠民工程。其优势在于，与去大医院时"看病挂号要排队、付钱要排队、开药要排队，开完药付钱还要排队"相比，家庭医生签约模式节省了相当长的排队时间。

余医生：主推有三方面，一是"长处方"。比如说高血压、糖尿病患者签约以后可以开1~2个月的药量，药量增加可以减少患者往返医院的次数。二是"延伸处方"。由于很多药品社区是没有的，通过签约以后，药就可以通过物流配送。这样一方面能享受国药物流的福利，另一方面价格是按照地段医院的价格，不过前提是患者一定要在二级医院或三级医院就诊过。长处方之外的延伸处方有规定目录，大概几百种药物，患者能够享受此范围的药物福利。三是"预约转诊"。患者在社区医院进行首次诊断之后，可以通过社区医院直接预约到对口的医生门诊，一定量的专家门诊号也会对社区医院开放，为患者提供更优质服务。除此以外还有健康管理和上门看病的服务。健康管理服务是指针对老幼病残等重点人群提供个性化的健康管理的计划，老年人、孕妇、儿童、残疾人、慢性病患者、精神病患者、失独家庭等，都会享受这个计划。针对60岁以上人群会有每年一次的免费健康体检。上门看病服务是针对签约后行动不便的人群提供的上门出诊服务，包括听心肺、量血压、配药等，开处方之后可以是家属自己来拿药，抑或护士送药。上门看病即是签约后最直接的服务——"家庭病床"。

（2）长处方制度及拿药制度的实施机制：

刘女士：在三级医院首次开好药后，其后的用药便可通过家庭医生配药。社区卫生服务中心的药品供应商主要有两家，一家是上药集团，一家是国药集团，药品质量和供货有保障。药品从药房通过物流直接配送至站点，由患者或家属到站点来拿药，对于老年人群，社区还提供送药上门服务。街道大力发展互联网医疗，配合市中心合作建设互联网医院平台。其中除家庭医生外，门诊医生及病床医生均在平台提供服务。当家庭医生碰到一些不能解决的问题和疑难杂症时，能够通过互联网连线咨询其他医院的医生，避免了病人在不同医疗机构之间往返跑的问题。但网络信息互通方面可能仍存在一些问题，因为部分平台是市属平台，医生将问题反映到区里后，需要一定时间区里才能反馈至市里。信息化方面的欠缺还在慢慢改进。

（3）家庭医生的基本工作情况：

章医生：门诊只是工作的一部分，5 天工作里可能门诊只占了 1/4，然后 1/4 是出诊，另外还有一段时间是在做慢性病管理的事情。除此以外还有很多项目性工作，每年疾控都会有比如大肠癌的高危人群筛查、肺癌复发性的准备审查、肺癌高危人群筛查等工作。每个医生门诊时间是固定的，而对于上门问诊，由于患者出门不便，医生需要经常出诊，每一到两星期会上门一次，这个根据患者的病情来决定。预约一般是医生与患者之间的口头预约和网上登记，医生会和患者商量好下一次复诊的时间，从而有效错开一些高峰期，但并不是患者自主预约。

余医生：一开始签约，签约人员都会有一个健康信息档案，包括学历、身高、体重等基本情况。后续根据其诊疗活动，系统会自动抓取，比如体检报告、化验报告、门诊情况等。这种档案信息一开始是纸质版的，后来都改成电子档案，在就诊的时候可以通过关键词搜索，比如姓名，从而获取他们的信息，给问诊提供一个指导。

（4）签约与否与就诊的差别：

余医生：签约的病人能够享受到一个持续性、综合性的医疗服务。相比于专科诊疗，胃痛的病人可能去看消化科的医生，这段时间之后，他不会再跟医生打交道。但是家庭医生签约就会形成一个契约的关系，可能一个月、两个月、两年、三年，患者会与同一个家庭医生来往，医生也会知道患者家庭情况及患者的整个身体情况，所以它是一个持续性、综合性的了解和会诊。这种模式会成为医学的核心，即"以人为中心，以家庭为单位，以社区为范围"，整体形成一个更有活力的、新的运作模式。签约居民的接受度和体验感是比较好的，居民一方面在很多健康诊疗问题上既获得了帮助，又节约了时间。除此以外，通过社区医院的渠道还可以获取更低价格与大医院相同的配药服务。

章医生：签约的好处主要有两个方面，一方面是价格优惠，签约居民可以享受药物价格上的优惠；另一方面是减少时间成本，居民不需要前往大医院进行配药，而是可以通过物流配送，一般上午问诊，下午就可以领取处方药。签约的目的是实现有序的就诊。徐汇区三级医院非常多，医疗资源很丰富，病人通常会选择更好的医院和专科医生。但是不同的医院在不同的专科上有不同的专长，不同患者的病情也是不一样的。签约医生可以引导患者去更适合他的医院进行就诊，以此达到分诊治疗的效果，让医疗资源得到更有效的分配。除此以外，签约医院会给社区医生预留一些专家门诊号，从而给签约居民就诊提供了方便。

（5）医患交流沟通状况：

刘女士：到街道社区就诊的以老年人居多。斜土街道的社区老年患者居多，常住老年人占比约为30％。另外，由于斜土街道地处中心城区，相对于浦东、闵行、松江等郊区年龄分布会更加老龄化。按照联合国的标准：一个地区65岁以上老人达到总人口的7％，即该地区视为进入老龄化社会。斜土街道是一个典型的老龄化中心城区。

余医生：沟通方式线上线下方式都有，线上会通过微信进行一些健康咨询工作。线下由于门诊量庞大，分配到每个病人的诊疗时间大多是5到6分钟，很多更细致的诊断工作不能进行，故一些比较复杂的诊疗会延伸到医患均相对空闲的时间。这种诊疗模式并不是疫情关系导致的，但是疫情使得线上交流的问诊模式更易于被人们所接受。

章医生：医患关系一直不错，因为社区医院并不像三级医院那么忙，患者与医生之间的接触也并不止于门诊接触，在大医院看诊医生可能只见一次，但社区医生会和患者之间有一个更持续、更深入的了解和交流，从而为个人提供更人性化的服务。

（6）签约医生的工作压力：

余医生：缺少预约制度。理想中的家庭门诊可能就是有足够的时间，至少8到10分钟，如果能实行"预约制"，可能患者体验和医生体验都会更好。而目前缺少一个完整的、流通的预约体系，导致线下问诊比较急促和混乱，预留给医生和患者的时间都比较少，沟通时间较为紧张。但又因为很多患者属于老年群体，在电子产品的使用上相对受限，线上预约流程短期内也许很难做到。

章医生：国内的家庭全科医生和国外的家庭全科医生不同。国外的全科医生或家庭医生，一个医生大概分管400～500个居民。但是中国可能目前做不到，因为我们一个医生基本上要签1500～2000人。上海市每千名居民所拥有的家庭医生数量在中国名列前茅，但和国外比这个数量还是不够，所以它不能真正地做到家庭首诊。其次，国内家庭医生分管的大部分还是慢性疾病，健康人群可能没有精力管。一些年轻人没有什么慢性疾病，在签约之后会收到电话来咨询健康情况，但可能并不会纳入管理计划。如果是慢性病患者，大约三个月就会接到一次电话。而在国外的话，家庭医生对居民来说是最密切的一个医生，不光是生病才会得到医生的问诊，在健康状态下，医生也会为患者提供一些健康的知识。这实际上就是预防前移，目前中国现在还做不到，因为工作量实在太大，人力不足。

4. 疫情期间防疫与常规诊疗工作的结合情况

刘女士：疫情防控已经常态化，平时门诊居民需要测体温、戴口罩、亮绿码。由于居民来看病都会带医保卡，通过医保卡也可识别绿码，这是守好第一道门。在医生问诊的过程中，要求医生严格佩戴手套等，看完病人后快速消毒，以上是疫情防控常态化下进行诊疗的防控手段。如果发现发热病人，卫生服务中心有发热门诊，可以转诊。同时，在社区有发热哨点，哨点门诊也是因为此次疫情重新开放的。由于服务中心对口市中心，因此发热病人在哨点门诊做核酸检测后，区里会派车将病人转到市中心，最后在市中心做进一步的检查。

余医生：工作量较大，以今年一整年为例，由于需要疫情防控和日常问诊两头抓，同时从境外回到上海的人群数量很多，从年初到年末就陆陆续续一直在工作。以往只需要参与问诊的工作，但在今年这种情况下还要做疫情防控的工作。此外，因为人力资源紧张，家庭医生可能随时被抽调去隔离点，所以说业务量工作量还是挺大的。

5. 实践小结

通过此次实地调研，我们以斜土路街道为样本，了解到家庭医生制度在上海市徐汇区的落实与开展情况，认识到我国在进行医疗卫生领域改革实践方面的投入，关注到国家对民生发展的决心与实践。

通过线上问卷收集分析整理、线下实地走访调查及文献资料查阅的形式，我们从家庭医生、行政管理工作人员、卫生站实习生、居民等多个角度分析了家庭医生制度的开展情况，感受到家庭医生制度开展给百姓带来的方便与实惠。同时，结合调查研究结果与自身思考分析出家庭医生制度目前在我国开展时存在的一些问题，并尝试提出解决办法和参考建议。

首先，目前家庭医生制度在上海主推的是"1 + 1 + 1"的 2.0 版本。家庭医生制度签约后居民享受的福利政策，主要有三方面：第一是"长处方"，第二是"延伸处方"，第三是"预约转诊制度"。此外还有许多附加优惠，如健康管理，社区的家庭医生会针对老弱病残等重点人群为他们制订专属的健康管理的计划，针对 60 岁以上老年人，社区免费提供每年一次的健康体检和特色服务"家庭病床"。

从治疗的持续性角度而言，居民签约家庭医生后能够享受到持续性、综合性的服务。家庭医生制度则在社区形成了一个"契约"关系，在相当长的时间内居民持续和自己的家庭医生接触，家庭医生不仅对患者的身体健康状况相对了解，同时对患者的家庭情况也比较清楚，实现了"以人为中心，以家庭为单位，以社区为范围"的医疗方式，保证了居民健康医疗的持续推进。

其次，家庭医生日常工作的主要内容，门诊只是家庭医生工作的一部分，每周 5 天工作内门诊约占 1/4，其他工作包括占据大约 1/4 时间的出诊和慢性病管理等项目性工作以及一些预防体检的工作，如糖尿病高危病人的筛查、心脑血管高危疾病的检查、大肠癌的筛查和老年人的健康体检。

此外，和社区居民的日常联系也是家庭医生的工作特色之一。对于近年来备受关注的医患矛盾问题，家庭医生制度在相当程度上缓解了医患之间的紧张关系，促进了医生和患者间的沟通交流，增进了医患间的亲密度。对家庭医生而言，其关注的问题不仅局限于疾病本身，更延伸至患者的家庭情况、日常生活等。家庭医生解决的也不仅仅是治疗疾病和开药物处方，很多时候对于缓解患者的心理问题起到很大作用。目前在中国，家庭医生主要治疗对象聚焦于老人，在空巢老人居多的时代背景下，许多老人因孤独空虚产生的心理压力和心理问题在家庭医生处可以得到极大缓解，家庭医生成为老人的倾诉对象。同时，很多时候家庭医生也成为连接老人和子女的纽带，对增进老人和子女的交流起到重要作用。

最后，尽管实践证明家庭医生制度在上海市徐汇区斜土路街道的社区开展中取得了非常好的成果，为居民带来了极大的便利和优惠，但我们也了解到目前我国家庭医生制度的一些局限性和有待完善的部分。通过与国外家庭医生制度进行对比，我们了解到在我国人口基数大的背景下，国内家庭医生的平均签约居民数较多且服务核心人群主要为老年人和慢性病患者等，无法做到对所有人群健康的全面了解。年轻的居民每年接到家庭医生助理拨打的定期健康询问电话的频率较低，相比之下，慢性病患者等密切关注对象的频率会高一点，得到的关注度更高。

（史高乐）

第三十六章

药品供应的保障与安全

一、 实践背景及研究问题

2017 年 10 月 18 日，习近平总书记在党的十九大报告中指出，实施健康中国战略，其中包含了全面取消以药养医，健全药品供应保障制度。而药品供应保障制度是深化医改的五大基本制度之一，是"三医联动"的重要一环。

本研究实践旨在了解各省市药品供应保障制度的实施现状，探讨药品供应保障制度的发展；对发现存在的一些问题或者不足之处，结合先进地区的经验，提出具有地方特色的建议。本次实践也有助于我们更深入地了解药品供应保障制度的实施现状，思考作为药学专业的大学生怎样为我国药品供应保障做出一点贡献。

二、 实践方案及实践方法

1. 实践方案

本次实践主要采用了线下访谈与线上问卷结合的形式，将小组成员划分为两组：第一组（5 人）在寒假期间回到各自家乡，与当地的相关人员进行访谈，如药店或药房的工作人员、医院药剂科的相关人员、药监局的工作人员等，同时进行实地考察，获取到"一线"的情况及资料；第二组（3 人）在寒假期间通过互联网工具制作在线问卷，回收了具有代表性的问卷样本，并对问卷进行分析。

2. 研究方法

本次实践采用混合研究的方法，包括问卷调查和访谈。

（1）问卷调查方法：

1）研究设计：横断面调查。将收集到的问卷进行分析，呈现当时全国14个省份药品供应保障制度服务对象的反馈情况。

2）研究对象：研究总体来自全国14个省份符合纳入标准的全部人群。

3）样本及样本量：研究样本来自全国14个省份符合纳入标准的人群，样本量为103例。

4）抽样方法：采用随机抽样的方法，在线选取符合纳入标准的人群开展问卷调研，于2021年2月18日至2月22日开展问卷调研。

5）对象选取标准：

A. 纳入标准：①具有正常的中文阅读理解和表达能力；②在了解本研究的相关信息后自愿参与调研，并愿意签署知情同意书。

B. 排除标准：①不接受或中途退出研究的被调查者；②心境或情绪异常、理解与表达能力欠缺者。

6）研究工具：自设问卷"关于药物供应保障制度的调研"。

7）研究场所：互联网调研。

（2）访谈方法：

1）研究设计：质性研究。选取各省市的相关人员进行访谈，获取基层一线资料。

2）研究对象：各省市的药厂人员、药店人员、医院人员。

3）研究场所：线下实地调研，结合电话调研。

三、 实践成果、影响及建议

1. 调研结果

（1）问卷调研对象基本情况：本次调研共计回收问卷 103 份，调研对象所在地域分布于 14 个不同的省份。其中受调查者大多为学生，占比达 87.38％。其余少部分为专业技术人员和商业、服务业人员。具体情况见表 36 - 1 和表 36 - 2。

表 36 - 1　调研对象的地域分布

地区	例数	百分比/%
山西	16	15.53
湖南	15	14.56
安徽	11	10.68
河南	10	9.71
江西	7	6.8
广东	7	6.8
湖北	6	5.83
山东	4	3.88
江苏	3	2.91
上海	3	2.91
辽宁	3	2.91
浙江	3	2.91
四川	3	2.91
北京	2	1.94

表 36-2 调研对象职业构成

调研对象职业	例数	百分比/%
学生	90	87.38
国家机关、党群组织、企业、事业单位负责人	0	0
专业技术人员	3	2.97
办事人员和有关人员	0	0
商业、服务业人员	8	7.77
农、林、牧、渔、水利业生产人员	1	0.97
生产、运输设备操作人员及有关人员	0	0
军人	1	0.97

（2）访谈对象的基本情况：山西省大同市工商局药品采购科人员，山西省大同市思迈乐药店员工，山西省大同市万民药房员工，山西省大同市三医院药剂科人员，山东省临沂市仁和大药房员工，山东省临沂市鲁南制药厂人员，山东省临沂市某医院院长，辽宁省大连市益春堂员工，湖南省怀化市会同县会同医药总店药师，湖南省怀化市会同县人民医院药剂科科长，河南省南阳市南石医院周边药店药师，河南省河南大学附属南石医院工作人员、药师，河南省南阳市卫健委工作人员。

2. 各地医药部门相关人员对药品政策的了解情况

访谈组在山西省大同市、山东省临沂市、辽宁省大连市、湖南省怀化市、河南省南阳市分别就各地医药部门对相关药品政策的了解情况进行访谈调研，结果为不同单位的情况均有所不同。

访谈对象：山西省大同市思迈乐药店员工

陈政阳：您了解咱们现在药品销售政策有哪些？

答：首先是医保，还有就是价格下调。基础药多一些，还有一些处方药和非处方药物，处方药必须是大夫开药方。

陈政阳：那您了解咱们政府有哪些免费治疗药品的政策？关于艾滋病

防治这类特殊药物有哪些政策？

答：结核药免费，还有一部分靶向治疗的肿瘤药，超过一定数量也能免费治疗。艾滋病的政策并不了解。

访谈对象：山东省临沂市鲁南制药厂人员

赵晖：请问 2020 年以来对您工作影响最大的一项药品政策是什么？

答：带量采购政策。

赵晖：您对这个政策有什么看法？

答："4 + 7"带量采购政策，会让医药行业大洗牌。另一方面，这也是"快刀斩乱麻"，能够有效解决药价虚高、医保控费难的问题。带量采购是从通过质量和疗效一致性评价的仿制药对应的通用药品中甄选试点品种入手，国家组织开展药品集中采购试点。

访谈对象：湖南省怀化市会同县会同医药总店药师

宋承誉：请问今年以来对你工作影响最大的一项药品政策是什么，是如何影响的呢？

答：新医改政策对药品零售行业冲击最大。首先，公立医院药品零加成后，不少常规药便宜了，甚至有些药品利润出现倒挂。其次，医院门诊拿药病人明显增多，以致零售药房客流明显减少。

访谈对象：南石医院周边药店药师

孙蒙恩：请问今年以来对你工作影响最大的一项药品政策是什么，是如何影响的呢？

答：医保类相关政策对药店工作影响较大，以处方药硫酸氢氯吡格雷片为例，在加入报销目录前，一小盒 7 片售价 102.5 元，现在报销后价格30 元/盒，极大减轻了病人负担，药店这些药进价售价都会随医保类政策改动发生变化，这是与药店最切身相关的政策。

访谈对象：南阳市卫健委工作人员

孙蒙恩：本地政府有哪些完善现有免费治疗药品政策的方法？

答：抑制艾滋病的部分药物以及肺结核防治的几种药物在南阳全市范

围内免费供应，市卫健委鼓励患者和可能感染者服用。全市各级卫健部门都设立定点机构负责药品发放，并且肺结核检测还会出现在各项体检中（包括高考体检），以防治肺结核。其余免费药品政策没有咨询到。

3. 百姓用药的可及性与实惠性情况

在对各省市的医院和药店相关人员进行访谈后，我们发现，一些与心脑血管疾病相关的药在药店中的销量最高。而关于药品价格，大多数药店的工作人员均表示药品价格比原来有所下降，但仍偏贵，老百姓买药依然有负担。虽然药店中大部分的药都进入医保，但仅限于可以刷医保卡购药，并没有折扣，即使是在医院中购药，也并非所有的药都可以通过医保卡打折，甚至对于同一种疾病（如糖尿病），不同药的折扣程度也不同。一般不会出现药品短缺的情况，但一些畅销药（如心脑血管疾病的药）有时也会出现短缺的情况。

访谈对象：山西省大同市思迈乐药店员工

陈政阳：近年来的药品改革对药店的影响主要体现在哪些方面？

答：价格方面。但是改革力度有限，药品还是偏贵。

陈政阳：是否存在药品短缺的情况？有什么解决方案呢？

答：存在，但是不严重。会有同类品种的药，进行代替治疗。

访谈对象：山东省临沂市仁和大药房员工

赵晖：请问您是否知道药店平时的药品来源？

答：对于药品来源，我们这些药店是公司统一采购的。公司会根据药品情况，比如药品的销量、质量等，然后依据规定去采购。

赵晖：您认为现在药店里的药，是否处于比较惠民的价格呢？

答：药店的药品价格肯定是处于一个比较惠民的价格的。国家出台的带量采购政策使得药品的价格压得比较低，肯定是比较惠民的。

赵晖：您知道药店平时哪些药卖得比较好吗？

答：就是平时老百姓常用的药，比如治疗感冒、呼吸系统疾病的药卖得好一些，还有比如治疗老年人的一些心脑血管疾病、消化系统疾病的也比较多一些。

赵晖：现在药店里药品的售卖价格一般都是怎么制定的？

答：这些都是公司统一定的价格，定价都要根据药监局指定的浮动度来制定，药品价格一般来说不会超过进价的13％。

赵晖：我们都知道现在因为很多药都已经进入医保了，尤其是医院里的一些药，根据医保还可以相应打折，请问现在店里售卖的这些药品中进医保的药有多少？

答：基本上95％以上的药都会进入医保中，一般老百姓常用的治疗心脑血管疾病、消化系统疾病的药都是会进医保的。

访谈对象：山东省临沂市某医院院长

赵晖：请问药品采购一般都是药剂科的采购人员完成的吗？

答：是的。采购时会根据患者需要的药品种类和数量来衡量。

赵晖：医院里的药品会出现供给不足、无药可用的情况吗？

答：一般来说不会。不管是医院还是药店，药品的库存都是非常充足的，不会有到一粒药都没有了才去采购的情况。不过确实有时候，医院里就是没有某种药，但这时一般都是那些比较罕见的病症才会出现。遇到这种情况，我们都会建议病人转院，所以不用担心。

赵晖：请谈一下大家比较关注医院的药品进医保的情况。

答：就以糖尿病为例吧，对于一个糖尿病患者来说，除了注射胰岛素之外，主要控制血糖的途径就是吃药。因为很多治疗糖尿病的药都进了医保，这些药里面，有的药能打五折，有些药折扣就要低一些，但总的来说，还是能省下不少钱。只不过还有一些药是不能打折的，就会比较贵。

访谈对象：辽宁省大连市益春堂员工

张景皓：药店哪些种类的药卖得好？进医保的药是否有折扣？

答：心脑血管的药，现在有很多人有相关疾病。没有折扣，可以刷医保卡。

张景皓：药店药价如何确定？会不会有药价虚高的现象？药价是否

惠民?

答：连锁的药店不会出现这个情况，小药店可能存在。

访谈对象：湖南省怀化市会同县会同医药总店药师

宋承誉：您认为现在的药品价格是否处于惠民的水平？

答：是的。整顿药品市场，降低药品价格是国家的惠民政策之一。比如丁桂儿脐贴，进价 14.20 元，（招）标价 14.00 元；肠炎宁片进价 16.66 元，招（标）价 16.15 元。

宋承誉：贵院是否扩大了基本药物名录并规范了基本药物使用？

答：是的。

访谈对象：南石医院周边药店药师

孙蒙恩：您认为现在的药品价格是否处于惠民的水平？

答：医保涵盖的药物价格确实惠民，但涵盖不到的药物价格仍然较高。那些平常的药物例如感冒药之类，价格基本可以接受，也有不同品牌差别，存在价格浮动。总体来说，药品价格中等稍偏上，加上医保等政策，居民大都可以用上自己需要的药。

访谈对象：南阳市卫健委工作人员

孙蒙恩：本地政府在增加特殊药物免费供给方面具有哪些成就？

答：在艾滋病、肺结核等疾病防治的特殊药物供应上，南阳市卫健委加大免费给药宣传力度，并设立定点机构保证用药。同时，在抗艾药物副作用及耐药性普遍存在的情形下，政府卫健部门有专家团队对艾滋病患者进行用药、换药评估及指导。

（1）调研对象医保购买情况：调研发现，调研对象购买医疗保险的比例较高，已购买医疗保险的人数超过调研对象总人数的 85%。

（2）调研对象药品购买频率：通过对调研对象购买药品情况的调研发现，大多数调研对象在去年一年中购买药品次数不多，基本买药次数在 5 次以内，且在购买 5 次内的人数分布较为均匀。购买药品失败的主要原因在于药品定价过高和药品供应不足，详细情况见表 36-3。

表 36‑3　调研对象 2020 年药品购买情况

药品购买情况	条目	例数	百分比/%
购买药品的次数	未购买药品	16	15. 53
	1 次	16	15. 53
	2 次	19	18. 45
	3 次	20	19. 42
	4 次	9	8. 74
	5 次	15	14. 56
	5 次以上	8	7. 77
是否遭遇过购买不到所需要药品的情况	无	76	87. 36
	1 次	5	5. 75
	2 次	4	4. 6
	3 次	1	1. 15
	3 次以上	1	1. 15
购买药品失败的原因	药品定价过高	4	36. 36
	医保报销款过少	1	9. 09
	品牌垄断导致选择局限	0	0
	无法提前得知药物疗效	1	9. 09
	国内暂无该种药品供给	0	0
	药品供应不足	5	45. 45
	其他	4	36. 36

（3）调研对象购药渠道：调研结果显示，居民们购买药品的主要渠道依然是线下药店及医院药房，详细情况见表 36‑4。

表 36‑4　调研对象购买药品的渠道

购买渠道	例数	百分比/%
互联网电商	22	21. 36
线下药店	80	77. 67

（续表）

购买渠道	例数	百分比/%
医院药房	58	57.31
其他	1	0.97

（4）调研对象购药难易程度：调研结果显示，大部分调研对象能较容易地获取自己所需要的药品，而这部分调研对象所购目标药品多为日常用药，如感冒药等。少部分调研对象由于所需药品为国内的稀缺药物难以直接购得，详细情况见表36-5。

表36-5　调研对象对所需药品获得难易程度的评价

难易程度评价	例数	百分比/%
繁琐	0	0
1	0	0
2	4	3.88
3	1	0.97
4	0	0
5	6	5.83
6	1	0.97
7	5	4.85
8	30	29.13
9	14	13.59
便利	42	40.78

（5）限制购药的主要因素为药品价格：调研结果显示，药品价格仍是部分群体购买药物的限制因素，在医药改革进行的同时，部分药品的定价依然不低，相较于其他的生活物资价格略贵。但在医保的覆盖之下，大

多数药品在购买时都获得了相应补贴，这也是目前大部分调研对象对此问题选择"否"的原因之一，详细情况见表 36-6。

表 36-6　调研对象需要的药物的价格过高对购买药品的限制

需要的药物的价格过高是否 构成了限制你购买它的因素	例数	百分比/%
是	39	37.86
否	64	62.14

（6）调研对象对医保优惠程度的感受：调研结果显示，对被医保涵盖的药物，共计有 95.15％的调研对象感到价格在承受范围之内或更好；而未被医保涵盖的药物，共计有 70.88％调研对象感到价格在承受范围之内或更好，详细情况见表 36-7。

表 36-7　调研对象对药物的价格的感受

药物类型	对价格的感受	例数	百分比/%
被医保涵盖的药物	严重影响生活	3	2.91
	有些影响生活	2	1.94
	价格在承受范围之内	40	38.83
	价格可以接受	38	36.89
	价格十分优惠	20	19.42
未被医保涵盖的药物	严重影响生活	4	3.88
	有些影响生活	26	25.24
	价格在承受范围之内	55	53.4
	价格可以接受	10	9.71
	价格十分优惠	8	7.77

（7）调研对象对购买药品便利性的感受：调研对象普遍感受到了购买药物的便利性，在对购买药物便利性的满分为 10 分的评分中，仅有 6.79％的调研对象给出 5 分以下的分数，平均分达到 8.27，详细情况见

第三十六章　药品供应的保障与安全

表 36 - 8。

表 36 - 8　调研对象对未来能否购买到自己需要的药物所持态度

对未来能否购买到所需药品的态度	例数	百分比/%
悲观	0	0
1	0	0
2	0	0
3	2	1.94
4	5	4.85
5	5	4.85
6	3	2.91
7	12	11.65
8	20	20.39
9	21	15.53
乐观	35	33.98

5. 百姓用药的安全性情况

通过调研，我们发现基本市内医院都积极响应国家的相关政策，在基本药物使用的规范方面，部分省市的医院已进行了规范，还有部分省市的医院未进行规范。关于药店的执业药师配备及工作情况，各药店都有执业药师配备。但我们也发现两个问题，一是执业药师证考核难度较低，在执业药师中有部分人的能力并不达标；另一个是部分药店虽有执业药师，但并非随时在岗，即部分药店存在执业药师不在岗为老百姓开药的情况，违反了国家相关规定。

访谈对象：山西省大同市三医院药剂科

陈政阳：是否规范了基本药物使用？

答：是的。规范基本药物使用是解决百姓用药难、用药贵的重要途径，涉及价格、品种等多个方面，我们医院已经按照国家要求扩大了基本药物名录并规范了基本药物使用。

访谈对象：山东省临沂市仁和大药房员工

赵晖：现在店里执业药师的配备情况如何呢？

答：我们的药店肯定是每个店都会配备执业药师，而且必须是每个店都要有执业药师在岗才能售药。

访谈对象：辽宁省大连市益春堂员工

张景皓：药店职业药师配备和工作情况如何？

答：每个药店都有药师。

访谈对象：湖南省怀化市会同县人民医院药剂科科长

宋承誉：请问贵院是否建立总药师制度以促进药品合理使用？

答：目前还没有相应的制度。

访谈对象：河南大学附属南石医院工作人员、药师

孙蒙恩：请问贵院是否建立总药师制度以促进药品合理使用？

答：南石医院没有设立总药师这个职位，只有药事部主任，南石医院没有建立总药师制度。在南阳市卫健委 2019 年度药事工作总结及 2020 年度工作要点文件中，未提及总药师制度，南阳市目前并未推行总药师制度（河南省 2020 年 4 月发布文件，内容包含探索总药师制度，但在省内目前普及程度并不高）。

调研对象普遍认可购买药物的质量，详细情况见表 36-9。

表 36-9 调研对象对所购买药物质量的看法

对所购买药物质量的看法	例数	百分比/%
劣质	0	0
1	0	0
2	1	0.97
3	1	0.97

（续表）

对所购买药物质量的看法	例数	百分比/%
4	3	2.91
5	7	6.8
6	5	4.85
7	16	15.53
8	34	33.01
9	16	15.53
优质	20	19.42

四、 讨论与小结

当下的药品政策是我国在进入新时代后为保障人民的生命健康、医药卫生安全而制定的行动准则。药品政策惠及民生，影响社会的长治久安。药品政策能否落实好，人民能否从国家出台的药品政策中获得幸福感，老百姓能不能用上药、用不用得起药，仍然值得我们深入调研。虽然药品价格有所下降，但老百姓买药仍有负担，所以扩大药品目录势在必行。

大部分调研对象能够较为便利地获取到所需药品，这表明我国医药售卖基础层面的管理经营情况良好。少部分由于国内相关药品的稀缺而未能购得，这是未来要加大研发和推进解决的事情，研发更多新的替代药品应是药学人追求的事业目标之一。

医保对居民用药费用的减免产生着重要的支持作用，可有效减轻个人与家庭用药负担。调研结果可见，我国大部分居民享受到了药物供给制度带来的购药便利性，且对该制度在未来的持续完善有着足够的信心。

用药安全一直是一个热议话题，如何保障广大人民群众的用药安全，让大家敢用药、会用药，是国家的一项重大任务。调研结果中对药品质量的打分情况说明我国居民对药物供给制度下所提供的药品有足够的信心。

调研结果显示，我国医疗保险覆盖率很高，加入医保的药物可以惠及大多数居民；整体而言，我国居民日常购买药品较为便利，但同时存在线上药品购买渠道不太成熟的情况；将药物纳入医保的确可以减轻居民用药负担，提高民生水平；居民所购药品质量整体还有待提高；当前居民对未来药品供应保障较为乐观。但我国的药品供应保障制度还有待完善，建议各相关部门加强协调与联动，进一步保障特殊人群在特殊时期的用药需求。

在调研中发现，一名调研对象所要购买的精神类药物盐酸舍曲林需排号购买。但由于疫情影响，精神卫生中心供货减少，导致药品购买未能实现。虽是个例，但此类情况不容忽视。由于处于疫情特殊时期，特殊人群所需要的特殊药物因管制需要导致供应有限，致此类药物的供应被迫减少，购药难度被动加大，这种情况显而易见地对他们的生活带来一些影响。这促使我们必须考量在特殊时期的药品供应保障制度是否能够精确保障到特殊人群的用药需求。或许在平时这类情况极少发生，但在特殊时期，这类特殊药品的供应保障制度还需更加完善，就如同防灾演习一般，虽然灾害很少发生，一旦遇到便可发挥强大的保障作用。

（宋承誉）

第三十六章 药品供应的保障与安全

第三十七章

医疗扶贫的现状与发展

一、 实践背景及研究问题

2020年全国脱贫攻坚取得阶段性进展,"所有贫困县摘帽"这一成果的取得离不开医疗扶贫的作用。为探究医疗扶贫在具体环境下的实践及影响,加强对时代和自身的理解,2020级基法班的三位同学在夏春梅老师的指导下,结合疫情防控等因素的影响,利用寒假时间,在甘肃省庆阳市镇原县部分地区开展关于医疗扶贫现状的调研。

镇原县位于陇东干旱的黄土高原地区,曾经是一个深度贫困县,大部分居民从事农业生产。脱贫攻坚战以来,果园种植业、养殖业、食品加工等结合了新技术的产业逐渐发展起来,当地也实现了脱贫摘帽。本实践小组通过问卷调研和深度访谈了解镇原县居民的医保普及与医疗扶贫现状,探究这段历史及对老百姓生活与地方发展的意义。

二、 实践方案及实践方法

1. 实践方案

(1) 第一阶段为准备阶段:

1) 成立课题小组,完成部分准备工作,撰写立项申请书,进行项目申报。

2) 制订项目调研计划。

3）结合导师建议、网络资源等信息修改问卷。

（2）第二阶段为执行阶段：

1）发放线上问卷至朋友圈、老乡群等处，收集信息。

2）实地访谈。

（3）第三阶段为总结阶段：对取得的研究资料做全面的整理，完成项目研究论文、工作报告、结题报告。

2. 研究方法

（1）研究设计：横断面调查。

（2）研究对象：研究总体来自庆阳市镇原县农村及乡镇人群。

（3）样本及样本量：研究样本来自镇原县屯字镇城区及乡村居民、镇医院，样本量在线上问卷 200 余份，访谈居民约 20 位。

（4）资料收集方法：在老乡群发布线上问卷，征得同意后根据设计好的访谈提纲采访部分居民及医生，最后进行整理。

三、 实践成果、影响及建议

1. 镇原县医疗扶贫政策简述

在入保条件方面，除当地户口居民，异地居民居住六个月以上也可参保，新生儿则应当在出生后 90 天内由监护人为其办理参保。在费用方面，全额缴费的标准为 250 元，低保二、三、四类对象以及贫困户都有不同的减免额度（一类是全免），在对居民的采访中，发现还有"五保，低保及贫困户全免"的情况。在报销额度方面，住院费报销比例从 80%（市内，起付线 300 元）到 55%（市外，起付线 3 000 元）不等，每一级都有对应比例。而手术费可按高达 85% 比例报销，分级诊疗则高达 80%。至于普通门诊，则按 70% 的比例，60 元的年度限额报销（慢特病门诊限额则远高于此）。值得一提的是，在庆阳市入保的四类 47 种慢特病（门诊慢性病和特殊疾病）门诊中，按 70% 比例报销最高可达 60 000 元（尿毒症透析）。

2. 线上问卷调研成果

本调查回收问卷 205 份，其中，男性 120 人，女性 85 人，男女比例约为 3：2，年龄 30 岁以下的有 128 人，填写问卷时位于甘肃庆阳的有 64 人，整体基本信息见表 37‒1。在对医保的了解方面，了解程度、渠道呈现一定的多样性，详细情况见表 37‒2、37‒3。

表 37‒1　调研对象基本信息

调研对象	条目	例数	百分比/%
性别	男	120	58.54
	女	85	41.46
年龄	30 岁以下	128	62.44
	31~50 岁	66	32.19
	50 岁以上	11	5.36
位于	甘肃庆阳	64	31.22
	其他	141	68.78

表 37‒2　所有调研对象对医保的了解情况

调研对象（全部）	条目	例数	百分比/%
认知渠道	宣传资料	99	48.29
	报刊	31	15.12
	网络	91	44.39
	电视	42	20.49
	亲友同事	139	67.8
	医疗机构人员	53	25.85
	医保经办机构	31	15.12
	12333 咨询热线	7	3.41
了解程度	非常了解	17	8.29
	比较了解	69	33.66
	不是很了解	108	52.68
	完全不了解	11	5.37

表 37-3　庆阳市调研对象对医保的了解

调研对象（庆阳）	条目	例数	百分比/%
认知渠道	宣传资料	34	53. 13
	报刊	10	15. 63
	网络	25	39. 06
	电视	12	18. 75
	亲友同事	36	56. 25
	医疗机构人员	21	32. 81
	医保经办机构	12	18. 75
	12333 咨询热线	4	6. 25
了解程度	非常了解	12	18. 75
	比较了解	23	35. 94
	不是很了解	29	45. 31
	完全不了解	0	0

　　根据调研结果，医保政策的宣传途径方面，亲友同事和网络传播起了很大的作用，对传单一类的宣传资料的投入也被证明是有效的，电视报纸等传统媒体也发挥了一定的作用，同时还有部分居民通过医疗机构人员和医保经办机构了解。此外，大部分问卷填写者都认为自己对医保的了解不足，但居住在当地的居民了解程度更高。对于庆阳市地方参保、报销情况和调研对象的就医经历，详细情况见表 37-4、37-5。

表 37-4　庆阳市调研对象的参保、报销情况

调研对象（庆阳）	条目	例数	百分比/%
参保及原因	总数	57	100. 00
	从众	19	33. 33
	看病报销	45	73. 95
	优惠活动	8	14. 04
	未填写原因	2	3. 51

（续表）

调研对象（庆阳）	条目	例数	百分比/%
	总数	7	100.00
	家庭经济困难	0	0
	不了解医保	4	57.14
未参保及原因	报销比例低	2	28.57
	定点医院态度差	0	0
	定点医院价格高	1	14.29
	报销限制太多	4	57.14
医保报销经历	有	42	65.63
	无	22	34.38
	加重	5	7.81
	与原先差别不大	8	12.5
参保后经济负担	略有减轻	29	45.31
	明显减轻	18	28.13
	不清楚	4	6.25

表 37-5　庆阳市调研对象的就医经历

调研对象（庆阳）	条目	例数	百分比/%
	县级医院	24	37.5
	市医院	34	53.13
就医地点	省级医院	13	20.31
	村镇卫生院	26	40.63
	私人诊所	5	7.81
	比较满意	14	43.75
医疗补贴满意程度	一般	15	46.88
	不太满意	3	9.38

　　总体而言，医保在当地是得到合理应用的。但是在实践中，依然有很多地方居民希望有所改进，详细情况见表 37-6。

表 37-6 调研对象对医保的期待与建议

条目	例数	百分比/%
增加药品种类	145	70.73
提高报销比例	135	65.85
增加医护人数	37	18.05
简化流程	119	58.05
改善医疗环境	73	35.61
降低医药费用	100	48.78
其他	7	3.41

近年来，当地的药品种类和报销比例已逐渐上升，结合实地考察，流程繁琐的情况主要集中在异地就医，当地人遇到大病时，很多人在当地难以进行诊疗，往往会前往医疗资源发达的西安。另外，在"其他"中有一些建议，包括希望报销检查费用，希望农民参保费用不涨。关于医疗费用不涨的背景是：医保报销比例和范围在扩张，但相应的费用也随之上涨，以至于若一年无大病发生，医保费用会高于治疗如感冒一类的小毛病的费用，增加了当地居民的经济负担。

3. 镇原县医疗扶贫实践情况介绍

从医疗现状来看，当地医疗人力资源不足，物力资源较充足，医疗整体形势较好。以镇医院为例，其承担着 12 万人口的医疗、护理、急救、预防、保健、教学等职能，却只有 70 位"专业技术人员"；在器材设备方面，有从彩超到脑电地形图仪等各类仪器，根据夏医生陈述，没有出现过医疗器材或药品不足的现象。

从医保普及程度来看，当地居民的了解程度较高。被采访的居民普遍认为，早在十多年前，当地就普及了"合作医疗"，也就是"新农合"。当时通讯并不发达，普及任务多靠人力完成，但正是当初基层工作者的努力，使得现在医保普及率达到百分之九十五以上（户），考虑到医保入保对一般居民的非强制性，这样的成果实属不易。"新农合"在当地十多年来的发展，已经使得家家户户都有人对医保制度非常了解。实际上，不少人还对最开始时"交100元"的情况颇有印象。而对医保的使用，被采访对象普遍认为没有什么较大的困难，这一点可以在接下来的案例简述中体现。

医保在脱贫与防止返贫中发挥积极作用。据曾任村干部的居民所述，因重大疾病返贫的现象在这几年依然存在，一部分人是因为没有参加合作医疗，另一部分人则是因为虽然医保可以报销一部分费用，但一些特大疾病在医保报销后仍需数万乃至数十万元的自费费用，对于贫困家庭来说依然是难以支付的数字。不过，从"新农合"至今的十余年间，因病返贫的现象的确在减少，一方面是居民收入提高，一方面是参保的疾病种类、药物、报销比例和限额都在增加，还有一方面得益于信息技术的发展，有不少人通过"水滴筹"等平台获得了来自全国各地的援助。综上，医保在脱贫攻坚中起了不小的作用，技术与经济的发展伴随着医保等制度保障，共同筑起了脱贫的蓝天。

4. 实践反思与总结

整个项目在执行过程中也遇到了诸多困难，既有方言不熟、经验不足、交通不便等客观因素的影响，也有组员拖延、胆怯等主观上的问题，同时还有样本较小、方案不周等问题。但在实践中，这些问题被逐一克服，从而也为下次实践可以更加顺利地完成并取得更深入的调研结果做铺垫。

在调查过程中，有部分居民建议每年缴费略微下调，理由是在无大病时，一年的医疗开支能报销的费用少于保费。

医疗扶贫在镇原县创造了较好的成绩，镇原县脱贫和人民生活水平的提高，也是时代变迁的组成部分，而本次调研小组成员也在调研走访的过程中更深入地了解中国大地，获益匪浅。

（夏乐源）

农村医改的历史与未来

一、 实践背景及研究问题

中国共产党十七大报告中提出以农村为重点，建立基本医疗卫生制度，提高全民健康水平，"新医改"中也明确提出需要大力发展农村医疗卫生服务体系。自"新医改"实施以来，农村医疗现状有了极大的改善，但各地根据实际情况医改发展历程各有不同。加之新冠肺炎疫情的暴发，给传染病防控第一道防线的农村诊所带去了更大的挑战。农村医改具体是如何落实、家乡医疗卫生发展现状如何、农村诊所又是如何面对疫情挑战的，都是深化医改过程中值得探讨的问题。

本实践活动围绕乡镇医改和医疗情况展开，于河南刘集高家村、山西稷山县新庄村及加庄村开展。旨在针对乡村医护人员和当地村民调查其对乡村医疗的改革发展情况与医疗服务水平的满意程度，为发展和建设乡村医疗服务体系，完善国家医疗改革建言献策，提供最真实、最基层的参考和依据。

二、 实践方案及实践方法

1. 实践主题

调研家乡农村医改发展历程，了解家乡医疗卫生发展现状。

2. 实践进展及方法

根据拟定的《"建党百年　医路同行"寒假实践方案》，我们于 2021

年2月10日至3月1日开展实践活动。由于响应国家就地过年的号召，该次实践活动分两地、以线上线下相结合的方式展开。

（1）线上调研（2021年2月中旬）：

1）建立调研微信群，发放宣讲资料。

2）问卷调研：设计调查问卷通过"问卷星"制作电子问卷，发到微信群，发动广大村民填报。

3）视频会议：通过视频连线当地卫生所负责人，就当地医保政策与医疗服务建设状况进行访谈交流。

（2）线下走访（2021年2月10日起）：实地走访卫生所负责人、村干部、部分村民，了解其对新农合等医疗改革政策的了解程度和对当地医疗卫生服务的满意程度。同时发放防疫宣传资料和书籍。

（3）具体进展：

1）2月5日，负责人编印发放了宣传资料，包括陈望道老校长与《共产党宣言》的故事、习近平总书记给复旦大学《共产党宣言》展示馆党员志愿服务队全体队员的回信、新型冠状病毒肺炎防控知识手册和宣传页。

2）2月10日，负责人、参与人通过问卷星程序设计了电子问卷，发给河南、山西两地村民填写，共有140人参与了问卷调查。至邓州市刘集高家村开展线下调研，依据问卷内容进行入户走访，切身考察当地村民对新农合政策的满意程度及对新冠疫情的了解程度。

3）2月12日，负责人线上连线新庄村副村主任及加庄村副村主任兼卫生防疫站负责人，初步了解农村医疗改革情况、加庄村卫生室的医疗设施及防疫措施等，并沟通协调后续的调研方式。

4）2月中旬，负责人组建完成新庄村、加庄村微信群并发放问卷，并请村庄负责人依据问卷星内容，收集部分无微信村民的调研结果。

5）2月28日，在初步调研完成的基础上，以提纲访问形式对重点任务村卫生所负责人进行了点对点反馈，收集了来自医疗工作最基层人员的心声和建议。

6）3月1日，《活出健康——免疫力就是好医生》及各类宣传资料分别邮至稷山县及刘集高家村，并发放给村民与当地卫生室。

三、 实践成果、影响及建议

通过科普，让村民加深了新冠疫情的防控意识；通过视频访谈，进一步了解到当地医疗政策的具体实施情况以及农村卫生防疫站的基本情况；通过线上访谈和数据分析，感受到村民对医保满意，对新冠疫情防控认识基本到位。大部分村民对新农合还是比较认可的，它解决农民看不起病的难题，极大提高了农民的生活质量和健康医疗水平，但也发现了目前存在的一些问题。

1. 问卷调查结果分析

（1） 调查对象情况：调查对象为加庄村、新庄村村民，女性稍多，调查对象年龄以 30～50 岁为主，详细情况见表 38－1。

表 38－1　调查对象人口学特征

主题	条目	例数	所占比例/%
性别	男	65	46.43
	女	75	53.57
年龄	15～25 岁	7	5.00
	25～35 岁	25	17.86
	35～45 岁	28	20.00
	45～55 岁	55	39.29
	55～65 岁	21	15.00
	65 岁以上	4	2.86

（2） 村民对相关医保政策的了解程度及满意程度：调查结果显示，绝大多数村民愿意加入新农合。值得注意的是，虽然当地政府部门对乡镇新型农村医疗相关政策有较大的宣传力度，当地村民对其处于"不太了

解、不了解"程度的比例仍然较高。一方面，存在着当地村民受教育程度偏低，接受新知识能力有限的客观原因；但另一方面，从某种意义上也反映出村民对新农合等政策需求度和信任度不高，比如在医保报销方面实际政策与期望值存在一定偏差，详细情况见表38-2。

表38-2　村民对相关医保政策了解程度及满意度

主题	具体情况	例数	所占比例/%
对乡镇新型农村医疗相关政策的了解程度	了解	88	62.86
	不太了解	47	33.57
	不了解	5	3.57
了解该政策的渠道	报纸、电视	12	8.57
	当地政府部门宣传	101	72.14
	亲友、邻居	27	19.29
是否愿意参加新农合	是	133	95
	否	7	5
对新农合医保报销情况对满意度	非常满意	25	17.86
	满意	73	52.14
	一般	36	25.71
	不满意	6	4.29
	非常不满意	0	0
对报销情况不是非常满意的原因	报销比例偏低	14	20.29
	门诊和部分药品不能报销	35	50.72
	异地结算不方便	5	7.25
	其他	15	21.74

（3）村民对村卫生室的评价：目前村民对村卫生室总体满意程度不高，仅有一半的村民表现为满意。从调查结果可以看到，村卫生室在平常较为积极地向村民科普医疗知识，但可能限于农村本身的地理原因和发展问题，村卫生室医疗水平较低，少于三分之一的村民愿意在村卫生室看病就诊，详细情况见表38-3。

主题	选项	例数	所占比例/%
对村卫生室医务人员诊断治疗的满意程度	满意	80	57.14
	一般	48	34.29
	不满意	9	6.43
	说不清楚	3	2.14
村卫生室向村民普及医疗及预防知识情况	从没看到过	7	5
	经常看到，受益匪浅	73	52.14
	偶尔看到	36	25.71
	自己没太关注	24	17.14
对农村医疗卫生室的不满意之处	医疗卫生差	4	2.86
	设备落后且不齐全	30	21.41
	医护人员专业水平低	21	15
	药材贫乏	32	22.86
	无	53	37.86
家庭成员生病时选择的就医地点	村卫生室	44	31.43
	乡镇卫生院	5	3.57
	县级医院	82	58.57
	市级以上医院	9	6.43

（4）村民对新冠肺炎疫情及个人防护知识的了解情况：从调查结果可以看出，村民的防疫知识和预防意识尚有欠缺。比如，在疫情防控常态化的当下，仍有近五分之一的调查者不清楚口罩的正确佩戴方式、对新冠病毒没有基本的了解。主要是因为农村的落后条件，对外消息闭塞，内部卫生室专业人员配备不足，宣传手段有限。推而广之，农村仍然是全国防疫最薄弱的地区，详细情况见表 38‑4。

第三十八章 农村医改的历史与未来

表 38‐4　村民对新冠肺炎疫情及个人防护知识的了解情况

主题	选项	例数	占比/%
对新冠病毒的预防与最新情况的了解	了解	123	87.86
	不了解	17	12.14
新冠病毒的传染性	低	10	7.14
	中	31	22.14
	高	99	70.71
佩戴口罩方式	金属条向上，浅色向外	15	10.71
	金属条向下，浅色向内	7	5
	金属条向上，浅色向内	117	83.57
	金属条向下，浅色向外	1	0.71
疫情对生活的影响	影响正常生活	74	52.86
	影响不大	63	45
	无影响	3	2.14
对2019新型冠状病毒的了解	有详细了解	21	15
	有基本了解	92	65.71
	无了解	27	19.29

2. 视频访谈情况

本次视频访谈的受访人是加庄村副村主任兼村卫生室负责人员加医生，加医生为加庄村本地居民，在村卫生室从事医疗工作数几十年，有着丰富经验与切身体会。在访谈中，加医生主要谈及三个方面：一是新农合政策作为国家惠民政策，切实为农村村民带来巨大福利。二是目前乡村医院医疗条件相对落后，其主要工作是预防及糖尿病、高血压等患者的建档、随访。同时，医务人员待遇较低，无法吸引外来人才，长久以来村医的学历素质普遍偏低。三是尽管村卫生室发展现状不佳，在疫情期间加医生作为医务人员仍以全村人健康为己任，不辞劳苦为村民服务。

3. 反思总结

（1）成果小结：通过事前筹备，编辑了复旦大学老校长陈望道与

《共产党宣言》译本的故事等资料；编辑了复旦大学"建党百年　医路同行"新冠疫情防控宣传页和口袋书电子版，在线上开展科普新冠疫情防控知识宣传；在线上线下同时开展农村医疗调研情况调研，并形成调研结果，发表在公众号上。

（2）难点和经验：由于疫情影响，使得调研参与面未能达到更高比例。此外，由于在线上进行调研，被调研人可能未能说出真实的心声。

通过实践，及时完成调研报告，坚定我们学医信念，领悟到我们不仅要从书本中学习课本知识技能，更要从实践中培养应该具备的思想素质、专业素质和科学素质，培养责任心、创新和探索的能力，积极为医学的未来作出贡献。

（3）建议和设想：

1）建议学校实践队和实践地形成点对点调研服务的长效机制。寒假实践活动是学校教育向课堂外的一种延伸，也是推进素质教育进程的重要手段，有助于大学生接触社会、了解社会。实践也是大学生学习知识、锻炼才干的有效途径，更是大学生服务社会、回报社会的一种良好形式。在实践中，我们能够学到在书本中学不到的知识，让人开阔视野、了解社会、深入生活、回味无穷。通过正确引导我们深入社会、了解社会、服务社会，投身到社会实践中去，能使我们发现自身不足，为今后走出校门、踏进社会创造良好的条件；能使我们学有所用，在实践中成才、在服务中成长，有效地为社会服务，体现大学生的自身价值。

2）建议学校不断拓展社会实践活动范围和地点。我们应在更广泛领域开展实践活动，参与社会实践与了解国情，与服务社会相结合，为国家和社会的全面发展出谋划策。坚持社会实践与专业特点相结合，培养和提高科研潜力与水平，为地方和家乡发展贡献力量。

3）建议国家和社会层面加大对新农合的政策宣传力度。通过政府的宣传，让村民们逐步树立医疗保障意识，改进个人账户的管理和使用，并在政策上鼓励医学专业的大学生到农村工作；加大对农村医疗卫生基础设施建设的投入力度，包括对厕所的改造等，尤其是解决下水道问题，及农村用水的水质、水源的保障问题。

（薛羽珊）

第三十九章

精神卫生的需求与服务

一、 实践背景及研究问题

《"健康中国 2030"规划纲要》第三篇第七章提出了强化覆盖全民的公共卫生服务，其中，精神卫生服务是公共卫生服务的重要方面。居民是社区精神卫生服务的主要对象，社区作为重要的人居环境，完善社区精神卫生服务体系，对于提高人民精神健康水平具有重要意义。然而，基于现有的文献资料以及小组成员的亲身经历得知，人们对社区精神卫生服务的需求还未完全得到满足。在此背景下，本实践项目小组以问卷调查的形式，探索人民对于社区精神卫生服务的具体需求，希望以此为社区进一步完善精神卫生服务提供有针对性的建议。

二、 实践方案及实践方法

1. 实践方案

（1）第一阶段为准备阶段（2020 年 12 月 15 日至 2021 年 2 月 10 日）：

1）成立项目小组，查阅相关文献，进行项目论证、项目设计，协调项目小组工作，完成相关准备，撰写立项申请书，进行项目申报。

2）选定现场调研医院，制定项目调研计划，做好工作分配。

3）结合导师建议、组内讨论结果和文献资料等进行问卷设计。

（2）第二阶段为实施阶段（2021年2月10日至2月26日）：

1）印刷纸质问卷，制作电子问卷。

2）实地发放和回收问卷。

（3）第三阶段为总结阶段（2021年2月27日至3月26日）：

整理、分析研究资料，完成结题报告、研究报告等，接受评审。

2. 研究方法

（1）研究设计：描述性研究（横断面调查）。

（2）研究对象：

1）目标总体：安徽省合肥市全体市民。

2）抽样总体：安徽省精神卫生中心求诊及陪诊人员。

3）样本量：90例。

（3）抽样方法：于2021年2月20、21日，采用方便抽样法，由研究者本人在安徽省精神卫生中心选择符合纳排标准的人群进行问卷调查。

（4）研究对象选取标准：

1）纳入标准：①具备正常的中文阅读理解和表达能力；②了解本研究后自愿参与问卷调查，并且阅读和签署知情同意书。

2）排除标准：①中途退出研究者；②心境或情绪异常者。

（5）研究场所：安徽省精神卫生中心（合肥市第四人民医院、安徽医科大学附属心理医院）是一所三级甲等精神专科医院，承担全省精神、心理疾病的预防、治疗、康复、教学、科研、司法鉴定等工作，能够有效保障本次研究的样本量。

（6）研究工具：《健康中国战略背景下人民对于社区精神卫生服务的需求问卷》包含两个部分。第一部分为一般资料调查表，内容包括性别、年龄、婚育状况、文化程度、职业背景、诊断结果等。第二部分为社区精神卫生服务需求调查问卷，内容主要包括关于社区精神卫生服务的需求内容、宣传途径和有关建议等。问卷为自编问卷，共包含十六个条目。设计过程中，参考文献资料和小组讨论结果初步完成问卷编写，后经导师指导进行了多次修改，最终定稿。

（7）资料收集方法和步骤：在调查前征得医院工作人员的同意，向研究对象说明本研究的目的和意义，确保对方充分了解研究内容和需要配合的事项，并完成知情同意书的签署。同时，要求研究对象根据自己的实际情况填写。填写完成后，项目组及时回收问卷并编号。

（8）资料分析方法：采用 SPSS20.0 统计软件录入数据并进行统计分析。利用频数、均数和标准差等对研究对象的一般资料和需求信息进行分析。

（9）伦理学准则：向研究对象说明研究内容、目的、调查问卷所需时间，进行研究的知情同意并签署知情同意书。受试者自愿参加研究，并保有随时退出研究的权利。研究者对研究对象的个人资料进行严格的保密，并承诺收集的资料只用于学术研究，且研究结果将以群体数据的形式出现在结题报告和研究论文中，完成研究后将完全销毁原始资料。

（10）质量控制：

1）资料收集质量控制：向研究对象解释调查的目的、内容和填写方法，确保研究对象充分了解研究内容和需要配合的事项，以获得更加真实可靠的信息。纸质问卷发放及时回收，回收过程中初步检查问卷质量，如存在问题让研究对象及时补充或重新填写，回收后清点问卷数量，进行编号，注明资料收集人姓名和回收日期，妥善保管。

电子问卷借助问卷星平台发放和回收，一方面保证与纸质问卷内容的一致性；二是设置必填条目填写完整才能提交问卷，避免遗漏；三是"问卷星"后台设置仅通过微信登录，同一个微信号仅可填写 1 次；四是设置问卷填写时间下限，低于 300 秒不允许提交。

2）数据处理质量控制：回收问卷后，认真审核每份问卷的填写情况，对有效问卷进行编码，录入数据并安排两人核对，剔除有明显规律性或答案一致性的问卷。

三、 实践成果、思考及建议

1. 研究结果

（1）研究对象一般资料：本次调查共发放问卷 151 份，回收问卷 141 份，回收率为 93.38%，其中有效问卷 90 份，有效回收率为 63.83%。研究对象的年龄为 （31.7±14.5）岁；男女性别比约为 1∶ 3.45；普通人群和精神障碍人群比例约为 1∶0.7。研究对象的一般情况见表 39‑1。

表 39‑1 研究对象一般情况调查表

项目	人数（n=90）	百分比/%
性别		
男	20	22.2
女	69	76.7
缺失	1	1.1
年龄段		
青年	47	52.2
中年	39	43.3
老年	1	1.1
缺失	3	3.3
婚姻史		
未婚	46	51.1
已婚	37	41.1
离异	3	3.3
丧偶	2	2.2
缺失	2	2.2
文化程度		
小学及以下	5	5.6

项目	人数（n=90）	百分比/%
初中	15	16.7
高中	21	23.3
大学及以上	47	52.2
缺失	2	2.2
诊断结果		
精神障碍患者	38	42.2
普通人群	52	57.8

（2）社区精神卫生服务需求情况：受调查居民对于社区精神卫生服务需求排在前三位的分别是：个人心理问题（43.0%）、家庭发展与子女教育问题（37.6%）和精神疾病预防知识（36.8%），详细情况见表39-2。

表 39-2　社区精神卫生服务的需求情况

项目	人数（n=90）	百分比/%
个人心理问题		
不需要	18	20.0
有一点需要	24	26.7
比较需要	37	41.1
迫切需要	7	7.8
缺失	4	4.4
家庭发展与子女教育问题		
不需要	19	21.1
有一点需要	22	24.4
比较需要	32	35.6

（续表）

项目	人数（n=90）	百分比/%
迫切需要	12	13.3
缺失	5	5.6
人际关系问题		
不需要	24	26.7
有一点需要	22	24.4
比较需要	28	31.1
迫切需要	11	12.2
缺失	5	5.6
职业发展问题		
不需要	26	28.9
有一点需要	26	28.9
比较需要	27	30.0
迫切需要	6	6.7
缺失	5	5.6
精神疾病预防知识		
不需要	19	21.1
有一点需要	25	27.8
比较需要	32	35.6
迫切需要	11	12.2
缺失	3	3.3
精神疾病社区康复训练		
不需要	23	25.6
有一点需要	21	23.3
比较需要	31	34.4

项目	人数（n=90）	百分比/%
迫切需要	11	12.2
缺失	4	4.4
其他健康咨询		
不需要	19	21.1
有一点需要	21	23.3
比较需要	27	30.0
迫切需要	9	10.0
缺失	14	15.6

（3）社区精神卫生服务宣传方式：受调查居民接受的宣传方式排在前三位的是：微信公众号（55.2%）、社区医院或心理咨询机构（54.0%）和宣传单或宣传告示（44.8%），详细情况见表39-3。

表39-3 社区提供精神卫生服务宣传途径分析

项目	人数	响应率（n=273）/%	普及率（n=90）/%
宣传单或宣传告示	39	14.3	44.8
社区网站	27	9.9	31.0
社区广播	18	6.6	20.7
微信公众号	48	17.6	55.2
手机短信	23	8.4	26.4
设置常驻咨询窗口	24	8.8	27.6
街道或社区宣传栏	29	10.6	33.3
社区医院或心理咨询机构	47	17.2	54.0
设立群众学习小课堂	18	6.6	20.7
汇总	273	100.0	313.8

（4）社区精神卫生服务需求建议：接受调查的居民更希望增加的社区精神卫生服务形式排在前两位的是开设咨询室（80.7％）和心理健康讲座（76.1％），详细情况见表39-4。

表39-4 社区增设精神卫生服务建议

项目	人数	响应率（n=214）/%	普及率（n=90）/%
开设更多的预防自杀热线	32	15.0	36.4
开设专病门诊	44	20.6	50.0
开设咨询室	71	33.2	80.7
心理健康讲座	67	31.3	76.1
汇总	214	100	243.2

2. 讨论及建议

（1）居民对社区精神卫生服务需求的态度较为积极。本研究中，居民对于社区精神卫生服务需求的态度多集中在"比较需要"，体现出居民对于社区精神卫生服务需求的态度较为积极，有助于后期社区精神卫生服务在居民中开展。

（2）居民对社区精神卫生服务的需求多集中在个人家庭。本研究中，排在前三位的社区精神卫生服务需求分别是个人心理问题（43.0％）、家庭发展与子女教育问题（37.6％）和精神疾病预防知识（36.8％）。因此，建议社区可以结合居民接受的宣传方式和服务形式，多提供这三方面的服务，如社区微信公众号推送相关知识等。

（3）居民接受的宣传方式多样。本研究中，居民接收的信息宣传方式排在前三位的是：微信公众号（55.2％）、社区医院或心理咨询机构（54.0％）和宣传单或宣传告示（44.8％），涉及线上媒体、医疗机构以及传统社区公告，可见居民对于专业、便利的宣传方式较为青睐。

（4）居民对常见的社区精神卫生服务形式更为接受。本次研究问卷中设置了四个可选的精神卫生服务形式，两个较为常见（咨询室、心理健康讲座），两个相对不太常见（预防自杀热线、专病门诊）。其中居民对于常见的精神卫生服务形式更加接受，分别是开设咨询室（80.7％）和心理健康讲座（76.1％）。由此，社区在开展精神卫生服务时，可以考虑更加常见的服务形式，容易在短期内获得居民的大量支持。若要创新服务形式，需要进行相应的调查和试点，以便贴合居民需要。

3. 局限性

（1）问卷主要调查了现象问题，但是对于现象背后的原因缺乏有效探究。例如在"您是否感到他人针对某一心理问题有攻击或歧视行为"这一问题中，发现精神障碍人群与普通人群的感受差异较大，但并未探究其深层原因。希望进一步的研究能够针对问题进行分析，对症下药，提出建议。

（2）研究缺乏对于不同人群的需求偏向分析。希望进一步的研究能够改进问卷，增加人群的分类，改进数据分析方式，体现不同人群的需求偏向。

4. 实践难点

（1）问卷设计：问卷的内在逻辑、问卷题目设计怎样更好地服务于最终目的；问卷题目的表达如何做到简洁、通俗、明确；问卷的排版怎样更加美观、简明。

（2）问卷的发放与回收：如何让调研对象愿意填写，并认真填写真实信息；如何向调研对象阐述问卷意图，避免误会，打消疑虑；分发过程中遇到因不识字而填写问卷有困难者的处理问题；人群的流动性带来回收问卷的困难。

（3）数据处理：收集回来的数据繁杂，且不乏缺失，如何准确录入数据，运用统计学方法科学地分析数据，得出有效结论。

（何馨语）

第四十章

边境医疗的机遇与挑战

一、 实践背景及研究问题

1. 实践背景

延边地处中、俄、朝三国交界，延边朝鲜族自治州医疗卫生服务体系的形成、改革和发展历程与中国共产党的民族扶持政策密切相关。公立医院是延边地区居民医疗卫生服务的主要提供者，也是国家医药卫生政策的主要承担者。延边大学附属医院是位于祖国边陲民族地区的一所现代化综合性医院，是延边朝鲜族自治州最大的一所医院，创建于 1946 年 9 月 20 日。目前，该院是一所集医疗、教学、科研、预防保健、康复于一体的三级甲等综合医院，该医院的发展史是我国边境民族地区医疗卫生发展史的缩影与代表。

2. 研究问题

（1） 延边朝鲜族自治州医疗卫生服务体系的发展历程。

（2） 延边朝鲜族自治州医疗卫生服务体系发展现状。

（3） 健康中国背景下边境民族地区医疗卫生事业发展面临的挑战。

二、 实践方案及实践方法

1. 实践方案

（1） 实践目的：

1） 通过调查边境民族地区医疗卫生服务体系的形成、改革和发展历程，总结新中国成立以来边境民族地区医疗卫生服务体系取得的成就。

2）分析边境民族地区医疗卫生服务体系发展历程中党的医疗卫生政策，阐释党的民族扶持政策对于边境民族地区医疗卫生服务体系的意义。

3）分析健康中国背景下，边境民族地区医疗卫生服务体系在建设理念、管理制度、医生培养与医院文化建设等方面的挑战。

4）通过调查、学习国家医疗卫生服务等文件，结合边境民族地区经济文化发展现状，提出健康中国背景下，延边大学附属医院发扬"红医"精神、提升医生培养质量等方面的发展建议。

（2）实践意义：

1）通过调查分析延边朝鲜族自治州的医疗卫生服务体系的形成、改革和发展历程，深刻认识中国共产党民族扶持政策的重要意义、挖掘民族团结进步资源、树立"红医"精神，增强中华民族共同体的凝聚力。

2）通过对边疆地区医院发展史的调研，认识到医疗卫生事业对于边境民族地区人民安居乐业、社会稳定快速发展和推进"健康中国"政策的重要意义，作为医学生审视健康中国背景下边境民族地区医疗卫生事业发展面临的挑战与肩负的责任，坚定从医信念。

3）通过对边疆地区医院管理人员和群众的访谈，能够认识到作为一名医务工作者，不仅要医术精湛，更要有人文关怀和国家发展的大局观念，还要时刻谨记"医者仁心、医心为民"。

（3）实践调查对象：延边大学附属医院、延边地区群众。

（4）实践调查设计：小组成员共三人，项目负责人为唐思憧，主要负责实地调研、采访和整理材料；另外两名成员分别为刘雨淇和李拉，其中刘雨淇主要负责问卷的设计、发布和延边医院院志整理，李拉主要负责院志的整理和图片整理。

2. 实践方法

（1）问卷调查法：设计并发布了题为"延边大学附属医院医疗卫生改革政策实施成果调研"的问卷星，通过微信等途径转发，填写人群为常住延边地区的青年、中年和老年，涵盖多年龄段和多层次受教育程度者。

1）研究对象：来自延边朝鲜族自治州的常住居民。

2）样本和样本量：

A. 研究样本：延边朝鲜族自治州符合选取标准的人群。

B. 样本量：106 例。

3）对象选取标准：

A. 延边朝鲜族自治州常住人口；

B. 具备正常的中文阅读理解和表达能力；

C. 了解本研究后资源参与问卷调查。

4）研究工具：采用问卷星。

5）资料收集方法和步骤：设计好问卷星之后，由小组成员在微信进行转发。在对方填写问卷之前，确保对方充分了解研究内容和需要配合的事项，要求受调查者根据自己的实际情况进行填写。完成问卷后，项目组及时收回分析。

6）资料分析方法：采用 Excel 录入数据并进行统计分析；利用频数、饼状图等对调研对象的一般资料和需求信息进行分析。

7）质量控制：

A. 资料收集质量控制：尽可能广地发布问卷，并通过家长和老师等人的帮助将问卷发放到各个年龄段的人群中，并且向调查者解释清楚调查的目的、内容和填写方法，以获得更加真实可靠的信息。

B. 数据处理质量控制：认真审核每份回收问卷的填写情况，对有效问卷进行编码，两人输入，核对错误，及时补齐遗漏，剔除遗漏过多、有明显规律性或答案一致性的问卷。

（2）访谈法：采访延边大学附属医院兼延边大学临床医学院院长和

一些当地居民。

（3）实地考察法：实地参观考察了延边大学附属医院目前的挂号、问诊等程序和医院硬件设施建设，走访了延边大学医学院，了解了院史和现有的规模。

三、 实践成果、影响及建议

1. 调研对象的基本情况

调研对象为常住延边地区的青年、中年和老年人，涵盖多年龄段和多层次受教育程度者。本次共计收回问卷 106 份，有效问卷 106 份。

2. 调"药品零差价"政策内容

调查结果显示，大部分调研对象认为延边大学附属医院的药品种类基本能够满足需求，有近四成调研对象认为医院药品较贵。超过半数的调研对象没有听说过"药品零差价"政策，且有超过半数的调研对象不了解"药品零差价"政策实施后医院的药品价格是否有明显下降，详细情况见表 40－1。

表 40－1 "药品零差价"政策内容

主题	条目	例数	百分比/%
延边大学附属医院的药品种类是否能满足您的需求？	完全能满足	39	36.79
	基本能满足，稍有欠缺	60	56.6
	基本不能满足，欠缺较多	6	5.66
	完全不能满足	1	0.94
延边大学附属医院的药品价格如何？	较贵	40	37.74
	适中	65	61.32
	较低	1	0.94
是否听说过药品"零差价"政策？	是	46	43.4
	否	60	56.6
延边大学附属医院的药品价格是否有明显下降？	是	40	37.74
	否	7	6.6
	不了解	59	55.66

3. 医疗保险政策内容

调查结果显示，大部分调研对象参加过城镇职工或城乡居民医疗保险。对延边大学附属医院的医保报销比例满意或较为满意的调研对象有半数左右。有半数左右调研对象认为延边大学附属医院的医务人员十分或比较详细地告知了全自费的药品及检查项目，大部分调研对象认为延边大学附属医院开展的医疗保险服务在很大程度上缓解了就医压力，六成左右对延边大学附属医院提供的医保相关服务满意或比较满意，详细情况见表40-2。

表 40-2　医疗保险政策内容

主题	条目	例数	百分比/%
您是否参加过医疗保险?	是	102	96.23
	否	4	3.77
您参加的医疗保险是?	城镇职工医疗保险	47	46.08
	城乡居民医疗保险	33	32.35
	公费医疗	10	9.8
	商业医疗保险	9	8.82
	其他医疗保险	3	2.94
	无	0	0
您对延边大学附属医院的医保报销比例是否满意?	满意	18	17.65
	比较满意	37	36.27
	一般	39	38.24
	不太满意	6	5.88
	很不满意	2	1.96
延边大学附属医院的医务人员是否详细告知了全自费的药品?	十分详细	17	16.67
	比较详细	37	36.27
	一般	33	32.35
	不太详细	9	8.82
	未告知	6	5.88

主题	条目	例数	百分比/%
延边大学附属医院的医务人员是否详细告知了全自费的检查项目？	十分详细	24	23.53
	比较详细	30	29.41
	一般	30	29.41
	不太详细	10	9.8
	未告知	8	7.84
延边大学附属医院的医务人员是否详细告知了医保政策？	十分详细	20	19.61
	比较详细	30	29.41
	一般	30	29.41
	不太详细	15	14.71
	未告知	7	6.86
医疗保险服务是否缓解了就医压力？	是	81	79.41
	否	21	20.59
总体看来，您对延边大学附属医院提供的医保相关服务满意吗？	满意	27	26.47
	比较满意	34	33.33
	一般	37	36.27
	不太满意	1	0.98
	很不满意	3	2.94

4. "全院一张床"政策

　　调查结果显示，大部分调研对象认为延边大学附属医院现设的病床数量基本能满足患者住院需求。近六成调研对象未听说过"全院一张床"政策。大部分调查对象或其家属有在延边大学附属医院住院的经历，其中四成左右有过就诊科室床位已满，经调配后入住其他科室的空病床的经历，大部分认为入住其他科室后，负责的医务人员基本能及时有效地解决其医疗需求。详细情况见表40-3。

表 40-3 "全院一张床"政策内容

主题	条目	例数	百分比/%
您认为延边大学附属医院现设的病床数量是否能满足患者住院需求？	完全能满足	25	23.58
	基本能满足，稍有紧张	56	52.83
	不太能满足，比较紧张	20	18.87
	完全不能满足，十分紧张	5	4.72
您是否听说过"全院一张床"政策？	是	44	41.51
	否	62	58.49
您或您的家属是否曾在该院住院？	是	78	73.58
	否	28	26.42
在住院过程中，是否有过就诊科室床位已满，经调配后入住其他科室空病床？	是	33	42.31
	否	45	57.69
入住其他科室后，医务人员是否能及时有效地解决您的医疗需求？	完全可以	13	39.39
	基本可以，稍有欠缺	19	57.58
	不太可以，欠缺很大	1	3.03
	不可以	0	0
您认为"全院一张床"政策是否缓解了"住院难"问题？	是	84	79.25
	否	22	20.75

5. 医院改革推进建议

调查结果显示，调查对象认为延边大学附属医院在资金和硬件设备投入、医务人员数量、部分医务人员服务态度、医务人员水平、药品价格、检查数量、收费问题、对居民健康宣传力度等方面存在不足。大部分调查对象希望医院增加更多高技术医务人员，也有部分调查对象希望增加老年慢性病的科普人员、提供更便利的拿药流程、增进更多医疗设备、提供更多复杂疾病的诊断、服务态度能够更好、多举行免费查体等活动、健康宣传力度进一步加大等，详细情况见表 40-4。

表 40-4 医院改革推进建议内容

主题	条目	例数	百分比/%
您认为延边大学附属医院存在的最大问题是什么？	在资金和硬件设备上面投入少	23	21.7
	医务人员数量过少	13	12.26
	部分医务人员服务态度较差	16	15.09
	医务人员水平不高	19	17.92
	药品价格、检查数量、收费问题等	15	14.15
	对居民健康宣传力度不够	16	15.09
	其他	4	3.77
您希望延边大学附属医院应该改进哪些方面，会更好地满足您的就医需求？	增加更多的高技术医务人员	78	73.58
	增加老年慢性病的科普人员	42	39.62
	提供更便利的拿药流程	39	36.79
	增添更多医疗设备	34	32.08
	提供更多复杂疾病的诊断	51	48.11
	服务态度能够更好	39	36.79
	健康宣传力度能够进一步加大	28	26.42
	多举行免费查体等活动	41	38.68
	其他	4	3.77

6. 调研过程中的访谈情况

（1）延边医院的发展史与发展现状：延边大学附属医院位于延边朝鲜族自治州延吉市，建立自1946年，彼时仅有25位工作人员，规模甚小，经76年的发展，成为延边朝鲜族自治州唯一一所三甲医院，引进众多达到国际水平的技术治疗项目，并购入高精准度的检测仪器，为延边朝鲜族自治州的人民提供了切实的医疗保障。新医改背景下，为强化延边大学附属医院作为州内仅有的"三级甲等医院"的服务质量，延边大学附属医院先后响应国家号召，提出药品"零差价"政策、全院"一张床"政策，并引入智慧挂号系统等，尽最大可能为延边朝鲜族自治州地区的人民提供便利。其政策对解决"就医难""看病难""看病贵"的医疗热点问题颇有成效，也间接带动了延边地区医疗水平的快速进步。

唐思憧：请问您认为延边大学附属医院作为边疆地区少数民族医院，自新中国成立以来的发展有何特点？

金医生：我认为延边医院充分借力于党和国家对边境地区和少数民族地区的扶持政策，充分发挥朝汉双语人才的主观优势和距离韩国、日本近的地理优势，这些年来不断加强硬件建设和学术交流，提升综合实力。总体来讲，延边医院的发展自改革开放以来大幅加速，不仅从国外引进了多种设备，还创办了许多医院间友好交流的项目，学习并改善了医院的服务技术与服务制度，提高了医院的整体水平。

唐思憧：请问您认为您在任期间对医院所作的最大改革是什么？

金医生：我在任期间所做的最大改革是实行"全院一张床"政策。"一张床"是指患者在住院期间，优先分配到对应病症的科室的床位，但如果该科室床位已满，患者可以去到任何一个有空床位的病房，不用在原科室等待或者加床。这也就要求全院的护士必须具备护理任何一个科室的患者的能力。所以，延边医院在正式推行"一张床"政策之前，先对全院的护士进行了一次大规模的全方面培训，要求每个护士对多种病症的患者具有基础的护理能力。在培训护士的同时，延边医院也创新了医生的查房制度，即安排医生在全院有自己负责的患者的范围内进行定时查房。这样的"一张床"制度极大地提高了病房的利用率和护士的工作效率，延边医院也走在的这项改革的前列。

唐思憧：请问您认为延边医院在延边地区发挥怎样的作用？

金医生：延边医院作为延边地区唯一的一所三甲医院，是延边地区医疗卫生服务体系的一块基石。不仅为延边人民看病、解决疑难杂症提供了保障，还通过下派医生至基层卫生所等方式，帮助边境地区提升整体医疗水平。延边医院高效、温暖的就医条件也提升了边境地区人民生活的幸福感，在一定程度上有助于维护边境社会稳定发展。

（2）延边医院面临的问题、挑战及其解决对策：在"新医改"的大背景下，医院"以药养医"的时代结束，迫切地需要优化医院收支结构、提升服务方式和服务质量，目前延边医院仍处于改革摸索的阶段中，仍面临着资金紧张的问题。而且，由于边境地区交通、经济不够发达，延边医院招聘高级医学人才较为困难，医院的人才也容易流失。这也是边疆民族地区医疗服务体系面临的普遍问题之一。

唐思憧：延边医院的服务对象既有汉族患者又有朝鲜族患者，医生队伍也是由不同民族所组成的，请问延边医院是怎样解决语言、文化差异所带来的不便？

金医生：对于延边医院接待的患者既有朝鲜族，又有汉族的情况，延边医院也在为了提升患者就诊体验而不断努力。延边医院不仅所有的标识均使用汉字、朝文、英语三种文字，而且对全院的汉族医生和护士均进行了基础的朝语培训。这样一来，延边医院也为汉语不好的朝鲜族患者提供了友好的就医条件。医院应当是一个充满人情味的地方，这么多年以来，延边医院的每个领导班子都在为了提升医院的人文关怀、更好地服务延边人民而不断努力。

唐思憧：请问您认为以延边医院为代表的延边地区的医疗卫生事业存在的主要挑战有哪些？

金医生：延边医院在发展中仍然存在许多挑战。第一，在"新医改"的大背景下，医院"以药养医"的时代结束，迫切地需要优化医院收支结构、提升服务方式和服务质量，目前延边医院仍处于改革摸索的阶段中，仍面临着资金紧张的问题。第二，由于边境地区交通、经济不够发达，延边医院招聘高级医学人才较为困难，医院的人才也容易流失，这也是边疆民族地区医疗服务体系面临的普遍问题之一。

7. 实践小结和影响

（1）本实践项目通过两条视频号呈现调研结果，其中介绍了延边地区的医疗卫生服务体系的变化，提高了普通群众对医院改革与健康中国政策的了解程度；同时宣传并加强了边境民族地区医务工作者与普通群众对复旦大学克卿书院的了解。实践成果视频累计观看量达到 3 500 ＋，点赞量达到 220＋。

（2） 实践向群众讲解介绍新医改中的药品"零差价"政策和以延边医院为代表的医院的"一张床"政策，帮助大家了解了医院收费、服务等方面的具体变化和变化背后的政策依据及原因，加强了各民族共同团结、共同奋斗的信心与决心。

（3） 实践向延边医院工作人员反馈了问卷数据，并建议延边医院加强对新政策与新改革方案的宣传，让就医群众更好地了解医院政策，放心就医，以促进边境民族地区"健康中国"政策的实施。

（4） 实践整合了延边大学附属医院的院志和延边地区医疗卫生体系改革的资料，从体制建设、对外服务等多个角度分析了以延边医院为代表的边境少数民族地区公立医院所面临的机遇与挑战。

（5） 实践成员进一步明确了自己今后的发展规划。通过采访延边医院院长，获知延边地区的医疗发展史、延边医院发展现状和延边医院发展存在挑战的三个方面，进一步帮助我们了解公立医院普遍存在的发展规律和边境地区的医疗改革特点。

8. 实践建议

（1） 在新医改医院药品收入减少的情况下，医院应该优化收支结构，充分利用人才、技术、设备等资源优势，积极合理地组织各种收入，提高收入的含金量，增强自我发展的能力，以优质的服务和良好的医德医风吸引患者就医，不断提高患者的满意度。

（2） 在经济发展相对落后的边境民族地区，要想留住人才，除了给予医疗人才足够的科研经费，还要注意在医院创造有人文关怀的环境，给予他们充足的发展机遇和平台。

（唐思憧）

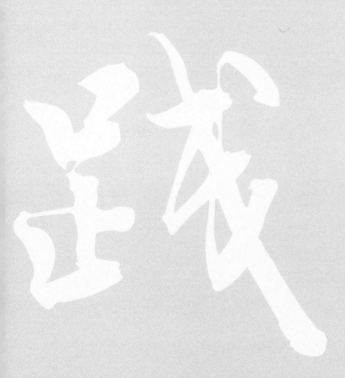

枫林之星

第七篇

第四十一章

"笨"鸟先飞　乘风破浪

霍香如，女，汉族，1994 年 12 月出生，共青团员，基础医学院生物化学与分子生物学专业，2018 级博士研究生，曾获复旦大学优秀学生、上海市遗传学会青年遗传学家论坛报告一等奖、复旦大学"学术之星"、上海市优秀毕业生等荣誉，毕业后将前往美国霍华德·休斯医学研究所进行博士后研究。曾参与或主导对两种核基质蛋白 SAF－A 及 SAFB 对染色质 3D 结构的调控功能和机制的研究，之后投入到对精母细胞中异染色质的建立对精子发生影响的研究中。曾在清华大学开展以信息数据挖掘及技术方法建立为主导的基因表达调控方式的研究。她在硕博期间共发表 5 篇 SCI 论文。

一、初入复旦，勤于探索

霍香如总觉得自己只是一个平凡普通的研究生，虽然获得了复旦大学"学术之星"称号，但她总说："其实我从来不是个真正意义上的'star'，更不是个天赋异禀的学生，我的特殊之处，大概只是在科研道路上受到了很多帮助吧。"

2015 年，霍香如进入复旦大学上海医学院文波课题组，开始接触科研工作。作为科研新手，她幸运地得到了两位"神奇又有魅力"的师兄的帮助，初步建立了对科研工作的认知。她说："范辉师兄让我意识到，生化实验进度的推进比完美更重要；吕品师兄让我领悟到，课题中小小的亮点比千篇一律的配图更加精彩。现在想来，正是两位师兄的帮助，为我的研究成果打下了基础。"

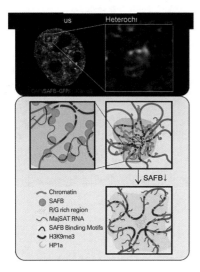

霍香如研究成果：核基质蛋白SAFB 与重复序列 RNA（MajSAT RNAs）共同调控着丝粒区域的稳定性

随着科研进度的深入，三维基因组的大门缓缓打开，霍香如第一次感受到细胞核内染色质三维结构的美妙，于是围绕着异染色质区域的维持和调控开始了探索。但是，异染色质区域如同核内的"暗物质"，无法用正常的手段进行研究，换句话说，选择异染色质区域作为研究对象，就是选择了一条荆棘丛生的小路。艰难前行中，霍香如兜兜转转，屡屡碰壁。阶段性的研究成果无法让霍香如满意，她开始了不间断的探索和尝试。在浑浑噩噩、痛苦失眠的两个月后，她偶然收获了一位科研前辈的指点，进而找到了解题的关键。最终，霍香如成功发表了她的研究成果。"这段经历对我来说，是对灵魂的洗涤。我觉得这才是科学，比如没有人会记得相对论的具体细节，但会记得 $E=mc^2$——科学里最简单、最纯粹的，才是最深刻、最打动人心的。"谈及这次科研成长，霍香如这样说。

二、历尽风雨，终见彩虹

第一个课题结题后，霍香如立刻开始了对新领域的探索。"我不想重复自己的人生，所以选择了不太一样的方向，开始研究精母细胞中异染色质的建立对精子发生的影响，同时希望能进一步明晰三维基因组的意义。"凭借对精子发生的兴趣和在上一段研究中积累的经验，她驾轻就熟、势如破竹。然而，当研究进度大半时，霍香如再次陷入了瓶颈。伴随着课题的停滞不前和疫情影响下的返校困难，她再次陷入了失眠、焦虑和抑郁。

"其实，这对我来说是段艰难的经历，因为在课题焦虑的同时，我经受了许多人误解的目光。同龄人总会困惑和不解，他们觉得，我都已经达到了毕业要求，为什么还要焦虑和抑郁呢？"谈及那个时期，霍香如已经释然，"因为人生而不同，有人喜欢追名逐利、有人渴望安宁幸福，可也有人只想做自己热爱且有意义的事情。"

虽然面临着研究前景的迷茫和课题进展的压力，霍香如对科研工作的热爱却始终如一，毅然决心在未来继续投身基础科研事业。在长达半年多的努力和坚持下，霍香如如愿获得了心仪实验室伸来的橄榄枝。

2020年8月，霍香如作为全国优秀博士生唯一代表，被邀请参加中华全国学生联合会第二十七次代表大会开幕晚会，为全国学生展示博士生拼搏前进的风采风貌。"我希望能像无数不同领域的拓荒者一样，在未来开辟出一个属于自己的领域，用另一种新的视角探究生命的奥秘。我希望尽微薄之力，推动这个世界向前走一小步。听起来很宏大，但我一直在努力。"

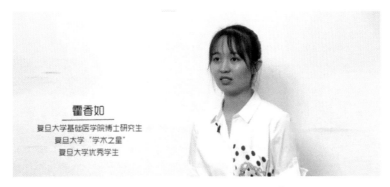

霍香如在纪录片《"学霸"的一天》中

三、 坚定热爱，再次出发

然而，生活并不总是一帆风顺的。在霍香如明确未来方向之后，一位至亲被癌症吞噬了生命。第一次经历生死离别，霍香如感到生命是那么珍贵。"尼采也曾经说过，'每一个不曾起舞的日子，都是对生命的辜负。'这样的触动，让我想珍惜每一秒钟，做一些不让自己后悔的事情。"

因此，在送别亲人后，霍香如决定，暂时离开舒适圈，去一个完全不一样的环境进行学习。提到这个决定时，她说："无论是科研还是人生，都是厚积而薄发的。我渴望成长，也渴望让新鲜的东西注入生命，保持年轻，与时俱进。"

在博士阶段的最后一程，霍香如申请到了清华大学李寅青实验室实习的机会。在此期间，霍香如开展了以信息数据挖掘及技术方法建立为主导的科研探索。全新的研究领域使她沉浸在一个完全不同的环境中，接触、摸索、成长，同时辩证地考虑科学技术和科学问题的重要性。"我很珍惜这段在'Li Lab'的时光。我遇到的每一个人，都在用独特的视角和格局慢慢影响着我，让我更加理性、透彻地看待世界和自己。"

霍香如在科研中脚踏实地、勇于探索，在面临低谷时不屈不挠，在顺境来临时敢于求新。霍香如对科研的热爱正是广大研究生的缩影。未来，霍香如将怀抱初心，努力开辟新领域、新高地，以全新的视角研究生命的奥秘，为人类医疗健康发展贡献绵薄之力。

（来源：2021 年 6 月 15 日 "复旦医学生" 微信公众号）

第四十二章

脚踏实地筑牢基础　科研追光服务人群

　　王政民，复旦大学附属中山医院 2016 级本科生，曾获国家奖学金、金龙鱼奖学金、克卿优秀医学生学术科研奖等，2019 年欧洲神经肿瘤学年会学术展示，发表摘要文章于 *Neuro-Oncology*，目前多篇文章在投。担任中山医院临床学生会主席，思源计划五期成员，获 2019 复旦大学优秀学生干部标兵，2018 年复旦大学优秀学生标兵。参与医学影像 AI 创业项目获"互联网＋"大学生创新创业大赛和"创青春"全国大学生创业大赛全国银奖。前往 KCL、UBC 等国际顶尖医学院校进行短期学习。目前入选复旦大学"卓博计划"，师从中山医院心内科葛均波院士，从事心血管疾病研究。

一、 坚守初心，立志学医

　　作为一名"医五代"，可以说王政民从小就在医院里长大。父亲是一名血液内科医生，这让他从小就见到了无数让人闻风丧胆的不治之症，也见过无数家庭因疾病而支离破碎。医生告知病人时的无奈、深夜走廊里患者的啜泣，这一幕幕都让他难以忘却。所以，从小他便立志要为医学事业奋斗一生，尽自己所能拯救病人，让世界听见中国医生的声音。

　　"不再让病人无奈地走出病房"的梦想激励着他不断打牢基础知识。五年总绩点全班第一，先后获得了国家奖学金，金龙鱼奖学金、克卿优秀医学生奖、卫材药业奖学金等，并在 2018 年被评为复旦大学优秀学生标兵，2019 年被评为复旦大学优秀学生干部标兵，扎实的专业知识也让他向着理想迈出了坚实的第一步。

2020 年 6 月，王政民也成为第一批入选复旦大学"卓博计划"的学员，成为我国心血管领域的权威，中山医院心内科葛均波院士的直博生。在成为葛均波院士的学生后，他更加积极投入到心血管疾病纳米材料治疗和体内基因治疗的相关研究，以期实现他拯救患者的学医初心。

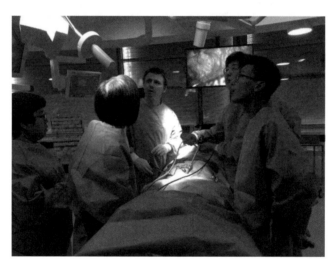

王政民（右二）在图宾根大学进行解剖学、腔镜技术学习

二、 投身科研，追逐梦想

上医大师云集，老师们深入浅出的课程让王政民在夯实医学基础的同时，也渐渐地为他打开了一扇通往科研殿堂的大门，让他第一次见识到生物体内精彩纷呈的微观世界，一颗科研的种子在他心里悄悄地萌芽。在学习完病理学之后，他对于肿瘤血管新生的机制产生了极大的兴趣，他主动找到病理系刘颖老师分享了自己的想法，并在刘老师的指导下阅读文献，发现外泌体可能在肿瘤血管新生中起重要作用，介导了非经典信号通路激活内皮并促进新生形成，而这也成为抗肿瘤治疗的潜在新靶点。

他独立撰写了立项书并成功申请到了复旦大学"望道"项目的资助。医学生的课业繁重，王政民经常需要利用课余时间，工作到凌晨一两点。当他结束了一天疲惫的工作，面对安静的校园，他有时也会对自己的工作产生怀疑，询问自己是否有意义，但是对于探寻真相的渴望让他坚持了下来。也许无数的科研工作者就像那夜空中的一颗颗星星，虽然孤独和微弱，但也或多或少地能为后来的行人带来一点光亮。经过一年多的辛勤耕耘，王政民顺利完成了科研项目，获得了"望道学者"的称号，还受邀在第 14 届欧洲神经肿瘤学年会（EANO）做壁报展示，以第一作者身份发表摘要文章于 *Neuro-Oncology*（影响因子 10.061），同时作为中国青年学者参加大会主席小组会议。目前他还有多篇文章在投，今后他也将继续在心血管疾病的纳米材料递送和基因治疗方面进行研究。

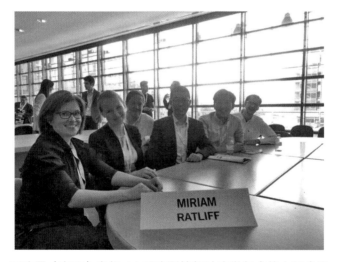

王政民（右二）参加 14 届欧洲神经肿瘤学年会的小组会议

三、 国际视野，探索创新

青年学子应当放眼全球，包容并收，王政民从入学开始就对医学相关领域充满了好奇心，并先后参加了多次海外交流项目。他曾前往加拿大不列颠哥伦比亚大学学习神经功能解剖学，探索人脑奥秘；在英国伦敦国王学院学习医学工程学，一探人工智能再结合；在德国图宾根大学解剖手术夏令营，他与中德同学共探刀尖艺术；在日本上智大学学习社会福祉学，探讨老龄化社会的医学新模式。

在成长路上，他不曾忘记将所学与实践结合。他作为队员参加复旦复生人工智能医学影像诊断的创业项目，该项目在 2018 年"互联网＋"大学生创新创业大赛和 2018 年"创青春"全国大学生创业大赛均获全国银奖。这个项目使得影像科医生在胶囊内镜的工作时间从 8 小时缩短到了25 分钟，这项经历也让他领略到交叉学科的魅力，并让他立志成为未来医学交叉领域的研究人才。

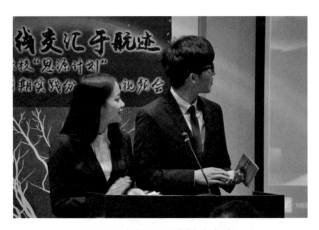

王政民参加思源计划分享会

在课余时间，作为学校主持人队唯一医学生男主持，他先后主持了 20余场大小活动，在校园舞台上展现医学生风采。他学习维也纳华尔兹，连续两年在上海市比赛中位居第三，为校争光。作为思源计划五期成员，他先后参与甘肃支教、京津冀考察和新马实践，领会了乡土情怀、中国力量和国际视野，并身体力行地见证着"自助、受助、助人"的理念，他与思源医学生们一起举办了大师论坛，尽己所能惠及更多同学。作为班长，他多次被评为优秀学生干部；作为第45届学生委员，他积极为校园建设发声献策。

作为中山医院临床学生会主席，王政民积极协调组织各类活动，推出了多个同学们喜爱的活动。在疫情期间，他积极配合医院老师，组织同学们参加了三大类六项具有医学生特色的志愿活动，受到了师生的广泛好评。

学医之路道阻且长，如今站在中山医院心内科的平台上，他将继续带着那份对医学的热爱，更加坚毅地朝着"为人群服务"的目标不断前进。

（来源：2021年1月12日"复旦医学生"微信公众号）

第四十三章

从路医林　脚踏实地　无愧于心

卢文涵，女，中共党员，复旦大学附属中山医院六年级临床医学八年制专业本科生。2020—2021 学年度复旦大学优秀学生标兵。本科平均绩点3.83，专业绩点 3.87。曾多次荣获国家奖学金、优秀学生奖学金一等奖和多种荣誉称号。曾携复旦代表队多次参加国际生理学竞赛并获得优异成绩。在科研路上摸索前行，现已完成"望道项目""正谊学者"等科研项目，正开展"福庆学者"科研项目，参与撰写教材，并已于 *Experimental Eye Research* 等期刊发表文章。曾赴德国、加拿大、印度尼西亚等国家交流。曾参与首届长三角城市青年创业创新大赛。撰写多篇医学科普类文章，积极投身公益活动，努力充实生活，勤恳工作，脚踏实地。

一、勤奋好思，提升自我

复旦上医致力于培养具有"国家意识、人文情怀、科学精神、专业素养、国际视野"的有温度的创新型卓越医学人才。临床医学八年制专业实行"本博八年一贯制"培养：前两年着重自然科学基础和人文社科理论教育；后六年结合临床强化基础医学教学。作为复旦上医临床医学八年制（以下简称临八）的学生，她立志成为一位医学科学家，在成长的道路上不断自我提升。

作为一名光荣的中共党员，她在思想和行为上都积极向党组织靠拢，积极参加党章学习小组等活动，不断提高思想水平，严以律己；作为一位医学生，她刻苦学习，勤奋好思。大学五年里，她不断摸索适合自己的学习方法，努力学习，连续三年获得国家奖学金，连续两年获得复旦大学本科优秀学生奖学金一等奖。她尝试用多种方式提升自己的专业水平，结合英文原版教材钻研知识点，并将之应用于学习之中。为挑战自己，她多次参加国际生理学知识竞赛并取得优异的成绩。借助英语和专业学习水平的优势，她争取到在德国学习解剖的机会，以及加拿大哥伦比亚大学交流机会。此外，出于对他国语言的好奇，她自学日语，感受到了不同的文化。

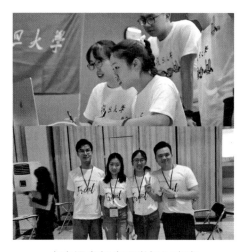

卢文涵参加生理学知识竞赛

二、 科研路漫，摸索前行

科研是大多数医学生必经之路，其路途坎坷而艰辛。对于临八人而言，白天的 8 小时课堂学习时间之外，则是她们争取到的科研时间。于是她摸索着，一步一个脚印。她于 2017 年 9 月以来于基础医学院中西医结合系冯异老师课题组进行科研活动，并于 2020 年 9 月起于复旦大学附属眼耳鼻喉科医院孙兴怀教授课题组开展科研活动。现独立完成的望道项目"基于在体透明技术的针刺机制可视化探究"以及参与的正谊学者项目

"基于近红外Ⅱ区深度生物成像研究多囊卵巢综合征卵泡囊化机制"已顺利结项,前者评定为"优秀结项"。目前正参与开展"福庆学者"科研项目。她曾参与撰写冯异副教授主编教材《医学组织透明化三维成像》以及薛人望教授、冯异副教授主编教材《演化医学》(前者已于 2020 年 9 月出版),也已于英文期刊发表综述及论著文章。科研路漫,她在老师和伙伴的协助下砥砺前行。

三、 创新创业,有我之力

大众创业、万众创新,国家始终鼓励和支持广大青年走在创新前列。2021 年 10 月,她凭借团队项目"针对早期卵泡的分子靶向检测系统",并作为团队的代表,参加首届长三角城市青年创业创新大赛。在大赛上,她看到了一群与她年龄相仿的青年人,他们朝气蓬勃,心中充满了希望。她备受鼓舞,也倍感骄傲地向大家介绍她们团队的成果,获得了台下评委的肯定,最终取得了三等奖的成绩。在一个她并不熟悉的领域,用她的知识去说服他人,打动他人——无论如何,这都是一次激动人心的尝试。

四、 医学之美,宣而普之

医学美丽,人体精妙。学习医学知识时,她总希望能让更多人体会其中的奥秘。她曾前往沿海地区,为当地人们科普寄生虫知识并告知防治措施;作为班级宣传委员,她负责运营班级公众号"1608 壹诊室",日常为同学们搜集学习经验,并设立专栏,撰写文章,使非医学生也能理解简单的医学道理。她撰写了"胚胎学的十万个为什么(上/下)""浅谈人体结构"等兼顾科学性和趣味性的文章,发表于多个公众号。文章发出后广受好评,她相信自己做了一件有意义的事。宣而普之,唤起的是大家对生命的热爱。

五、 公益善行，我之责任

  积极投身公益事业，是她始终对自己的要求。这里的公益是广义的。她寻访过的土地，她深入了解的不同地区人们的生活状况、教育和医疗现状，在她看来都是公益行的收获。如何改善，才是她要探讨的主要问题。自入学以来，她每年坚持参与公益活动。国内和国外的多个地区，都留下了她的足迹。她进入社区，走进医院，为那里的人奉献绵薄之力。2020年的疫情期间，公益依然不止。"德济-克卿医学人才奖"（社会公益类）是对她的肯定，也鼓舞着她不断前行。

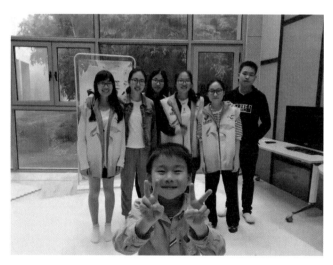

卢文涵担任远征社领队

六、 文体活动，积极参与

  作为一位医学生以及未来的医生，强健的体魄是保持良好工作状态的基础。她热爱运动，强身健体，在提高身体素质的同时，也放松紧张的心情，让自己以更加饱满的状态迎接每一日的学习和工作。她曾于 2018 年 5 月被授予复旦大学"阳光健康之星"荣誉称号，并在多次体质健康测试中取得良好成绩。同年，她与同伴一起获得第 58 届校运会女子仰卧起坐团体银奖、混合立定跳远团体铜奖。她也曾多次参与学校学术文化活动，取得了不错的成绩，如学术英语竞赛第一名，"摸骨大赛"二等奖，"医笔·医划"医学生笔记大赛二等奖，"医站到底"知识竞赛一等奖；参与的诗朗诵节目《他说》及参与的舞蹈节目《书简》分别获第 30 届、第 29 届学术文化节银奖。她也曾参与上海广播电视台《执牛耳者》第四季节目录制。这些活动让她更加体会到学习的乐趣，边玩边学，陶冶情操。

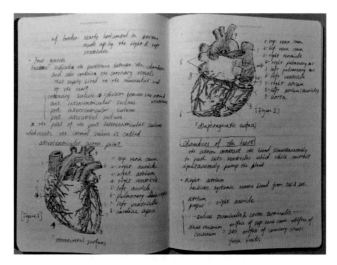

卢文涵参加医学生笔记大赛

（来源：2022 年 1 月 13 日 "复旦医学生" 微信公众号）

第四十四章

积跬步以至千里 为热爱而赴医途

孙冰清，女，汉族，1999 年 3 月出生，共青团员，复旦大学附属华山医院临床医学八年制 2017 级本科生。获 2020—2021 学年国家奖学金，"后疫情时代卫生健康政策和伦理选择"学术研讨会暨上海市医学伦理学会 2020 年年会征文三等奖，在校期间多次获得优秀学生奖学金、君远奖学金、优秀学生等荣誉称号。发表综述"线粒体解偶联剂二硝基酚及衍生物治疗肥胖及相关代谢性疾病的研究进展"于《中国新药与临床杂志》。

一、提升英语，不断进取

面对采访，孙冰清说："从踏进校门的那一刻起，我就始终提醒自己，在这座高手云集的医学院里，我只是个平凡的医学生，但是我从不认为平凡就意味着黯淡。"她凭借着对于医学事业的一腔热血，将自己四年的医学生活过得多姿多彩。

《实习医生格蕾》是她最喜欢的美剧。长达十几季的剧情，她一集不落地追着，从最初看情节纠葛，到学习专业名词，最终把自己当作实习生代入来分析剧中的病例。每周的积累让她的医学英语水平悄然增长，她也十分乐意向身边的同学分享自己独到的英语学习经验，带动大家共同进步。同时，她报名参加了 MBBS 结对子的活动，利用自己的特长帮助留学生快速适应中国的生活。在与留学生交流的过程中，国内外不同的环境让她充满好奇与向往，萌生了体验国际交流的想法。

在此推动下，她在大二那年的托福考试中取得 107 分的优秀成绩，成功免试获得了参加暑期加拿大 UBC 交流项目的机会。第一次来到全英文的环境中难免会感受到交流上的壁垒，况且彼时的她尚未接触过临床课程，面对陌生的医学知识，她感到有些无力和迷茫。但孙冰清并没有被吓倒，而是以更加积极的方式迎难而上，多听、多说、多问，不怕出丑、勇敢试错，结交世界各地的朋友，不仅英语水平得到飞速提升，也在 UBC 留下了终生难忘的回忆。

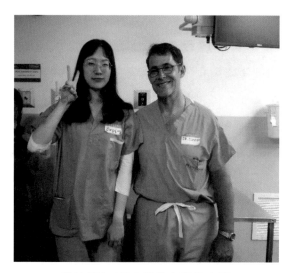

孙冰清和 UBC 带教老师的合影

"'医学生综合素养'课上满是专业术语和实验设计的高分文献阅读作业，对于当时还未进实验室、未上临床的我来说是个不小的挑战。"但经过国外交流的她有了英语的基础和不轻言放弃的信念，即便是再艰涩难懂的文献，她也咬着牙啃了下来。泡图书馆、查阅基础文献、咨询前辈和师长，一遍读不懂就两遍三遍地读，并且组织全小组的同学一起进行文献的讨论和学习，这不仅使课程任务顺利过关，也为今后的科研之路打下了基础。

回首望去，提升英语不过是孙冰清从医路上的垫脚石。"千磨万击还坚劲，妥协只会让自己囿于困境"，孙冰清坚定地说道，"医学这条路绝无捷径，突破就在不断的进取之中。"

二、怀揣梦想，热爱为先

大五是八年制学生见习的开始，是从书本理论向医院生活的过渡。对于孙冰清来说，临床上鲜活的病例要比教室里冷冰冰的课桌椅有意思得多。询问病史、写大病历，她总是最认真的那个；每周的主任查房，围在床旁的小医生中，她总是点头最起劲的那个；每天的拔管、换药，她总是冲在最前面的那个。这些医学生的日常都因为她的热爱而显得津津有味。

见习的几个月让她开始越来越关注病人而不是疾病本身。"看到考卷的瞬间，我脑海中浮现的已经不仅是书本上的理论，还有病人的主诉和病史，以及一张张充满期待的面庞。"也正因如此，她总能在考试中交出一份满意的答卷。"小时候我以为学医只要死记硬背就能学会。但我现在越来越深刻地体会到，书本上的内容无法单独地在脑海中长存，只有我亲自用眼睛看到的、双手摸到的、临床上遇到的，才能永远地在记忆里扎根。"

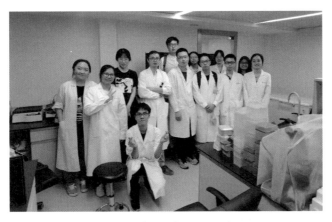

孙冰清（右四）在见习中

虽然临床之路才刚刚开始，但她已经深深地爱上了医院这个地方。在 UBC 交流时，孙冰清的带教老师曾谈起自己对于医学的热爱："每当做完一天的工作，我都会在实验室里开心到翩翩起舞，因为我不敢相信我的梦想已经变成了现实。"这份对于医学的情感在孙冰清心中产生了共鸣。每当遇到困难，孙冰清就会想起那位翩翩起舞的老师，想起自己热爱医学的初心，从而更加努力地攻克难题，去攀登下一座高峰。

三、 初心不改，奉献自我

其实，医院对孙冰清来说并不是一个陌生的地方。受同样从医的母亲影响和家庭氛围的熏陶，她从小就在心中埋下了学医的种子。"家人都很支持我学医，母亲更是给了我很多指引和鼓励。"从中学开始，她便会经常去医院做志愿者，以力所能及的方式服务患者。如今，她可以以医学生的身份走进病房，为患者提供更专业直接的帮助。孙冰清始终怀着一颗公益之心，利用课余时间参与到志愿活动中去，希望可以呼吁更多人投身到公益中来，在志愿服务中感受自己之于社会和国家的力量和责任。

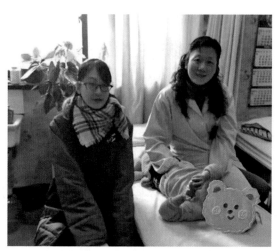

2016 年孙冰清于诊室内做志愿者

2021 年年初，上海多地疫情"小抬头"，各大医院首次决定进行每周全院核酸检测。在人手紧缺的情况下，她主动报名核酸检测志愿者。穿上防护服那一刻，她感受到了这份工作的重量和身为医学生的使命感。仅在一上午的时间里就需要检测数百名员工，面对这样的工作强度，孙冰清没有喊累："每一次呼吸在防护面屏上留下的白雾痕迹，仿佛在提醒着我，个人的小小举动也可以为全国防疫事业做出贡献。想到这里，工作的辛劳都被欢喜取代了。"与此同时，她将自己在抗疫中对于"污名化"现象的体会撰写成文，获得了上海市医学伦理学会征文三等奖。

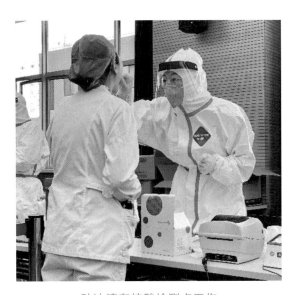

孙冰清在核酸检测点工作

　　在人民有困难的时候，总有人选择背负着责任和担当站在一线美丽"逆行"。怀着对前辈们的敬意和感激，孙冰清志愿为服务人民、改善中国的医疗状况而奋斗终生。她下定决心，在当下"疫情与人类共存"的大环境下，一定要把握机会、不断积累知识和技能，以便有一天能够站上前线，在患者最需要的地方为他们提供医疗帮助。

　　不论漫漫从医路有多少坎坷，孙冰清都做好了准备，对于医学的热爱和理想的追求，给了她去克服这些困难的勇气。孙冰清希望自己未来能永葆赤子之心，不负所爱、无畏征程，全力以赴。

（来源：2022 年 2 月 16 日"复旦医学生"微信公众号）

从医 是对生命的坚守与笃定

陈弟，复旦大学附属华山医院 2018 级外科学专业博士生，中共党员，师从周良辅院士，获评 2019—2020 学年博士生国家奖学金，曾荣获复旦大学优秀学生、华山医院优秀共产党员和全国优秀共青团员、中国青少年科技创新奖、挑战杯全国大学生课外学术科技作品竞赛特等奖、中国大学生自强之星提名奖等国家级荣誉。

目前为止，陈弟已累计发表学术论文 13 篇（SCI 论文 7 篇），多次参加世界神经外科联盟会议、中华医学会神经外科学分会年会等国内外知名学术会议并做主题发言，获首届上海市抗癌协会青年医生"雏鹰"人才项目（A 类）（项目终审成绩在所有来自上海市综合医院青年医生申报者中位列第一）、上海市抗癌科技奖和世界神经外科联盟奖学金（Grant Winner）。

一、 明确规划，向上攀爬

优秀的人，总是离不开极强的自律、清晰的目标以及一步一步向上攀爬的笃定。陈弟从童年时代起，便是无需父母陪伴学业，独立学习的人。于他而言，童年弹弹珠的自由和卡片游戏的快乐同静心学习一样，都远比屏幕上的动画来得更加真实与可及。

每个阶段有每个阶段的目标，每一周也会有每一周的规划。在温州医科大学二年级时，他便决定要提前进入科研培训生活。于是，他废寝忘食的写下一份科研标书，不断向学校各个实验室、教研室毛遂自荐。虽然开始被一一拒绝，但也正是在这个过程中，他最终遇到了接受他的指导老师——谭峰教授，也就从此打开了科研的第一扇大门。

而科研的第二扇大门是在陈弟以交换生身份前往澳大利亚昆士兰大学交流的两个月中打开的。也正是在那时，他遇到了同专业的复旦大学本科生，在互相的切磋琢磨与交流中，陈弟明确了研究生报考复旦大学附属华山医院。

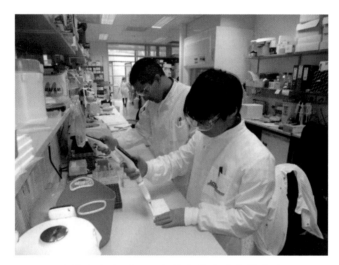

陈弟在澳大利亚昆士兰大学实验室做实验

明确自己的目标后，陈弟从不拖延，有着超强的执行力。他定下一天看完 100 页书的小目标，就是必须要看完 100 页。"只能多做不能少做，拖延没有任何意义。"自律伴随而来的，就是高效。"要写一个标书，我就会定下 3 天时间去查资料，定好思路与框架后便马上开始着手写，写的过程也是在图书馆一气呵成。"陈弟这样说道。

这种工作上的高效与拼命，也得益于陈弟的研究生副导师——华山医院神经外科姚瑜教授的影响。他们经常在晚上 11 点、12 点甚至是凌晨电话探讨课题想法，讨论结束后陈弟也会熬夜立马着手修改，第二天醒来再

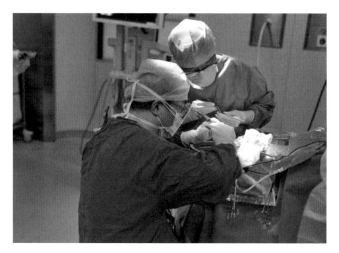

在姚瑜教授指导下参与开颅肿瘤切除手术

细想是否还有其他再改进之处。

对时间的充分利用则是受到了导师周良辅院士的影响。每次陈弟向导师做课题进展汇报时，都会发现周院士在利用一切闲暇时间阅读文献。陈弟每次的汇报材料，周院士也都会认真逐字地手稿批阅，并对许多问题提出前瞻性的看法，鼓励陈弟勇于尝试。

至今的每个周末，陈弟一般都会预先把下一周 7 天的实验步骤详细地

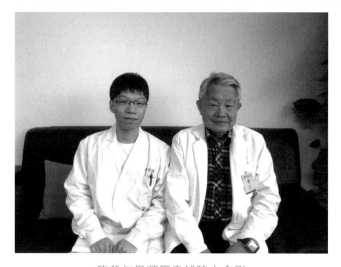

陈弟与导师周良辅院士合影

记录在 Word 里，"这样不用临时想而浪费时间，也不容易出错。"

"医生是临床和科研的结合体，一步一步慢慢来，提前做好下一步的规划才能稳步前进。"在疫情前，陈弟向期刊投了一篇文章，投出后的第二天心里就在设想审稿人到时候会提哪些修改意见，便很快又开始进行新的实验来弥补不足。

今年除夕夜，陈弟在和家人吃过年夜饭后便回到了学校，计划早些展开课题实验。也正是在此时，他收到了期刊编辑的修改意见。如他所料，编辑提出的修改意见与他认知到的不足如出一辙，凭借疫情前早已补足的实验数据，他很快就将改稿发给了对方，从而文章也得以顺利发表。

二、"忘记一切，从头开始"

对于掌声和荣誉，陈弟总是能保持一个清醒的认知。2016 年，和他同一批研究生推免成功的同学大多"及时享乐"，但成功推免至复旦大学附属华山医院神经外科的他却仍然坚持去自习室，开始提前学习研究生课题的相关内容，每天坚持阅读至少 5 篇神经肿瘤相关的文献，学习 R 语言等必备的科研技能。漫长的积累让他在科研上大获裨益，不仅使自己在科研上常常柳暗花明，也能为身边的朋友提供科研的建议和帮助。

2015 年，陈弟在谭峰老师的指导下，第一次走上挑战杯国赛的大舞台。在广州总决赛答辩的最终环节，指导老师突然语重心长地问陈弟，"陈弟，你如何看待科研？"陈弟没有回答上来，但是老师再一次语重心长道："科研很苦，可能有一天，你会为了经费而着急难受，但是做科研，绝对不能浮躁。"

就在答辩前参赛人员都在布置展馆的时候，陈弟并没有像其他选手那样再纠结于如何让自己的作品用更好的形式展现出来，不断地更改答辩稿或者 PPT，他选择了另一路："应该走一走，看看别人的优点，欣赏欣赏他们的作品。"

答辩时，不同于其他高校整个团队四五人登台互相帮助，陈弟独自一人带上了整个团队的器材资料，坦然地站到了舞台上。他坦然地面对自己项目的短板，也自信地讲解着项目的价值和长处。最终，他获得了那届挑战杯全国大学生课外学术科技作品竞赛的"特等奖"。场上的评委夸赞，场外的同学和老师也为他呐喊，只有他自己的内心，真正地沉静如海。

陈弟并没有在获奖后失去清醒，他对内心的自我观照和时常警醒不止来自自身的内省，还有老师的鞭策。回到温州医科大学，陈弟受到了学院老师、同学们的热情迎接，但项目指导老师在那时，只给陈弟发了一条短信："忘记一切，从头开始。"对于过去的一切荣誉，陈弟会选择忘记，从头开始；但他却从不会忘记曾经在本科母校时学医的初心。

三、 真实不虚，坚守初心

神经外科是一门精细学科，是世界上公认的医生培养周期特别长的医学科室。在旁人看来，当初报推免志愿时可以有很多选择的陈弟独独钟情于神经外科，似乎是个不怎么"实惠"的坚持。但他内心对神经外科，却是从本科起就有的笃定与坚持。

本科时的大脑解剖课程，让他惊叹于人类大脑构造的复杂与神奇，这在他心中种下了神经外科的种子。大学二年级时，陈弟的家人因为脑肿瘤，最后在华山医院神经外科得到了成功救治，更让陈弟坚定决心走神经外科的道路。

他目前研究的脑胶质瘤是成人中最常见的原发性颅内恶性肿瘤，在中青年死因中居第二位，儿童肿瘤发病率中也居第二位。最高级别的胶质瘤患者在综合治疗后的生存期平均只有 18 个月，5 年生存率极低，即使活下来也有很高的致残率。

有时，现实残忍无情，给医生和家人以沉重的冷酷和无奈。"大二时，我什么都不懂，对家人什么忙都帮不上。但现在，我学到了一些东西，却要无奈地告诉许多人'死刑'。"

就在今年七月份，陈弟的家人突发脑出血，凌晨 1 点，家人将 CT 照

第四十五章 从医 是对生命的坚守与笃定

375

片传给陈弟看，不想放弃生命的丁点希望，但陈弟却不得不和其他的医生做出一样的理性判断。"你明明想着学医可以帮助家里人，但有时候你却什么也帮不了。"生命的逝去无法避免，但对这份初心的坚守与笃定，陈弟从未改变。

陈弟第一次对生命的坚守，是在华山医院遇到的一个 7 岁的小男孩。小男孩得了恶性肿瘤，父母很年轻，是从外地来上海的打工者。术前，陈弟告诉男孩父母哪怕手术成功，术后孩子预后也会很差。但那对父母还是决然将所有的存款都拿来救治这个孩子，"我们不想去想以后，只想救活现在的孩子。"

男孩的手术很顺利，但术后出现了缄默症，对外界刺激没有任何反应，需要很长一段时间才能恢复。无尽的等待最是揪心，也最是煎熬。"手术前他会抱着我的腿，拉着我跟我撒娇。你无法想象这么一个活泼的孩子，突然就静止了。"在这段静默的时间里，小男孩病情不断反复，伤口无法愈合，甚至呼吸不畅需要切开气管，十分揪心。

将近两个月的时间里，陈弟从头到尾都在这个孩子身边守着。时间流转，突然在例行换药的一天，就在陈弟给男孩换好纱布时，男孩的手指轻轻地勾住了陈弟的手，那一刻，孩子的母亲再也忍不住哭声。生命坚守后的释然，也会让一个理性的医生变得感性。

"在医学上，许多事情无法简单衡量，有放弃的也有坚持不懈的，但都没有对错。"在华山医院的日子里，陈弟看到的世间百态都是人生的放大镜。有时会有冷漠的家属，但陈弟更愿意记住那些世间的温情。复诊的外省农民扛着大麻袋，装着亲手做的干货，用乡土中国里最朴素的表达来感激华山医院的医生们给他们带来的希望。

华山医院神经外科是国际知名神经外科诊疗中心之一，常常会开展一些运用新技术治疗脑肿瘤患者的临床试验。但一些患者临床试验的失败是对陈弟内心最大的煎熬。陈弟在导师指导下参与的免疫治疗临床试验中，总会发现一些患者临床获益不明显，有时甚至只是延长了 1～2 个月的生命。

有那么一段时间，陈弟便陷入了沉思怀疑之中，"有一部分患者失败了，那么这件事还有意义吗？"他的副导师姚瑜教授曾对他这样说道"这些恶性肿瘤的病人，如果连华山医院神经外科都不管了，他们该怎么办？"他才终于明白，也许有时医学的新技术不一定有效，但科学就是伴随着不断地尝试与失败，科学就是这样进步的。更何况，许多患者也的确在试用免疫治疗后恢复得很好。

"能救一个是一个，生命只有在努力后才能没有遗憾。"陈弟在华山医院神经外科参加临床实践的那段时间里，不仅得到了科室里多位教授的帮助，参与了300多台大大小小脑肿瘤开颅手术，也对医学有了更深刻的体悟。这些都成了他研究生阶段最宝贵的财富。

因为想守护家人的健康，陈弟在高考后选择了从医；因为想帮助更多的肿瘤患者，陈弟笃定选择了复旦华山医院的神经外科。从个体的自强不息到对社会的广博关怀，陈弟在修身慎独的同时，也做到了"无尽的远方和无数的人们，都与我有关"。

他考取心理咨询师，不仅是为了消解自己有时内心的忧愁，更是为了有更多的耐心，听患者说话，排解他们的痛苦。生命的脆弱与顽强每天都会在华山医院、在陈弟眼前呈现。甘于沉寂、真实不虚、坚守初心，这些闪亮的品质属于陈弟，属于奋战在一线的医务工作者们，亦属于闪耀在复旦百年星空里的每一个复旦人。

（来源：2020 年 12 月 10 日"复旦医学生"微信公众号；
2020 年 12 月 18 日"复旦研究生"微信公众号）

第四十五章　从医　是对生命的坚守与笃定

第四十六章

披荆斩棘科研路　践行使命临床心

杨慧丽，女，回族，1993 年 10 月出生，中共党员，复旦大学附属妇产科医院 2018 级博士研究生（硕博连读），研究方向为生殖免疫，荣获 2021 年上海市优秀毕业生。她聚焦子宫内膜异位症、反复妊娠失败等代谢-免疫失调机理，旨在探索疾病早期预警和临床防治的新策略。曾多次获得国家奖学金及复旦大学一等奖学金，已完成多篇高水平 SCI 论文，其中第一作者 11 篇；多次受邀在国内外重要学术会议上进行口头汇报或壁报交流；申请并获受理国家发明专利 5 项。

一、 初涉科研，小试牛刀

大学时期的杨慧丽对于科研一直抱有好奇和期待。通过大学的妇产科学课堂，她第一次接触到了子宫内膜异位症，一种以子宫内膜出现在宫腔以外种植生长为特征的常见妇科疾病。这种被公认为"谜一般的"妇科疾病引发了她的好奇和思考：子宫内膜为何会"离家出走并定居异地"？这一过程是如何发生的？教科书上对于发病机理的解释很浅显，在相关图书和网站上查到的信息也很有限，这更加激发了她想要去探索的热情。

本科毕业后，她选择来到复旦大学继续攻读硕士学位，师从李明清研究员。李老师主要从事子宫内膜功能的调控机理和转化研究工作。在导师的指导下，她开始了对子宫内膜异位症致病机理的探索工作。她一边整理课题组既往研究成果进行综述撰写，一边学习实验室基本技术、推进课题进度。虽然初来乍到，时常迷茫和紧张，但她依旧兴趣浓厚、干劲十足。

从着手撰写到文章发表，她的第一篇英文综述——"自噬和子宫内膜异位症"花费了一年多的时间。查找文献的精准度欠佳和阅读文献的速度过慢是当时最大的绊脚石。"当时我有过烦躁，也想过放弃，甚至怀疑过自己到底是否适合这条路，责备自己怎么连最基础和简单的环节都推进得如此艰难。但每每想到自己最初的理想，科研的初心，还是咬牙坚持了下来。"

挺过那段灰暗的时光，她对如何总结归纳前人成熟的科研思路开始有了自己的见解和方法，研读文献的速度越来越快，理解也越来越轻松，阅读文献的乐趣逐渐萌生。尽管文章投稿经历了很多漫长而曲折的过程，但最终还是有了好结果。硕士在读期间，杨慧丽先后完成并在发表了 4 篇高水平综述，这为她后续的科研工作奠定了坚实的基础。

二、 抽丝剥茧，披荆斩棘

2018 年 9 月，杨慧丽顺利转博，有幸师从生殖免疫学大家李大金教

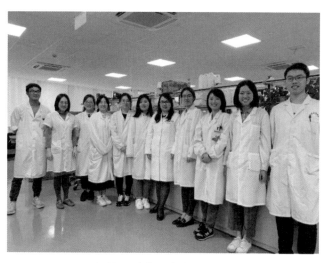

杨慧丽（左六）与课题组

授，迎来了自己科研生涯成长的关键期。在导师的指导和帮助下，她很快确定了主要课题——早孕期母胎界面免疫代谢。

虽然课题组一直走在生殖免疫的研究前沿，母胎免疫调节也是课题组的研究重点，但免疫代谢研究才逐步兴起，有关母胎界面代谢的探索尚不深入、报道匮乏，这使得杨慧丽时常陷入探索困境，不知如何将课题深入。面对信息量巨大又繁杂的组学数据，她时常毫无头绪。

杨慧丽说："只有一步步抽丝剥茧，才能逐渐进步。我首先尝试通过查阅文献并结合分析结果获得一些启发。随后我想起导师曾说过，正常妊娠与同种异体的成功移植或者肿瘤的发生发展有很多相似之处，母体非但排斥携带父系抗原的胚胎，且通过精细的母-胎对话建立独特的母-胎界面免疫耐受微环境，使得胎儿在子宫内生长发育直至成功分娩。于是我及时转变思路，从肿瘤免疫、移植免疫和基础免疫学的相关文献中获取信息和启发。"

在李大金教授和李明清研究员的指导下，杨慧丽迎难而上，突破了一个又一个研究瓶颈，终于有了日益完备的框架，并在此基础上不断修缮。博士在读期间，她在 *Autophagy*、*Cell Commun Signal* 等杂志上以第一或共同第一作者身份共发表 SCI 论著 7 篇。

在导师的影响下，杨慧丽深知国际交流的重要性，闭门造车是科研大忌。她紧跟国际研究步伐，不断充实和挑战自己，用好每一次在国内外重要学术会议上进行口头汇报或壁报交流的机会和平台。

2019 年在美国的生殖免疫大会上，杨慧丽第一次在国际舞台上进行口头汇报，展现自己的研究成果。"登上国际舞台对我来说是一个考验，更是一个飞跃。内心兴奋紧张是必然的，但是紧张不是慌张，对于在国际学术会议上的首秀，再怎么认真对待也不为过。"为克服紧张和焦虑，上台前她一遍遍地练习，以至于前一天深夜伴随她入眠的都是心里不断重复默念的演讲稿。勇敢迈出的第一步，虽然艰难但也顺利收官，这使得她信心倍增，之后在国际生殖免疫大会、亚洲子宫内膜异位症大会上，她也大

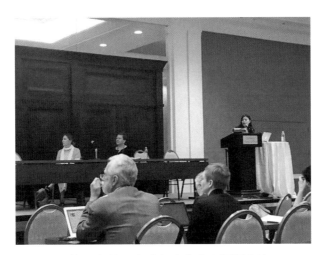

杨慧丽在美国生殖免疫大会上汇报交流

展风采。

三、 不忘初心，服务临床

导师李大金教授总是教导学生研究的本质——临床和科研相辅相成，研究是为了服务于临床。"我身为科研型研究生，必须时刻牢记医疗的本质在于回归救死扶伤、回归人性关怀的本真。科学研究不应该脱离临床意义，虽然说科研是临床的根基，但是我时刻提醒自己临床才是科研的花朵果实。"谨记导师谆谆教诲，杨慧丽在研究中注重成果转化，希望自己小小的研究成果能对医学的发展有所助力。

目前杨慧丽的相关研究成果已申请并获受理国家发明专利 5 项，并获得全国妇幼健康科学技术奖自然科学奖三等奖和第 31 届上海市优秀发明选拔赛优秀发明金奖（第六完成人），旨在探索治疗子宫内膜异位症和反复妊娠失败药物的研制。她深知，这些发明成果从实验室到临床，还有很长一段路要走，还要反复地实验和效果的优化。作为一名医学博士生和未来的临床医生，杨慧丽时刻不敢松懈，将一直在路上。

四、 先锋带头，点亮微光

作为一名共产党员，杨慧丽始终以优秀共产党员的标准严格要求自己，并用行动来发挥党员的先锋模范作用，时刻不敢懈怠。她期望成为一个"小太阳"，将温暖和正能量带给身边的伙伴。杨慧丽在医院团学组织工作 3 年，是研究生团支部的骨干。为了帮助备考执业医师资格考试的同学们，她从零开始在学院中开创了妇产科医院研究生执业医师临床技能大赛。大赛为同学们提供了临床资源共享和技能操作练习的平台，以互助、竞赛等形式帮助大家系统高效地复习，旨在提高执医技能考核的通过率。大赛提高了同学们备考的效率，也增强了同学们的信心和团队的凝聚力，由于反响良好、参与度高，目前已成为医院团总支每年开展的品牌活动。同时，她参与"一路红房进社区"科普实践活动、担任 FIST 课程助讲以及红房子论坛、美国生殖免疫大会等学术会议志愿者，也经常向同学分享自己的文献研读感悟和科研工作经验，在日常点滴中奉献自己的微小力量。

回首多年服务同学和志愿工作经历的积累，她深刻体会到："作为党

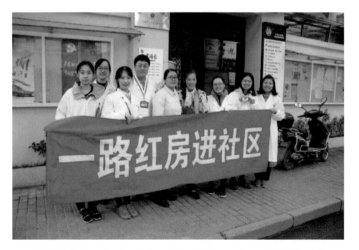

杨慧丽（右一）参加"一路红房进社区"志愿服务活动

员，要更好地发挥先锋模范作用，用赤诚的行动为群众办实事，在集体中发光发热，照亮、温暖、带动周围的伙伴，共同创造良性、美好、和谐的科研和工作环境。"

杨慧丽的 10 年医路上既有挑战也有机遇，支持着她不断披荆斩棘，一次又一次突破重围的是最初的好奇与理想。如今的她即将完成一名医学生到医生的华丽蜕变，但她从未将毕业视为终点。"我将继续贯彻我在科研过程中的不懈精神，在临床工作中践行使命，开拓新天地！"

（来源:2021 年 7 月 24 日"复旦医学生"微信公众号）

践

第四十七章

繁荣校园文化　服务同学需求

徐子清，女，汉族，共青团员，复旦大学附属儿科医院 2018 级硕士研究生，研究方向为先天性心脏病发病机制，荣获 2021 年上海市优秀毕业生。她德智体美劳全面发展，专业成绩名列前茅，积极服务同学需求，致力繁荣校园文化。历任复旦大学第 24 届研究生委员会委员，复旦大学研究生会枫林工作委员会副主任、宣传部副部长、枫林摄影中心主任、融媒体部部长，复旦大学研究生摄影协会副社长，"复旦医学生"公众号责任编辑等。曾获校优秀学生、校优秀学生干部、校优秀共青团干部、重庆市优秀毕业生等荣誉。

一、志愿奉献，投身医学

徐子清于 2018 年顺利成为复旦大学附属儿科医院的一员，师从黄国英教授。对于三年的研究生科研生涯，她回忆道："迷茫是每一位科研人必经的过程，失败和挫折是实验的常态，但只要坚持下来，我们终会感谢让我们更加强大的一切。从懵懵懂懂的新生，成长为独当一面的科研人，除了自身的努力外，更多还要得益于导师的悉心指导，同门的关怀照顾，和兄弟课题组间的无私帮助。科研不是一个人的闭门造车，而是在不断学习交流、实践探索中的寸寸进步。"

受益于国家儿童医学中心的高平台，三年来她参加了第 4 届中国母胎医学大会、第 15 届亚洲及太平洋地区母胎医学大会（APCMFM）、第 3

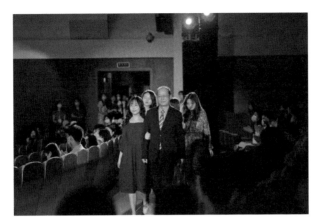

徐子清和导师黄国英教授走上"枫林之星"颁奖红毯

届美国贝勒医学院–香港中文大学–北京协和医院临床遗传学大会、2019年度科技部国家重点研发计划——《中国人群重大出生缺陷的成因、机制和早期干预》项目年度总结会议、2019年上海国际儿科心血管病例研讨会等国际国内大会，领略学术大师风采，汲取前沿科研成果，拓展国际国内视野。

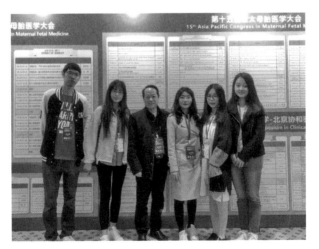

徐子清与课题组参与第十五届亚太母胎医学大会（右二）

二、 心中有爱，眼里有光

在校期间，徐子清德智体美劳全面发展，不仅专业成绩名列前茅，潜心科研之余，更是致力于服务同学，积极为学校和医院奉献自己的力量。

在医院，她以助管、助教、干事等众多身份参与医院各项工作，并积极投身志愿者活动，作为"蓝色海洋俱乐部"的一名志愿者，为那些被称为"星星的孩子们"的孤独症儿童带去温暖。"蓝色海洋俱乐部"是国内首支孤独症儿童篮球队，旨在增强患儿体能，促进患儿间交流，提升患儿的认知、人际交往能力及自信。"他们就像天上的星星，活在自己的世界里，在遥远而漆黑的夜空中独自闪烁着。在与孩子们交流而毫无回应的时候确实让人气馁，但在深入了解后就能发现，刚入队的孤独症孩子和来了很久的孩子与外界的交流能力，真的会有很大的差别。虽然作为志愿者的大家只是在各自的生活中抽出一小点时间来，但这确实可能对孤独症孩子们产生极大的影响、帮助，意义非凡。希望社会对孤独症群体多加关注，家长不要放弃孤独症孩子，同学们能多多参与此类志愿者活动。"

在学校的多个学生组织中，也有她的身影。她历任复旦大学第24届研究生委员会委员，复旦大学研究生会枫林工作委员会副主任、宣传部副部长、枫林摄影中心主任、融媒体部部长，复旦大学研究生摄影协会副社长等职务。她以繁荣校园文化，传递正能量为目标；坚持价值引领，服务同学思想成长需求、精神文化需求、全面发展需求及校园生活需求。"收获周围同学们的积极反馈时，我深切感觉到能为大家服务是多么有意义的一件事情，尤其是在绝大多数的成果都让大家感到满意，甚至超出了预设的目标。"

喜迎新中国成立70周年之际，她组建并带领团队一同打造70周年系列活动，作为策划人出品复旦上医学子自己的献礼MV《国家》，唱响复旦上医学子对祖国的深情和祝福。MV《国家》不仅获得了复旦大学本校及各高校师生的感动支持，还向社会各界展现了当代医学生的使命担当及新生代的正能量。

三、 同心协力，共击疫情

疫情期间，校内各大公众号积极响应号召，推出抗击疫情专栏，立足不同角度，为在校师生提供线上服务和帮助。"复旦枫林媒体中心"和"复旦医学生"两个公众号也是其中之一，徐子清作为主要负责人和责任编辑，居家战"疫"期间，积极投身新媒体战"疫"阵地。

"我作为当代医学生，在疫情的大背景下，自然而然地就想到一定要做这件事。一个人的力量是有限的，但是借助新媒体，在凝聚人心、保持初心、展示信心的同时，我们还能将这种力量、精神传递出去，去感染、影响更多的人，形成一个大的、良性的正能量网络。"她第一时间发起枫林学子倡议书，及时推出"新型冠状病毒防控指南""枫林 er 如何应对这场'战疫'""复旦大学附属医院在线咨询合集"等众多高质时效的好文，并制作《战"疫"人物》《防疫在行动》等战"疫"系列栏目，提供一手咨询，宣传榜样精神，凝聚学子力量，为打赢这场防疫战贡献青春力量。

抱着联合全国各地医学院"同心协力，共击疫情"的信念，徐子清作为主创人员之一联系各大高校，携手全国总计 33 所高校的医学研究生，共同合作拍摄了《爱因为在心中》战"疫" MV，以致敬每一位战"疫"英雄，在特殊时期展现了当代医学生的砥砺初心。

视频发布后得到社会一致好评与广泛转载，先后被中华全国学联、复旦大学等官方公众号转发，还获得上海市"守护你我，爱满天下"公益主题网络文化原创行动优秀作品奖。回忆起录制 MV 时候的点点滴滴，虽然有很多困难，但也有很多暖心的故事让她和制作团队的小伙伴们在克服困难之时内心充满力量。"有一次，参与录制的一个复旦上医师兄在录制视频当天还在值班，病房里挤了好多患者，护士姐姐也在忙，但为了帮助他录视频，患者及家属都自发保持安静。一瞬间让我们的拍摄团队觉得非常温馨和感动。"

在社会实践中，徐子清深度参与"闪闪发光的你·战'疫'中的复旦学子"和"新冠肺炎疫情社区防控工作案例研究——基于七个城市社区的调查"实践活动，从以"艺"战"疫"，以"智"战"疫"，以"爱"战"疫"等多维角度，充分展现了复旦上医学子蓬勃无限的青春力量和"为人群服务，为国家奋斗"的精神。

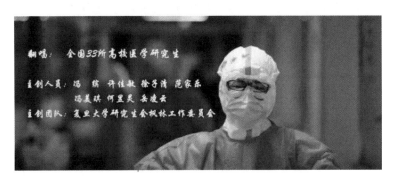

《爱因为在心中》战"疫" MV

研究生三年来，徐子清坚持以同学的需求为立足点，不忘为同学服务的初心，在实践中成长，为校园文化添砖加瓦。她坚信"纵使自己一个人的力量有限，但只要不断抛砖引玉就一定能感染、影响更多的人，唤起、传递青年人的使命和担当。"

（来源：2021 年 7 月 5 日"复旦医学生"微信公众号）

第四十八章

从投稿人到 12 本 SCI 期刊的学术审稿人

刘聪，来自复旦大学公共卫生学院，2015 级五年制直博生，主要研究方向为环境流行病学以及环境污染物暴露评价。2018—2019 学年，以第一及共同第一作者身份发表 SCI 论文 8 篇，累计影响因子 108.8，以共同作者参与发表 7 篇 SCI 论文，担任 12 本 SCI 期刊的学术审稿人（累计审稿 30 余次）。博士学位论文题目是大气细颗粒物对居民死亡急性和慢性影响，其中一部分研究成果于今年发表在国际顶级医学期刊 *NEJM*，该论文首次在全球水平确证了颗粒物空气污染短期暴露的显著健康危害。但是 "做科研还是应该只问耕耘、不问收获。" 这位国奖获得人如是说。

一、沉浸于科研本身，成果便是顺其自然的事情

2019 年 8 月 22 日，刘聪和师兄陈仁杰副教授以及导师阚海东教授的研究成果 "652 个城市的大气颗粒物污染与每日死亡率的关系"（"Ambient particulate air pollution and daily mortality in 652 cities"）在线发表于国际顶级医学期刊 *NEJM*。其中，刘聪与陈仁杰副教授为该论文的共同第一作者，阚海东教授为该论文的通讯作者。

该研究首次在全球范围内系统地评估了颗粒物空气污染对居民死亡的影响，其结果可为世界卫生组织修订环境空气质量标准和风险评估提供重要的流行病学证据，为主要国家和组织未来采取公共卫生措施、降低空气污染的疾病负担提供了科学依据。

这篇论文的诞生最早来源于阚海东教授的一个创新想法。大约在 2011 年时阚海东教授便提出了建立起一个跨国研究平台的想法，希望能在空气污染与健康领域的研究上博采众长，做出更有影响力的结果。此后经历了漫长的推进过程，到了 2017 年初，阚海东教授课题组收集到的数据涵盖了全球 300 多个城市的研究，并将它们汇总到一篇文章中。但这样一篇文章还远远达不到投稿的标准，在不断更新数据的同时，课题组成员们也持续地对其进行分析、修改，直至 2018 年 5 月才渐渐成型。

文章前前后后都经历了不少的挫折。除了前期收集数据、与合作伙伴进行数据交流和沟通时遇到的困难外，最大的挫折在于首次投稿时的碰壁。2018 年 5 月，团队抱着尝试性的心态将文章投给了 *NEJM*，本以为会被迅速拒稿，却顺利地通过了内部初审并递送外部审稿；然而在 2 个月之后，还是收到了拒稿的通知。但幸运的是杂志社编辑给了许多修改意见，并提出如果文章能够在此基础上做出修正和改进，杂志会考虑重新审稿。此时，刘聪已经有些心灰意冷了，"当时杂志是给出了修改意见，但我觉得即使再修改最终还是会被拒绝，整个人确实有点消沉。但转念一想，我们踏踏实实做了那么久才出的结果，实在不忍心放弃，而且杂志那边也给了修改机会，说明对于这篇文章还是感兴趣，所以我们决定还是接着干下去。"

于是刘聪和所在的团队又搜集了更多的数据，充分改进了分析方法，花了半年左右的时间，在 2019 年 1 月再一次把稿子投了回去，而到了 2 月，杂志编辑再次给出了修回，直到 6 月 8 日最终收到接收通知。这期间经历了三次大修改，十数次小修改，还有反复的细节讨论，中途不计其数地跟杂志社数位编辑进行沟通，最终于 8 月见刊。

"文章最终可以被接收出乎我们所有人意料，"刘聪说道，"因为最初开始做这个研究的时候，大家并没有想特别多，也没有设定太高的目标，没有想过一定要发表在顶级期刊上，而是只想把手头的事情做好，把这项研究做好。"在做研究的过程中，课题组的想法是做好自己手头的每一项工作，把握住科学性的东西，至于结果，或许真的要看一定程度的机遇了。设定一个合理的目标当然是重要的，但是这个目标不能左右或者干扰到研究者，做科研不能带着一定要发大文章这样的心态去工作，而是应该真正放平心态，沉浸到眼前的研究中去。

二、 从投稿人到审稿人，实现研究学科的发展和突破

对刘聪来说，成为学术审稿人是非常宝贵的经历。截至目前，刘聪担任了 12 本 SCI 期刊的学术审稿人，累计审稿 30 余次。从投稿人到审稿人这种身份上的转变给予了刘聪以另一个视角来看待文章的机会，使他能够更加客观地看待研究方向的发展与前景。作为一个独立的审稿人，去看其他人的文章，是一个更为深入的学习和思考过程，好的地方可以学习，不完善的地方可以提出意见，与投稿者的沟通不仅让这篇文章更加完备，也加深了审稿人自身对该领域的理解。

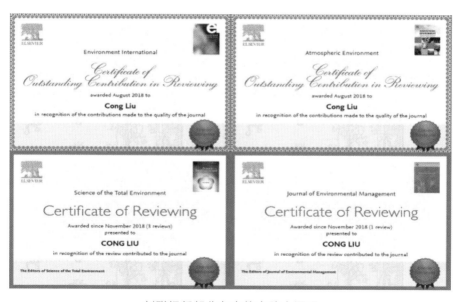

刘聪担任部分杂志的审稿人证明

参与审稿过程的另一个益处就是可以与领域内的更多同行专家学者建立起潜在的学术联系。虽然大家素未谋面，但是通过审稿可以了解到投稿人的学术特点与方向。将来如果在某个学术会议上碰到被审文章的作者，这段共同的经历也可以促进双方之间的沟通。在这个过程中，可以认识新的同行，认识新的朋友，一起交流，一起思考。如果有机会的话，大家可以一起合作，共同探讨、研究学科中的新发现、新突破。

三、 兴趣是最好的老师，关键在于找到科研和生活的平衡点

2019 年已经是刘聪在复旦生活学习的第 10 年了，5 年的本科生活与 5 年的博士生活为刘聪今后的科研之路夯实了基础。谈到为什么会选择直博，刘聪说道："受到家人潜移默化的影响，自小就有一口气读完博士的想法了。"从大四开始，刘聪就已经开始思考自己研究生该选择什么方向了，在充分了解信息后，从大四下学期开始，刘聪便开始接触阚海东教授的课题组并参与一系列现场工作了。在课题组的半年多，刘聪对课题组如何运转、课题组的研究方向有了更深入的了解，同时发现自己对此研究方向具有浓厚的兴趣，因此在大五有直博机会时，便义无反顾地选择了直博。

读博后，刘聪身上很大的一个转变就是克服了本科期间养成的拖延症。本科时大家只要好好学习（临时抱佛脚），考一个好成绩就可以了，除了上课以外基本不需要管其他的事情；而研究生则要以科研为主，坚持任务导向、工作导向，任何事情都是为了推进目前的课题任务，这需要极高的自主性。"到了博士阶段，手上可能同时会有多个任务，一件事情来了，就得把它做完，今日事今日毕，在有限的时间内，尽快解决掉。"刘聪讲到，"如果确实不能完成，我不会完全将任务放在一边，最起码搭个框架出来，让自己在接下来的几天里多想想这个事情，对这个事情有一个基本的掌握，而不是说最后到了临近截止日期，赶紧糊弄过去。"实际上，刘聪所说的是一种多线程工作的能力。如果确实任务太多，暂时无法

完成一个新的任务，最起码要对任务做到心里有数，提前做好安排，最后有条不紊地完成任务。大多数时候，做科研时要同时兼顾多个课题，如果不能合理安排时间，就容易陷入手忙脚乱的状态。

每天早上 8 点，刘聪就出现在办公室，直到晚上 10 点才回去，一般一周工作六天，周末休息一天。虽然大部分人看到这样的时间安排，会觉得读博期间，大部分的时间都花在科研上，缺少个人生活时间，但刘聪对博士生活非常满意。在读博的这 5 年里，刘聪一直对环境健康研究领域保持着浓厚的兴趣，愿意去钻研其中的道理，而且实际上可自由支配的时间很多，只要自己不断调整，找到一个平衡点，就可以处于乐在其中的状态。

刘聪会兼顾生活中的其他方面，博士阶段虽然比较忙，但并不是所有的事情都一定要在一天内完成，而是比较灵活的，如果在此期间家里临时有事，或是自己想出去锻炼身体，都可以自行处理，不是非得坐班。一般来说，科研上的安排比较自由，但刘聪每天早晚都会思考最近两天经历的事情，希望每个新的一天都和昨天过得不一样，可以把科研任务向前推进，哪怕一点点，都会收获一份成就感。

四、 合作是团队繁荣的根本，牢记初心和使命

谈到在科研上取得的成果，刘聪讲到了两个重要的因素：一是团队合作、良性竞争；二是坚持"肯付出努力、就一定会有回报"的信念，并付诸行动。

刘聪认为，好的课题组氛围对于课题研究是非常重要的。在课题组中，导师阚海东教授一直把学生当朋友一样，每天都会关心组内成员的进展，和大家密切沟通。整个课题组内，成员们有任何事情都可以找导师沟通，即使再忙，导师也会尽心尽力地帮助大家；当大家失落、想打退堂鼓时，导师也会一直坚持并鼓励大家。正因为导师一直关心大家的课题进展，大家也都在努力，你追我赶，所以课题组形成了一种良性竞争的氛

围，每位成员都能全身心地投入到课题任务当中，不断地钻研，不断地取得新的进展。不管是课题组内，还是课题组外，大家都强调互相合作，因为仅仅凭一个课题组和一个人干事情，没有那么多时间、精力，也没法同时做好多个事情。很多时候，刘聪是和老师们、师弟师妹或者其他学校医学院等一起合作，同步进行一系列课题，在合作中推进科研任务。

在刘聪刚进课题组的时候，师兄陈仁杰副教授就对他说："只要你肯努力，在我们组好好干，肯定会获得好的结果。"在师兄无微不至的指导下，刘聪坚定方向、坚定目标，肯努力、肯学习，读博这5年走过来，刘聪一步一步实现了当初师兄对他的寄语，他曾获得2次国家奖学金、复旦大学"学术之星"等。刘聪投入了大量的时间在科研上面，在时间上有充足投入之后，进一步思考如何提高效率，形成了自己的一套工作习惯和工作流程。

临近博士毕业，刘聪考虑继续留在学校从事科研工作，希望未来继续在环境健康研究的科研领域不断学习和探索，为我国环境保护事业贡献自己的一份力量。这也是课题组一直以来的优良传统，像导师阚海东教授以及师兄陈仁杰副教授，他们都是复旦培养出来的学生，毕业后继续在学校做研究，为公共卫生领域的发展做出自己的贡献。课题组形成的努力奋斗的拼搏精神也会一直延续下去，不断地传给后面进入课题组的同学，一代又一代因努力而成功的案例可以源源不断地鼓舞后来者。不忘初心，牢记使命，踏踏实实做好每一次任务，完成每一项工作，一定会收获属于自己的成果；在努力的过程中，成员们各自会有成长，只是大家在不同的时间线，有着不同形式的收获。

（来源：2019年12月6日"复旦研究生"微信公众号）

第四十九章

博爱奉献 "红十字精神"的践行者

侯东岳，男，汉族，中共党员，复旦大学药学院 2018 级本科生。2020—2021 学年复旦大学优秀学生标兵、优秀团干部，荣获 2020—2021 年度、2018—2019 年度国家奖学金。目前已入选复旦大学"卓博计划"第二期卓博学员，现任上海市红十字会青年网络项目部部长，长期致力于从事高校红十字会志愿服务项目的策划与运营，践行人道博爱奉献的红十字精神。曾作为学生层面总负责人主导 2021 年上海市高校应急救护大赛及多个志愿服务项目，获中国红十字会"会员之星"。

一、守护生命健康，传播急救知识

侯东岳于 2018 年 9 月加入了复旦大学红十字会急救队。"三救三献""人道博爱奉献""红十字七项基本原则"等文化精华是他精神成长的养分。在努力取得上海市红十字救护员证后，他认识到当今高校亟需普及应急救护的知识和技能，于是决心紧随历届急救队骨干的脚步，传播急救知识，普及救护理念。

担任复旦大学红十字会急救队副队长期间，他曾在校内外主导开展过 10 余场应急救护宣传活动，包括与复旦附中国际部联合开展的全英文急救知识宣讲活动、支教社团的急救培训宣讲等。他说："教大家急救是为了更好地守护生命健康安全，每次办活动都会看到很多渴望学习急救的同学，这让我感到一切付出都是值得的，也是我的动力源泉吧！"

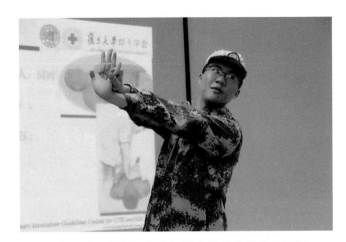

侯东岳在军训期间为张江校区同学普及急救知识

二、 践行"红十字精神"，坚守奉献初心

为了更广泛地联系各高校红十字会，开展更大规模的志愿服务，侯东岳选择加入了上海市红十字会青年网络，现担任上海市红十字会青年网络项目部部长，努力为上海市红十字会策划运营更高质量的活动项目，在任期间累计志愿服务时长达 298.5 小时。

在 2020 年和 2021 年，侯东岳作为学生层面总负责人，连续两年协助上海市红十字会基层组织与青少年部完成高校救护员培训，带领团队出色完成了联络对接和线上督导，在他和他的团队的努力下，为各高校红十字会培养了 400 余名高校救护员，侯东岳自己也从一名普通的校内急救宣传志愿者，成长为一名上海市高校急救培训的协调者。

2021 年 6 月至 7 月，侯东岳参与策划组织了上海市高校应急救护大赛，为参赛的 28 所高校红十字会提供切磋急救技能的舞台，取得了良好的比赛反响。集中筹备赛务的两周时间里，他妥善冷静地应对高强度的任务，与市红十字会负责老师一同耐心地打磨方案，同各高校红十字会、供应商密切对接，并将志愿者团队运营得井然有序。在他们团队的保障下，初赛和决赛顺利开展。最让他印象深刻的是决赛当天大合影时参赛队员、志愿者和老师们脸上洋溢着的收获与喜悦的笑容。"那一刻，我感到原来为别人多做些什么是如此有成就感！"他说，"我一直是红十字志愿服务的参与者、受益者，而现在我更应做好组织者，去让更多的人受益。"

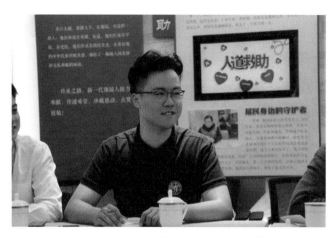

侯东岳在上海市红十字会党组"我与群众面对面"座谈会上发言

与此同时，侯东岳担任 2021 年"时光荏苒，记忆不老"上海市高校红十字会"为老服务之口述史"项目核心成员。目前作为项目主要负责人，他积极承担核心策划、志愿服务试点、对接各高校红十字会等工作，带领团队做好市红十字会与校红十字会之间的"纽带"。他与团队创新性地将"口述史"这种形式与为老服务项目结合，基于上海市红十字会高校"携手人道"项目进行口述史服务形式的推广。项目试点阶段，侯东岳所在的志愿者小组也与复旦大学化学系退休教授龙英才结对开展为老服务，多次作为主访谈人与龙老师促膝长谈。

另外，侯东岳积极响应红十字会"三救三献"的号召，曾于 2020 年 5 月献血 400 毫升，2021 年 3 月献血 200 毫升，且已于 2019 年完成造血干细胞 HLA 分型入库。他坚守无私奉献的初心，相信自己的善举能够帮助更多的人。

三、"敬业"与"乐群"，多重身份传递爱

作为一名药学专业的学生，他热爱科研，聚焦于药学前沿领域开展科技创新研究。他从大二起便进入复旦大学药学院鞠佃文教授课题组实习，在组内曾贤老师的指导下开展人工智能生物药物研究，成功申报了复旦大学本科生学术研究资助项目——曦源项目，目前正探索使用深度神经网络挖掘抗体规律进而指导抗体药物设计的研究。侯东岳现已入选复旦大学卓博计划第二期卓博学员，他未来将以一名直博生的身份继续在老师的指导下在 AI 药物设计领域劈波斩浪。

侯东岳也充分发挥自身党员先锋模范作用，不断践行为同学服务的理念。他曾担任复旦大学第 48 届学代会常任学生代表，与校内相关部处老师密切沟通落实提案工作，推动张江校区食堂餐饮供应服务的改善。目前他担任复旦大学药学院法莫西讲师团院史组讲师，为院内师生开展多场院史科普讲座。在 2020 年复旦大学第 4 届本科生讲微党课活动中，他作为学生负责人、编剧、演员，带领团队筹备的微党课"新药梦——不忘历史，笃定前行"入围决赛且入选全校课程菜单，并获团体优胜奖。他始终以一名党员的标准严格要求自己，时刻牢记自己身为一名共产党员的责任与使命。

"我是一名党员，是一名红十字志愿者，两个身份都要求我要为群众多做一些。"侯东岳如是说。在他的格言里，"敬业"与"乐群"相互映照、互为补充，是他作为一个优秀复旦人的缩影。未来的他，不仅将作为卓博学员在本校直博深造，探寻生物医药领域的奥秘，更会继续为同学服务，以志愿服务贯彻"人道、博爱、奉献"的红十字精神，将爱传递到更多人的心间。

（来源：2022 年 2 月 23 日"复旦医学生"微信公众号）

第五十章

过往问心无愧 当下脚踏实地 未来方能灿烂光明

何小豪，男，汉族，1999 年 6 月生，中共党员，护理学院 2018 级护理学（助产方向）本科生，获评 2020—2021 学年复旦大学优秀学生干部标兵。他在各级平台上服务师生，认真负责，工作踏实，现任护理学院 2018 级本科班班长兼团总支副书记、护理学院团委副书记、护理学院学生党总支委员、校团委职业青年工作部常务副部长等，入选第二十八批"人才工程"预备队（一期）。他发挥党员先锋模范作用，立场坚定，积极奉献，带头组织参与各类志愿服务、社会实践活动。疫情之下，更是选择了挺身而出，投入到核酸检测、物资发放、三餐配送等多项志愿服务中。

学生骨干，要不忘"学生"的身份和本分，同时牢记"骨干"的责任和担当，从同学中来，到同学中去，围绕同学、服务同学、引领同学，全心全意付出的同时，点点滴滴收获个人的成长。一直以来，何小豪这样自我要求。

一、热爱便不觉其苦

一路走来，作为一名护理专业的男生，何小豪听到了不少质疑声，但他选择倾注热爱，立志学好护理、用好护理，让"男生"和"护理"能成为自己的双重优势。大四学年的临床实习中，他便是如此践行的。"我自己非常享受临床工作，所以珍惜每一次上手操作的机会。"面对患者之前，他虚心求学，反复练习，和带教老师一起总结改进自己的不足；而面对患者时，他胆大心细，运用专业，竭尽所能帮助患者缓解痛苦、恢复健康。无论是在普通病房，抑或冠心病监护病房，甚至是急诊、手术室和产房，何小豪都能扛起责任，迅速成长，受到老师和患者的一致称赞和鼓励。

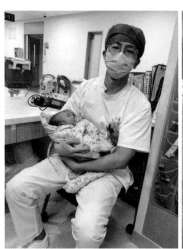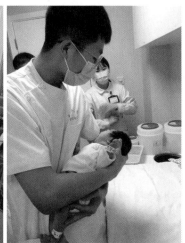

何小豪在临床实习

课程学习之余，何小豪还尝试着进行专业科研训练。他带队前往云南省永平县，开展有关基层医疗机构护理人员临床实践需求的调研；也和同学一起聚焦上海市安宁疗护的发展，开展有关终末期肿瘤患者家庭安宁决策的调查；本科的毕业论文，他选择研究和本专业紧密结合的孕妇运动相关课题。他说："这些课题的想法、设计和成果或许都很简单，但让我看到了专业的价值所在，产生了浓厚的科研兴趣，也明确了未来的发展方向。科研路漫漫，我会努力补齐这方面的短板，争取有所建树。"

二、 严以律己，用行动说话

作为一名学生骨干，何小豪在 2018 年入学时便作为班里第一批申请入党的同学，接受党组织的考察和培养，之后也成了班级第一批的入党积极分子、发展对象、预备党员和正式党员。这过程中，他始终坚持以党员标准要求自己，有活动时他率先参与，有任务他也决不退缩，因为，他认为这是党员身份和护理专业共同的内在要求。作为学校第 48 届学生常任代表的一员，他在任期内积极履行义务、行使权利，监督好校学生会工作的同时，听取、采纳了师生的意见和建议并整理形成 5 份提案，反馈至学校相关部处，其中包括"增设快递柜"在内的部分提案已经落地，使师生获益。他热心于志愿服务，大学期间共计参与志愿服务活动 20 余次，累计志愿服务时长超过 300 小时，其中包括带领复旦-同济联队远赴海南支教、无偿献血、协助校园疫情防控等。他还担任护理学院师生志愿者服务队队长，立足专业特色和优势，在 2020—2021 学年共组织 284 人次参与各项志愿服务，服务时长共计 1 760 小时。

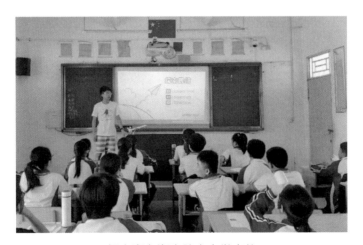

何小豪在海南陵水中学支教

在海外交流、青年调研、社会实践等活动中，何小豪也发挥了学生骨干应有的作用。他前往澳大利亚的纽卡斯尔大学进行为期两周的访学期间，和同学一起拓宽自己护理专业的认知和视野。此外，他还担任学院青年调研中心负责人，组织同学参与学校青年调研中心的多次问卷调查。

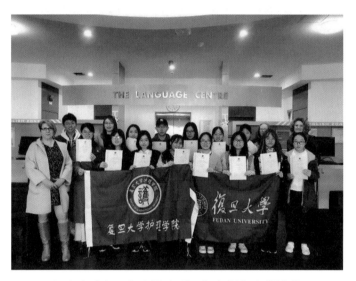

何小豪（左二）在澳大利亚纽卡斯尔大学访学

三、 不忘初心，奋勇向前

瞬息万变的疫情发展让全校师生都忙于应对，何小豪认为，正是在这个特殊的阶段，"温暖的话"和"有力的手"才愈显价值。3月11日，何小豪协助学院组织89名师生志愿者前往学校四校区支援准封控前的核酸检测工作。3月13日起，他投入到核酸检测、物资发放、三餐配送等多项志愿服务中。4月10日起，他入驻护理学院园区支援疫情防控工作。每当被问及参与其中的原因时，他诚挚地答道："自己很愿意帮助大家，而身为学生骨干与党员，也更加应该在这个时候站出来。""乐意为之"和"身份使然"，正是他的初心。一线忙碌之余，他还承担起信息传递和答疑解惑的工作。疫情的异动带来信息的汹涌，他成为"波涛"间的"分流坝"，将各种信息汇总整理后，传达到相关负责人，又及时地反馈给同学。此外，他也参与"医问医答"平台的后台值班，希望能够为医学生们反馈所需、解决所急。

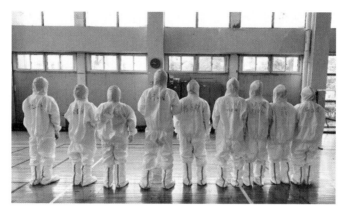

何小豪参与疫情防控志愿服务

无论是日常的学生工作，还是疫情下的临危受命，何小豪都将其当做考验和历练。他很愿意在过程中发现、正视和完善自己的不足，同时对师生们的包容和支持心存感恩，这些都是激励他成为一名更加优秀的学生骨干的动力。而如今他已确定于本校直研，师从复旦大学附属妇产科医院丁焱教授攻读护理学，继续往自己的理想迈进，在复旦成就未来一个又一个新的里程碑。

（来源：2022 年 5 月 6 日"复旦医学生"微信公众号）

第五十一章

善用科研思维　一路扬帆远航

尤小芳，女，汉族，1987年2月出生，中共党员，复旦大学上海医学院党委学生工作部科长。公共卫生学院2013级博士研究生，第12批人才工程预备队（二期）队员，师从汪玲教授。曾获"上海市优秀毕业生""复旦大学学术之星""复旦大学优秀学生干部标兵""复旦大学学生思想政治工作先进个人一等奖"。

一、从遥不可及到勇夺金奖

谈及在第七届中国国际"互联网＋"大学生创新创业大赛中，复旦大学博士生医疗服务团（简称"博医团"）夺取"青年红色筑梦之旅"赛道公益组金奖，实现了复旦大学在红旅赛道金奖零的突破的比赛心路历程，尤小芳说："这得益于医学学工部部长包涵老师的伯乐推荐和一路指导。"包老师曾和她说："我本身对'互联网＋'大赛了解得不多，但我想咱们团队可以借此比赛好好梳理一下既往的工作，并且思考今后的发展方向，我对你们的比赛成绩没有要求，但我对你们未来的发展有期待。"正是包老师的建议参赛，让她们这支队伍实现了从"遥不可及"到"勇夺金奖"的披荆斩棘。大赛从4月份拉开帷幕，一直到10月中旬结束，期间经过两轮校赛、两轮市赛、两轮国赛（网评和现场答辩）的多重选拔，博医团的汇报内容也经历了一次次建构体系，一次次推倒重塑。尤小芳说："光最后国赛路演的PPT和讲稿，我们就修改了数十个版本，如果算上之前的校赛、市赛，肯定超过100个版本了。不仅如此，我与宋义蒙、伍思霖三位作为团队代表赴南昌现场答辩，在赛前我们对于评委预设提问、答辩能力和反应速度不断练习，力求呈现最佳的答辩效果。在经历繁重的赛前准备和细致的前期分工协作，我们团队终于夺得了金奖。"

经过比赛，博医团也更加确定了将继续践行"为人群服务，为强国奋斗"的复旦上医精神，对标"健康中国"战略继续有所作为，进一步明确精品化发展路线。发挥复旦医学青年在互联网上的优势，打造"无围墙的医院""零距离的医生"和"不间断的医疗服务"，覆盖更多偏远地区，继续在脱贫攻坚向乡村振兴的进程中贡献力量，实现医疗资源共建共享，力求把握互联网大潮，为21世纪中国的公益医疗事业建成丰功伟业。

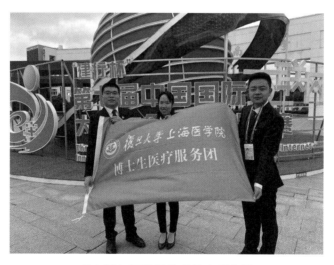

尤小芳与项目团队成员赛后合影

二、 从一次偶然协助到爱上这支队伍

回忆起第一次协助博医团帮助贵州黔东南角膜皮样瘤患儿来沪就诊并带领眼疾患儿参观校园和上海的经历，尤小芳感慨这样一个善举就这样改

变了一个偏远地区小孩的一生，若不是博医团的牵线搭桥，小孩的重见光明之日未有时。这样的一次偶然协助，让她对这支队伍充满了向往，在随后的一段时间也为这个队伍做一些协助的服务工作。直到 2018 年，尤小芳从带队近 20 年的陈苏华老师手中接过博医团的日常指导工作，当时的她很激动也充满惶恐，因为很早便热爱这支队伍，但博医团作为一支传承了 20 年的优秀队伍，她不知道自己能把这个队伍带往何处。那段时间也恰好赶上博医团的整理总结阶段，当时的研工部、医学学工部领导经常通知博医团申报一些奖项，那时，尤小芳就带着团队新招募的队员，加班撰写申报材料，每次开奖都会忐忑，因为担心自己总结凝练得不好，错失了对团队的肯定，对不起团队多年的积累。但尤小芳她们准备的材料很好地总结了博医团多年的工作和成效并打动了评委，荣获了"2018 年度上海市教卫工作党委系统十佳好人好事""上海市青年五四奖章（集体）""2019 年上海高校学雷锋志愿服务先进典型最佳志愿服务项目""2019 年全国大中专学生志愿者暑期'三下乡'社会实践活动'优秀实践团队'""国务院扶贫办志愿者扶贫 50 佳案例"等。此外，基于健康中国战略的新要求，尤小芳与团队认真梳理现状并将团队服务项目由暑期实践项目拓展到日常化实践项目，也把团队由暑期的实践队伍转型发展为常态化队伍，并将博医团由"行走在大山深处的白衣天使"成长为"助力全民健康的守护卫士"。

在具体负责博医团工作的这几年，尤小芳说："我更多地像一个黏合剂，把一群志同道合的队员吸引进来，并为改善全民健康做出一些努力。这个团队非常具有魔力，很多专家教授志愿者放弃自己的门诊、科研跟随我们去偏远地区和有需求的地方送医下乡，一去少则半天，多则一周，而我们的博士生们除了提供现场健康服务，更拓展线上平台，开创了'复旦博医团'微信公众号，传播健康知识，提升全民健康素养。一群志同道合的人聚在一起做有情怀的事就是最美好的事。而在参与'互联网＋'大学生创新创业大赛过程中，由于赛事长，人员来源多学科，团队的协作非常重要，这些具体的分工是我来完成的，为了更好发挥团队效力，我的关键在于让每位成员做自己擅长的事情。我们团队的成员来自多学科，既有具有医科背景的临床医生，非医科的管理学院、法学院等多个专业的博士生，工作学习都很忙，基于我对内容熟悉度和对团队成员的充分了解，我明确每个阶段的工作任务，细化、分解工作内容，然后根据每个人的特长分配擅长的模块，实现团队的高效协作。"

三、 将科研思维内化为工作思路

回想带领博医团夺取中国国际"互联网＋"大学生创新创业大赛红旅赛道金奖的心路历程，尤小芳说："赛程中应用的很多方法和技巧很多来源于博士阶段的科研思维训练。无论是参赛题目'中国首个博士生医疗服务公益团体—复旦大学博士生医疗服务团'的确定过程，还是路演 PPT 的准备和汇报，都基于我们对前 6 届创新创业大赛获奖项目和相关类似项目的认真分析，详细对比并提出我们项目内容和历届金奖项目的相似和差异之处，基于此总结我们的服务模式和体系，这个过程类同博士课题的研究过程。还记得我的博士课题是'建立上海市儿童屈光发育档案并建立儿童青少年眼屈光参数的参考值范围'。在当时围绕近视开展的研究并不少，经常会有人质疑'我看有很多学者都在开展近视相关的研究，但近视率依然居高不下，你们的研究意义在哪里？'而我的导师汪玲教授却会对我说，'你去仔细研读文献，并分析文献已经回答了哪些问题，还有哪些问题有待我们进一步去回答，通过系统分析站在巨人的肩膀上就能提出好的研究问题并推动解决方案的提出，即便不能一下降低近视的流行率，却能让我们知道我们努力的方向在哪里。'无论是文献综述、现场调研、数据分析还是论文撰写，汪老师都非常注重思维过程的培养，正是这些科研训练和固化的思维成了我工作后解决各项任务的思路和常用方法。"

在人才工程预备队（二期）队员期间，记得第一次被布置写一份活动

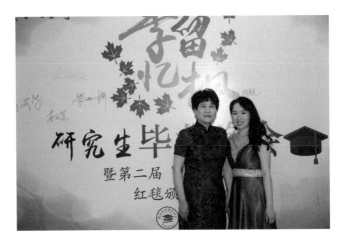

尤小芳和导师汪玲教授在"枫林之星"颁奖典礼的合影

方案，对于医科背景的她来说还并不知道一份方案长什么样，有些一筹莫展，而当时她的指导老师、研工部副部长包涵老师就说："你写过研究方案吗？实验方案吗？你把写研究方案所有的内容类比过来就是一个活动方案"，这一点拨让她豁然开朗。

博士毕业后，她选择留校从事管理工作，作为一名博士生毕业生进入到管理工作岗位，偶尔也会有人问"你都博士毕业了，怎么选择做管理工作呀"，尤小芳认为这既是基于对管理工作的热爱，也是相信自己的科研

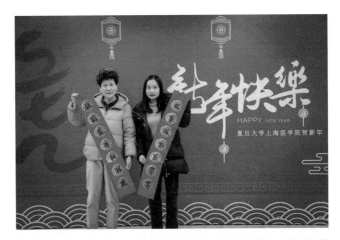

汪玲教授和包涵部长在复旦大学上海医学院师生喜迎新春佳节活动现场合影

思维也能很好地应用到管理工作的日常中。 在未来，她将牢记昔日的科研学习经历，并将习得的科研思维应用到日常工作中，应用科研思维和方法去发现工作中的问题，打破惯有工作思路并开拓工作视野。

（来源：2021 年 10 月 16 日"复旦医学生"微信公众号；
2021 年 11 月 18 日"复旦青年创新中心"微信公众号）

附录一　国务院办公厅关于加快医学教育创新发展的指导意见

国办发〔2020〕34 号

各省、自治区、直辖市人民政府，国务院各部委、各直属机构：

医学教育是卫生健康事业发展的重要基石。党的十八大以来，我国医学教育蓬勃发展，为卫生健康事业输送了大批高素质医学人才。在新冠肺炎疫情防控中，我国医学教育培养的医务工作者发挥了重要作用。但同时，面对疫情提出的新挑战、实施健康中国战略的新任务、世界医学发展的新要求，我国医学教育还存在人才培养结构亟需优化、培养质量亟待提高、医药创新能力有待提升等问题。为加快医学教育创新发展，经国务院同意，现提出以下意见。

一、总体要求

（一）指导思想。以习近平新时代中国特色社会主义思想为指导，全面贯彻党的十九大和十九届二中、三中、四中全会精神，按照党中央、国务院决策部署，落实立德树人根本任务，把医学教育摆在关系教育和卫生健康事业优先发展的重要地位，立足基本国情，以服务需求为导向，以新医科建设为抓手，着力创新体制机制，分类培养研究型、复合型和应用型人才，全面提高人才培养质量，为推进健康中国建设、保障人民健康提供强有力的人才保障。

（二）基本原则。

——以新理念谋划医学发展。将医学发展理念从疾病诊疗提升拓展为预防、诊疗和康养，加快以疾病治疗为中心向以健康促进为中心转变，服务生命全周期、健康全过程。

——以新定位推进医学教育发展。以"大国计、大民生、大学科、大专业"的新定位推进医学教育改革创新发展，服务健康中国建设和教育强国建设。

——以新内涵强化医学生培养。加强救死扶伤的道术、心中有爱的仁术、知识扎实的学术、本领过硬的技术、方法科学的艺术的教育，培养医德高尚、医术精湛的人民健康守护者。

——以新医科统领医学教育创新。优化学科专业结构，体现"大健康"理念和新科技革命内涵，对现有专业建设提出理念内容、方法技术、标准评价的新要求，建设一批新的医学相关专业，强力推进医科与多学科深度交叉融合。

（三）工作目标。到2025年，医学教育学科专业结构更加优化，管理体制机制更加科学高效；医科与多学科深度交叉融合、高水平的医学人才培养体系基本建立，培养质量进一步提升；医学人才使用激励机制更加健全。到2030年，建成具有中国特色、更高水平的医学人才培养体系，医学科研创新能力显著提高，服务卫生健康事业的能力显著增强。

二、全面优化医学人才培养结构

（四）提升医学专业学历教育层次。严格控制高职（专科）临床医学类专业招生规模，大力发展高职护理专业教育，加大护理专业人才供给。稳步发展本科临床医学类、中医学类专业教育，缩减临床医学、中医学专业招生规模过大的医学院校招生计划。适度扩大研究生招生规模，调整研究生招生结构，新增招生计划重点向紧缺人才倾斜。坚持以需定招，合理确定招生结构和规模。高校要结合人才需求和教育资源状况，科学合理设置医学院。

（五）着力加强医学学科建设。在一流大学和一流学科建设中，加大医学及相关学科建设布局和支持力度。2020 年临床医学博士专业学位授权单位均须设置麻醉、感染、重症、儿科学科，大幅度扩大麻醉、感染、重症、儿科研究生招生规模。优化学科结构，2021 年完成医学二级学科目录编制调整，将麻醉、感染、重症学科纳入临床医学指导性二级学科目录并加大建设力度。统筹研究医学相关一级学科设置。修订临床医学博士、硕士研究生培养方案，加强麻醉、感染、重症学科研究生课程建设，强化实践能力和科研思维能力培养。在医学领域新建一批教育部重点实验室。

（六）加大全科医学人才培养力度。提升基层医疗卫生行业职业吸引力。逐步扩大订单定向免费医学生培养规模，中央财政继续支持为中西部乡镇卫生院培养本科定向医学生，各地要结合实际为村卫生室和边远贫困地区乡镇卫生院培养一批高职定向医学生，加快培养"小病善治、大病善识、重病善转、慢病善管"的防治结合全科医学人才。系统规划全科医学教学体系，3 年内推动医学院校普遍成立全科医学教学组织机构，加强面向全体医学生的全科医学教育，建设 100 个左右国家全科医学实践教学示范基地，加强师资培训。2021 年起开展临床医学（全科医学）博士专业学位研究生招生培养工作，扩大临床医学（全科医学）硕士专业学位研究生招生规模。加快推进全科医生薪酬制度改革，拓展全科医生职业发展前景。

（七）加快高水平公共卫生人才培养体系建设。提高公共卫生教育在高等教育体系中的定位，依托高水平大学布局建设一批高水平公共卫生学院。加强培养体系建设，强化预防医学本科专业学生实践能力培养，加强医学院校与疾病预防控制中心、传染病医院的医教研合作，3 年内建设 30 个左右公共卫生实训示范基地。将公共卫生硕士专业学位培养计划作为公共卫生研究生教育的主体培养计划，创立发展公共卫生博士专业学位教育，开展多学科背景下的公共卫生高层次人才培养改革试点。加大高层次专业人才供给，将公共卫生与预防医学相关学科专业纳入"国家关键领域急需高层次人才培养专项招生计划"支持范围，增加专项研究生招生计划数量，在"十四五"期间持续扩大培养规模。

（八）加快高层次复合型医学人才培养。健全以职业需求为导向的人才培养体系，设置交叉学科，促进医工、医理、医文学科交叉融合。推进"医学＋X"多学科背景的复合型创新拔尖人才培养；深化基础医学人才培养模式改革；推进基础与临床融通的整合式八年制临床医学教育改革，加大政策保障力度，支持八年制医学专业毕业生进入博士后流动站；深化临床药学高层次人才培养改革；扩大学术型医学博士研究生培养规模，开展医师科学家培养改革试点。在"基础学科拔尖学生培养计划 2.0"中，强化高端基础医学人才和药学人才培养。加强与国际高水平大学、科研机构的交流合作，培养具有国际视野的高层次拔尖创新医学人才。

三、 全力提升院校医学人才培养质量

（九）提高入口生源质量。积极采取措施吸引优质生源报考医学专业。依托高水平大学建设一批一流医学院。举办医学教育的中央部门所属高校要深挖潜力，着力提升培养能力，积极扩大本科医学专业招生规模。在基础学科招生改革试点工作中加大对医学人才培养支持力度，将基础医学等医学学科纳入改革试点。研究将护理（学）专业纳入国家控制布点专业。

（十）培养仁心仁术的医学人才。深化本科医学教育教学内容、课程体系和教学方法改革，推进"卓越医生教育培养计划 2.0"，到 2021 年建设 600 个左右医学本科一流专业建设点。强化医学生职业素养教育，加

强医学伦理、科研诚信教育，发挥课程思政作用，着力培养医学生救死扶伤精神。推进医学教育课堂教学改革，着力提高教学水平，加强教研室等基层教学组织建设，完善管理制度，激发组织活力；强化对医学生的公共卫生与预防医学、传染病防控知识等教育，组织编写传染病学等医学类精品教材，将中医药课程列入临床医学类专业必修课程。强化现代信息技术与医学教育教学的深度融合，探索智能医学教育新形态，建设 400 门左右国家级医学虚拟仿真实验教学一流课程，推出 1 500 门左右国家级医学线上线下精品课程；建设国家临床医学、中医学、公共卫生等教学案例共享资源库。加快基于器官系统的基础与临床整合式教学改革，研究建立医学生临床实践保障政策机制，强化临床实习过程管理，加快以能力为导向的学生考试评价改革。加强护理专业人才培养，构建理论、实践教学与临床护理实际有效衔接的课程体系，加快建设高水平"双师型"护理教师队伍，提升学生的评判性思维和临床实践能力。推进高职医药类高水平专业群建设。建设国家及区域院校医学教育发展基地，带动院校医学教育水平整体提升。医学院校在临床医学类专业学位硕士研究生考试招生中，进一步加强对考生职业素质和临床实践技能的考查。研究发布研究生核心课程指南，不断完善临床医学、口腔医学、中医硕士专业学位研究生教育与住院医师规范化培训（以下简称住培）的有机衔接。

（十一）传承创新发展中医药教育。强化中医药专业在中医药院校中的主体地位，集中优势资源做大做强中医药主干专业。支持中医药院校加强对中医药传统文化功底深厚、热爱中医的优秀学生的选拔培养。强化传承，把中医药经典能力培养作为重点，提高中医类专业经典课程比重，将中医药经典融入中医基础与临床课程，强化学生中医思维培养。建立早跟师、早临床学习制度，将师承教育贯穿临床实践教学全过程。支持编写一批符合中医药教育规律的核心课程教材。注重创新，试点开展九年制中西医结合教育，培养少而精、高层次、高水平的中西医结合人才；探索多学科交叉创新型中医药人才培养。

（十二）夯实高校附属医院医学人才培养主阵地。教育、卫生健康、中医药部门要医教协同加强和规范高校附属医院管理；抓紧制定完善高校附属医院等临床教学基地标准，将人才培养质量纳入临床教学基地绩效考核和卫生专业技术人员医疗卫生职称晋升评价的重要内容。高校要把附属医院教学、科研建设纳入学校发展整体规划，根据人才培养规模、科学研究和医学生临床实践教学需求，科学规划设置附属医院的数量，防止盲目增设附属医院；强化附属医院临床教学主体职能，增加对附属医院教学工作的经费投入。高校附属医院要健全临床教学组织机构、稳定教学管理队伍，围绕人才培养整合优化临床科室设置，设立专门的教学门诊和教学病床，着力推进医学生早临床、多临床、反复临床。

（十三）系统推进综合性大学医学教育统筹管理。实化医学院（部）职能，完善大学、医学院（部）、附属医院医学教育管理运行机制，保障医学教育的完整性；配齐配强医学教育各级管理干部，在现有领导职数限额内，加快实现有医学专业背景的高校负责人分管医学教育或兼任医学院（部）主要负责人。教育部、国家卫生健康委加快推进与省级人民政府共建综合性大学医学院（部），完善管理体制机制，加大支持力度，提升共建院校办学能力和水平。

（十四）建立健全医学教育质量评估认证制度。加快推进医学教育专业认证，构建医学专业全覆盖的医学教育认证体系，建立具有中国特色、国际实质等效的院校医学教育专业认证制度。逐步将认证结果向社会公布，对认证不合格的医学院校限期整改，整改后仍不达标的取消相关专业招生资格。将医师资格和护士执业资格考试通过率作为评价医学人才培养质量的重要内容，对资格考试通过率连续 3 年低于 50％的高校予以减招。推进毕业后医学教育基地认证和继续医学教育学分认证，将住培结业考核通过率、年度业务水平测试结果等作为住培基地质量评估的核心指标，对住培结业理论考核通过率连续 2 年排名全国后 5％位次的专业基地予以减招。

（十五）加快建立医药基础研究创新基地。发挥综合性大学学科综合优势，建立"医学＋X"多学科交叉融合平台和机制。围绕生命健康、临床诊疗、生物安全、药物创新、疫苗攻关等领域，建设临床诊疗、生命科学、药物研发高度融合，医学与人工智能、材料等工科以及生物、化学等理科交叉融合，产学研融通创新、基础研究支撑临床诊疗创新的具有中国特色、世界水平的医药基础研究创新基地。

四、 深化住院医师培训和继续医学教育改革

（十六）健全住院医师规范化培训制度。夯实住院医师医学理论基础，强化临床思维、临床实践能力培养，将医德医风相关课程作为必修课程，提高外语文献阅读与应用能力。加大全科等紧缺专业住院医师培训力度。加强公共卫生医师规范化培训，加快培养一批防治复合型公共卫生人才。保障住院医师合理待遇，住培基地综合考虑经济发展、物价变动、所在地城镇职工平均工资等因素，结合实际制定培训对象薪酬待遇发放标准，鼓励承担培训任务的公立医疗卫生机构对全科、儿科等紧缺专业培训对象的薪酬待遇予以倾斜，发挥示范引领作用，具体办法由国家卫生健康委会同财政部、人力资源社会保障部等制定。对面向社会招收的培训对象，住培基地依法与其签订劳动合同，明确培训期间双方权利义务，劳动合同到期后依法终止，培训对象自主择业。面向社会招收的普通高校应届毕业生培训对象培训合格当年在医疗卫生机构就业的，在招聘、派遣、落户等方面，按当年应届毕业生同等对待。对经住培合格的本科学历临床医师，在人员招聘、职称晋升、岗位聘用、薪酬待遇等方面，与临床医学、中医专业学位硕士研究生同等对待。依托现有资源实施毕业后医学教育质量提升工程，加强信息化建设，择优建设一批国家住培示范基地、重点专业基地、骨干师资培训基地和标准化住培实践技能考核基地。

（十七）推进继续医学教育创新发展。将医德医风、法律法规、急诊和重症抢救、感染和自我防护，以及传染病防控、健康教育等公共卫生

知识与技能作为医务人员必修课。创新继续教育方式，逐步推广可验证的自学模式。大力发展远程教育，健全远程继续医学教育网络。将医务人员接受继续医学教育的情况纳入其年度绩效考核的必备内容。用人单位要加大投入，依法依规提取和使用职工教育经费，保证所有在职在岗医务人员接受继续教育和职业再培训。在卫生专业技术人员职称评价中，突出品德、能力、业绩导向，强调临床实践等业务工作能力，破除唯论文倾向。

五、 完善保障措施

（十八） 加强组织领导。教育部、国家卫生健康委、国家中医药局等部门要进一步加强医学教育综合管理和统筹，协调解决医学教育创新发展有关问题。各地、各有关部门要加强领导、周密部署、统筹资源、落实责任，把医学教育创新发展纳入本地区经济社会发展规划和本部门重点工作计划，制定实施方案和配套政策措施。各省、自治区、直辖市要在2020年12月底前出台具体实施方案。充分发挥行业组织协助政府服务管理毕业后医学教育、继续医学教育工作的作用和优势。

（十九） 实施国家重大战略工程。统筹各方资金资源，加强对医学教育投入保障。推进人才培养、科学研究改革创新，支持国家及区域院校医学教育发展基地、一流医学院、高水平公共卫生学院、医药基础研究创新基地等建设，支持"卓越医生教育培养计划2.0"、"基础学科拔尖学生培养计划2.0"等重大改革。支持国家住培示范基地、标准化住培实践技能考核基地、毕业后医学教育和继续医学教育信息化等建设。中央预算内投资加大对医学院校支持力度。

（二十） 保障经费投入。积极支持医学教育创新发展，优化培养结构，提升培养质量。根据财力、物价变动水平、培养成本等情况，合理确定并适时调整医学门类专业生均定额拨款标准、住培补助标准。支持相关高校优化支出结构，加大医学人才培养和医学学科建设投入力度。充分调动社会、医疗卫生机构、个人出资的积极性，健全多元化、可持续的医学教育经费保障机制和政府投入动态调整机制。地方各级人民政府要按照规定落实投入责任。

国务院办公厅

2020 年 9 月 17 日

附录二 国务院办公厅关于深化医教协同 进一步推进医学教育改革与发展的意见

国办发〔2017〕63号

各省、自治区、直辖市人民政府，国务院各部委、各直属机构：

医教协同推进医学教育改革与发展，加强医学人才培养，是提高医疗卫生服务水平的基础工程，是深化医药卫生体制改革的重要任务，是推进健康中国建设的重要保障。为深入贯彻落实全国卫生与健康大会精神和《"健康中国2030"规划纲要》，进一步加强医学人才培养，经国务院同意，现提出以下意见。

一、 总体要求

（一）指导思想。全面贯彻党的十八大和十八届三中、四中、五中、六中全会精神，深入贯彻习近平总书记系列重要讲话精神和治国理政新理念新思想新战略，认真落实党中央、国务院决策部署，统筹推进"五位一体"总体布局和协调推进"四个全面"战略布局，牢固树立和贯彻落实新发展理念，坚持以人民为中心的发展思想，紧紧围绕推进健康中国建设，贯彻党的教育方针和卫生与健康工作方针，始终坚持把医学教育和人才培养摆在卫生与健康事业优先发展的战略地位，遵循医学教育规律和医学人才成长规律，立足基本国情，借鉴国际经验，创新体制机制，以服务需求、提高质量为核心，建立健全适应行业特点的医学人才培养制度，完善医学人才使用激励机制，为建设健康中国提供坚实的人才保障。

（二）主要目标。到2020年，医学教育管理体制机制改革取得突破，医学人才使用激励机制得到完善，以"5＋3"（5年临床医学本科教育＋3年住院医师规范化培训或3年临床医学硕士专业学位研究生教育）

为主体、"3＋2"（3 年临床医学专科教育＋2 年助理全科医生培训）为补充的临床医学人才培养体系基本建立，全科、儿科等紧缺人才培养得到加强，公共卫生、药学、护理、康复、医学技术等人才培养协调发展，培养质量显著提升，对卫生与健康事业的支撑作用明显增强。到 2030 年，医学教育改革与发展的政策环境更加完善，具有中国特色的标准化、规范化医学人才培养体系更加健全，医学人才队伍基本满足健康中国建设需要。

二、加快构建标准化、规范化医学人才培养体系，全面提升人才培养质量

（三）提高生源质量。本科临床医学类、中医学类专业逐步实现一本招生，已经实施招生批次改革的省份，要采取措施吸引优秀生源报考医学专业，提高生源质量。严格控制医学院校本科临床医学类专业单点招生规模。鼓励举办医学教育的中央部门所属院校适度扩大本科医学类专业招生规模，增加优质人才供给。

（四）提升医学专业学历教育层次。中职层次农村医学、中医专业要逐步缩减初中毕业生招生规模，逐步转向在岗乡村医生能力和学历提升。2020 年后，逐步停止中职层次农村医学、中医专业招生；届时中西部地区、贫困地区确有需要举办的，应依据本地区村卫生室人员岗位需求，按照省级卫生计生行政部门（含中医药管理部门，下同）有关开办区域、培养规模、执业地域范围等方面的要求，由省级教育行政部门会同省级卫生计生行政部门按照有关规定备案后招生。根据行业需求，严格控制高职（专科）临床医学专业招生规模，重点为农村基层培养助理全科医生。稳步发展医学类专业本科教育。调整优化护理职业教育结构，大力发展高职护理专业教育。

（五）深化院校医学教育改革。夯实 5 年制临床医学、中医学教育基础地位。把思想政治教育和医德培养贯穿教育教学全过程，推动人文教育和专业教育有机结合，引导医学生将预防疾病、解除病痛和维护群众健康

权益作为自己的职业责任。统筹优化通识教育、基础教育、专业教育，推动基础与临床融合、临床与预防融合，加强面向全体医学生的全科医学教育，规范临床实习管理，提升医学生解决临床实际问题的能力，鼓励探索开展基于器官/系统的整合式教学和基于问题的小组讨论式教学。推进信息技术与医学教育融合，建设国家教学案例共享资源库，建设一批国家精品在线开放课程。加强教师队伍建设，在医学院校建立教师发展示范中心，对新任职教师（含临床教师）逐步实施岗前培训制度。积极推进卫生职业教育教学改革，构建现代卫生职业教育体系，坚持工学结合，规范和强化实践教学环节，健全教学标准动态更新机制，促进教育教学内容与临床技术技能同步更新。

深化临床医学、口腔医学、中医专业学位研究生教育改革。考试招生要加强临床医学职业素质和临床能力考查；统筹优化临床培养培训内容和时间，促进硕士专业学位研究生教育与住院医师规范化培训有机衔接；加强硕士专业学位研究生的临床科研思维和分析运用能力培养，学位论文可以是研究报告、临床经验总结、临床疗效评价、专业文献循证研究、文献综述、针对临床问题的实验研究等。严格控制 8 年制医学教育高校数量和招生规模，积极探索基础宽厚、临床综合能力强的复合型高层次医学人才培养模式和支撑机制。

加强医学院校临床教学基地建设，制订完善各类临床教学基地标准和准入制度，严格临床教学基地认定审核和动态管理，依托高校附属医院建设一批国家临床教学培训示范中心，在本科生临床实践教学、研究生培养、住院医师规范化培训及临床带教师资培训等方面发挥示范辐射作用。高校要把附属医院教学建设纳入学校发展整体规划，明确附属医院临床教学主体职能，将教学作为附属医院考核评估的重要内容；高校附属医院要把医学人才培养作为重大使命，处理好医疗、教学和科研工作的关系，健全教学组织机构，加大教学投入，围绕人才培养优化临床科室设置，加强临床学科建设，落实教育教学任务。

（六）建立完善毕业后医学教育制度。落实并加快完善住院医师规范化培训制度，健全临床带教激励机制，加强师资队伍建设，严格培训过程管理和结业考核，持续加强培训质量建设，培训合格证书在全国范围内有效。保障住院医师培训期间待遇，积极扩大全科、儿科等紧缺专业培训规模，探索建立培训招收计划与临床岗位需求紧密衔接的匹配机制，增补建设一批住院医师规范化培训基地，2020年前基本满足行业需求和人才培养需要；高校要加大投入、加快建设，提升附属医院临床教学水平，将符合条件的附属医院优先纳入培训基地。稳妥推进专科医师规范化培训制度试点，不断提高临床医师专科诊疗水平，探索和完善待遇保障、质量控制、使用激励等相关政策，逐步建立专科医师规范化培训制度。探索建立公共卫生与临床医学复合型人才培养机制，培养一批临床医学专业基础扎实、防治结合的公共卫生人才。

积极探索和完善接受住院医师规范化培训、专科医师规范化培训的人员取得临床医学、口腔医学、中医硕士和博士专业学位的办法。调整完善住院医师规范化培训和专科医师规范化培训标准、年限以及考核要求等规定，逐步建立统一规范的毕业后医学教育制度。

（七）健全继续医学教育制度。强化全员继续医学教育，健全终身教育学习体系。将继续医学教育合格作为医疗卫生人员岗位聘用和定期考核的重要依据，作为聘任专业技术职务或申报评定上一级资格的重要条件。以基层为重点，以岗位胜任能力为核心，围绕各类人才职业发展需求，分层分类制订继续医学教育指南，遴选开发优质教材，健全继续医学教育基地网络，开展有针对性的教育培训活动，强化规范管理。大力发展远程教育，支持建立以国家健康医疗开放大学为基础、中国健康医疗教育慕课联盟为支撑的健康教育培训云平台。

（八）强化医学教育质量评估。建立健全医学教育质量评估与认证制度，到2020年建立起具有中国特色、国际实质等效的院校医学教育专业认证制度，探索实施高职临床医学、护理等专业质量评估，加强医学类博士、硕士学位授权点合格评估，推进毕业后医学教育和继续医学教育第三方评估。将人才培养工作纳入公立医院绩效考核以及院长年度和任期目标责任考核的重要内容。将医师和护士资格考试通过率、规范化培训结业考核通过率、专业认证结果等逐步予以公布，并作为高校和医疗卫生机构人才培养质量评价的重要内容。建立预警和退出机制，对高校和承担培训任务的医疗卫生机构实施动态管理，质量评估与专业认证不合格者限期整改，整改后不达标者取消招生（收）资格。

三、 促进医学人才供给与需求有效衔接，全面优化人才培养结构

（九） 建立健全医学人才培养供需平衡机制。统筹卫生与健康事业各类医学人才需求，制定卫生与健康人才培养规划，加强全科、儿科、妇产科、精神科、病理、老年医学、公共卫生、护理、助产、康复、心理健康等紧缺人才培养。制定服务健康事业和健康产业人才培养的引导性专业目录，推动医学院校进一步优化学科专业结构。严格医学教育准入标准，规范医学专业办学，强化监督管理，新增医学类专业布点重点向中西部医学教育资源匮乏的地区倾斜。省级教育、卫生计生行政部门要定期沟通，坚持按需招生、以用定招，探索建立招生、人才培养与就业联动机制，省级卫生计生行政部门要定期制定和发布人才需求规划，省级教育行政部门及医学院校要根据人才需求及医学教育资源状况，合理确定医学专业招生规模及结构。

（十） 加强以全科医生为重点的基层医疗卫生人才培养。通过住院医师规范化培训、助理全科医生培训、转岗培训等多种途径，加大全科医生培养力度。完善订单定向医学生教育培养政策，鼓励有条件的省份结合本地实际积极探索按照考生户籍以县为单位定向招生的办法，将本科毕业生全部纳入全科专业住院医师规范化培训，根据需求适度扩大培养规模；严格履约管理，及时落实就业岗位和薪酬待遇，鼓励各地探索实行"县管

乡用"（县医院聘用管理、乡镇卫生院使用）的用人管理制度。对在岗基层卫生人员（含乡村医生）加强全科医学、中医学基本知识技能和适宜技术培训。

（十一）加强中医药人才培养。分类推进中医药教育改革，适度增加具有推荐优秀应届本科毕业生免试攻读研究生资格的中医类院校为"5＋3"一体化招生院校，促进中医药院校教育与中医住院医师规范化培训的衔接。构建服务生命全周期的中医药学科专业体系，推进中医药养生保健、健康养老等人才培养。完善中医药师承教育制度，加强师承导师、学科带头人、中青年骨干教师培养，建立以名老中医药专家、教学名师为核心的教师团队，实施中医药传承与创新"百千万"人才工程（岐黄工程），加快推进中医药高层次人才培养。建立完善西医学习中医制度，鼓励临床医学专业毕业生攻读中医专业学位，鼓励西医离职学习中医。鼓励扶持民族地区和高等院校开办民族医药相关专业，支持有条件的院校开展民族医药研究生教育。

（十二）促进区域医学教育协调发展。以中西部地区为重点，加强薄弱地区医学院校教育、毕业后教育和继续教育能力建设。在中西部高等教育振兴计划实施过程中，加大对中西部医学院校的政策和资金支持力度。发挥高水平医学院校的辐射带动作用，提升薄弱院校办学水平，加大东部高校"团队式"对口支援西藏医学教育工作力度，加快西藏现代高等医学教育体系建设。以新疆和西藏为重点，实施住院医师规范化培训西部支援行动和专科医师规范化培训中西部地区支持计划。通过专家支援、骨干进修、适宜医疗技术推广等多种形式，提升中西部地区、贫困地区、农村基层医务人员的医疗卫生服务能力。

四、创新体制机制，加强医教协同管理

（十三）建立医学教育宏观管理协调机制。国家和各省（区、市）要分别建立教育、卫生计生、机构编制、发展改革、财政、人力资源社会

保障、中医药等多部门共同参与的医学教育宏观管理协调机制，统筹医学教育改革发展，共同研究协商重大政策与问题。

（十四）强化医学教育统筹管理。教育部、国家卫生计生委、国家中医药局要进一步加强医学教育综合管理和统筹协调。成立医学教育专家委员会，充分发挥专家智库作用，为医学教育改革与发展提供智力支持。支持行业学（协）会参与学科专业设置、人才培养规划、标准制修订、考核评估等工作，相关公共服务逐步交由社会组织承担。教育部、国家卫生计生委与省级人民政府要共建一批医学院校，教育部、国家中医药局与省级人民政府要共建若干中医药院校，在人才培养、科学研究、经费投入等方面给予政策倾斜，提升共建院校办学能力和水平，更好地服务区域和全国卫生与健康事业发展。在世界一流大学和一流学科建设中对医学院校和医学学科予以支持。

（十五）深化综合性大学医学教育管理体制改革。遵循医学教育规律，完善大学、医学院（部）、附属医院医学教育管理运行机制，保障医学教育的完整性。加强对医学教育的组织领导，在现有领导职数限额内，逐步实现配备有医学专业背景的副校长分管医学教育或兼任医学院（部）院长（主任），有条件的高校可根据实际需要探索由常务副校长分管医学教育或兼任医学院（部）院长（主任），或由党委副书记兼任医学院（部）书记。实化医学院（部）职能，建立健全组织机构，强化对医学教育的统筹管理，承担医学相关院系和附属医院教学、科研、人事、学生管理、教师队伍建设、国际交流等职能。教育部、国家卫生计生委要组织开展综合性大学医学教育管理体制改革试点，在国家改革建设重大项目上对试点高校予以倾斜支持。

五、完善人才使用激励政策

（十六）提升医疗卫生行业职业吸引力。深化医药卫生体制改革，理顺医疗服务价格，合理体现医务人员专业技术劳务价值，加快建立适应行业特点的人事薪酬制度，吸引优秀人才从事医疗卫生工作，特别是全科、儿科、精神科、公共卫生等紧缺专业。建立健全符合行业特点的人才评价机制，坚持德才兼备，注重凭能力、实绩和贡献评价人才，克服唯学历、唯资历、唯论文等倾向。完善职称晋升办法，拓宽医务人员职业发展空间。本科及以上学历毕业生参加住院医师规范化培训合格并到基层医疗卫生机构（新疆、西藏及四省藏区等艰苦边远地区可放宽到县级医疗卫生机构，下同）工作的，可直接参加中级职称考试，考试通过的直接聘任中级职称，增加基层医疗卫生机构的中高级专业技术岗位比例。对"定向评价、定向使用"的基层医疗卫生机构高级专业技术岗位实行总量控制、比例单列，不占各地高级岗位比例。

根据医疗卫生机构功能定位和工作特点，分层分类完善临床、公共卫生、护理、康复、医学技术等各类专业人才准入和评价标准。创新人才使用机制，落实公立医院用人自主权，对急需引进的高层次人才、紧缺专业人才以及具有高级专业技术职务或住院医师规范化培训合格证书、专科医师规范化培训合格证书的人员，可由医院采取考察的方式予以公开招聘。基层卫生计生事业单位招聘高层次和全科等急需紧缺专业技术人才，可直接考察聘用。

六、 完善保障措施

（十七）加强组织实施。各地各有关部门要充分认识医教协同推进医学教育改革发展的重要意义，提高思想认识，加强组织领导，强化部门协同，明确责任分工，狠抓贯彻落实。各省（区、市）要在 2017 年 9 月底前出台具体实施方案。

（十八）保障经费投入。积极发挥财政投入的引导和激励作用，调动社会、医疗卫生机构、个人出资的积极性，建立健全多元化、可持续的医学教育经费保障机制和政府投入动态调整机制。根据财力、物价变动水平、培养成本等情况适时调整医学门类专业生均定额拨款标准、住院医师规范化培训补助标准，探索建立专科医师规范化培训补助机制，加大继续医学教育投入，合理确定医学门类专业学费标准，完善对贫困家庭医学生的资助政策。改革探索以培养质量、绩效评价为导向的经费拨款方式，提高资金使用效率。地方各级人民政府要按照规定落实投入责任，加大投入力度，中央财政予以适当补助。

（十九）强化追踪监测。建立健全追踪监测机制，制订部门分工方案和追踪监测方案，对实施进度和效果进行监测评估。实施常态化、经常化的督导考核机制，强化激励和问责。对各地在实施过程中好的做法和有效经验，要及时总结推广。

国务院办公厅

2017 年 7 月 3 日

附

录

附录三　顶尖医学人才也应是给人温暖的人

"Good evening，good morning and afternoon！" 11 月 2 日晚，复旦大学党委副书记、上海医学院党委书记袁正宏在 "世界顶尖科学家医院院长" 论坛上致辞，开场的这句话引起大家善意的笑声。

受疫情影响，参加论坛的很多院长在线参与会议，论坛举办时间设置在北京时间 20 点至 23 点，就是为了尽量方便来自四大洲、跨 15 个时区的 20 余家顶尖医院管理者们交流经验，碰撞思想。

"世界顶尖科学家论坛" 召开已有四届，是上海市建设具有全球影响力的科技创新中心的重要组成部分，而 "世界顶尖科学家医院院长论坛" 举办则是首届。

论坛由世界顶尖科学家协会和复旦大学上海医学院联合主办，参会者可谓星光熠熠。2019 年诺贝尔生理学或医学奖得主格雷格·赛门萨，世界卫生组织（WHO）驻中国代表高力，中国科学院院士、中山医院院长

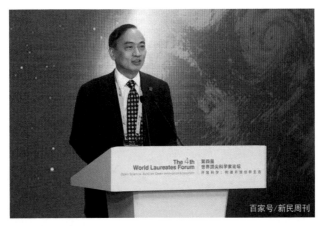

复旦大学党委副书记、上海医学院党委书记袁正宏在
"世界顶尖科学家医院院长" 论坛上致辞

樊嘉，中国工程院院士、北京大学第三医院院长、美国人文与科学院外籍院士乔杰等在论坛上作主题演讲。

"科学和技术始终是人类战胜全球性挑战的重要工具和引擎，我们医学界也要一马当先担起责任去抗击当前的疫情。世界顶尖科学家医院院长论坛的参与者来自美、法、德、澳、新、中、日各个国家，通过这个平台，医学界的领袖共同探讨医院如何更好地通过创新共同抗疫，更好地培养人才，营造开放公平的环境来促进科学技术的发展。"谈及复旦上医承办此次活动的初衷时，袁正宏这样告诉记者。

"病日新兮，医亦日进。医日新兮，病亦日进。"这句复旦大学上海医学院院歌歌词，在如今全球疫情背景下，仍然有着深刻的现实意义。

11月2日，滴水湖畔，复旦大学党委副书记、上海医学院党委书记袁正宏与《新民周刊》进行了一场深度对话。

一、顶尖医院一起面对全球挑战

（一）《新民周刊》：复旦大学上海医学院（以下简称复旦上医）会承办"世界顶尖科学家医院院长论坛"的初衷是什么

袁正宏：这是复旦上医在 2018 年部委市三方共建托管、开启全面深化医学教育管理体制改革试点以来，第一次联合主办世界科学界规格最高的年度科学家论坛的医学分论坛。

我们都知道，如今"世界顶尖科学家论坛"已经成为中国和世界科学界进行高层次交流、推进科技合作的高端平台。我们认为"世界顶尖科学家论坛"已有的主题里如果加上卫生健康的话题，对论坛是一个极好的补充。今年论坛策划的时候，这个建议被协会接受了。

国际化一直是复旦上医的一张名片，我们与全球诸多著名医学教育科研和医疗服务机构建立了交流合作关系，尤其在疫情期间，复旦上医专家参加世界卫生组织国际联合专家组及与多国政府和卫生机构等进行视频会议，积极分享中国防疫经验。参加本次论坛的医院也代表了全球医院在医疗、科研、教学、管理能力的顶尖水平。应该说，这是一次全球各国顶尖医院的盛会。

过去，我们更多是通过国际交流来提升我们自己的水平，但现在，我们的医生在国际上越来越多地发出我们的声音，中国人也能参与推动世界卫生健康医学事业的发展。我们希望通过世界顶级科学家论坛，邀请全球顶级医院管理者共同交流进步，扩大中国的影响。

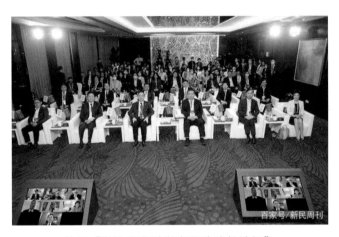

首届"世界顶尖科学家医院院长论坛"

（二）《新民周刊》：在医学领域开展国际合作和对话，对于共建人类命运共同体有怎样的意义

袁正宏：人类命运共同体，首要维护的是人类的生存和健康这一最基础、最根本的权利。习近平总书记在第 73 届世界卫生大会视频会议开幕式上，发表了题为《团结合作战胜疫情 共同构建人类卫生健康共同体》的致辞，呼吁各国携起手来，共同构建人类卫生健康共同体。

今年世界顶尖科学家论坛的主旨是"科技，为了人类共同命运"，复旦上医创建 94 年，"为人群服务""做人类的服务者"深植于学校的精神传统，一直积极响应国家号召，投身人类卫生健康共同体建设。

我们几十位参会嘉宾和组织，跨越全球十几个国家和 15 个时区，面临着疫情带来的物理区隔，但我们克服各种困难，通过线上线下联系在一起，这本身就证明了我们是一个紧密的共同体。在医学领域开展国际交流对话，是构建人类卫生健康共同体的重要实践。通过这次论坛的举办，我们希望努力实现三个方面的目标。

一是共同应对新冠疫情挑战。新冠疫情以来，通过开放合作和信息共享，全球的医学科研工作者和医务人员在病毒研究、临床救治、疫情防控、疫苗药物开发方面形成了一大批研究成果。但在疫情反复的当下，我们仍然需要在新冠肺炎药物、疫苗、检测产品开发等方面继续深化合作，共同寻找新冠应对之道。

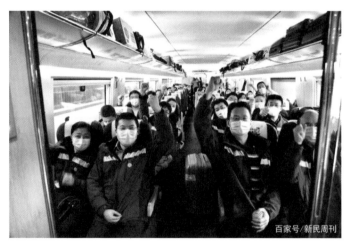

2020年2月4日晚，华山医院第三批援鄂医疗队（国家紧急医学救援队）出征

二是推动全球公共卫生治理。如果说新冠疫情最初是医疗问题，那么现在已经是公共卫生的治理问题，需要我们建设一个现代化的完善的公共卫生治理体系，比如疾病的预警预测响应机制，在全社会倡导文明健康的生活方式等。卫生健康是全人类共同的事业，保障人类健康需要各国通力协作，高校和医院作为重要的民间力量也应发挥积极作用。

三是通过顶尖医院的科技创新，推动前沿的科技创新成果转化。面对困扰人类健康的已知和未知的问题，让医学科技创新成果更好地造福人类。

二、 用好的评价体系鼓励科研创新

（一）《新民周刊》：在您看来，顶级医院如何通过科技创新应对包括新冠在内的重大疾病

袁正宏：科学技术是人类同疾病较量的锐利武器，人类战胜大灾大疫离不开科学发展和技术创新。纵观全球医学科学发展趋势，高校及其附属医院越来越成为现有医疗体系的核心，也是科技创新的最大平台之一。

在中国，高校附属医院是公立医院高质量发展的先行者和排头兵。紧密依靠科技创新的力量，驱动学科建设与发展，开展疑难危重症诊断治疗技术攻关，推动前沿医学科技创新研究和成果转化，进行高层次医学人才培养，是公立医院尤其是顶尖公立医院高质量发展的必由之路。

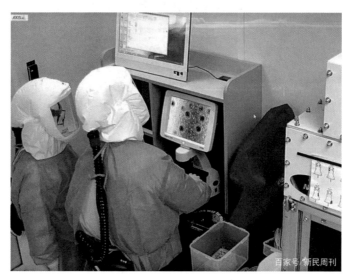

科研人员在 BSL‐3 实验室工作

我想，医院走好科技创新之路重点要做好以下四个方面。

一是立足"大健康"。从医院来讲,要把以疾病治疗为中心加快转变为以健康促进为中心,打破高校和医院界限,发挥综合性大学优势,贯通大健康学科体系。

二是回应"大问题"。什么是大问题?我认为就是根本性、技术性的问题,比如去探索疾病发生的根本原因。此外,针对疑难杂症,顶尖医院要进行创新研究,根据现在科学发展最前沿新技术或者新理念,在生物医药、医疗器械等方面进行创新,解决我们现有疾病诊断治疗的一些瓶颈问题,实现"从 0 到 1"原始创新突破和关键领域自主创新引领。

三是建设"大平台"。目前上海正在全力建设亚洲医学中心城市,在医学领域,我们也希望通过构建大平台来推动卫教领域国际大科学计划,比如国家实验室、国家医学中心、临床医学研究中心等国家级临床科研平台和重大融合创新平台,提升集群研究组织和全链整合能力,在国际上能够形成领先的医学科技创新体系。

四是推动"大融合"。坚持科研、临床、防控一线相互协同和产学研各方紧密配合,提升医院在教育科研攻关、医防与医研结合、大数据人工智能等新技术应用方面的能力和应对公共卫生安全的水平。

(二)《新民周刊》:科技创新对于医疗卫生事业的发展如此重要,您觉得科研创新的评价标准是什么?如何为医学科研人才提供好的研发环境

袁正宏:我想很多时候存在一个误区,即所谓科研创新一定是在实验室里拿着试管和做 PCR 研究出来的。实际上对医院来讲,科研创新应该深入到医院的诊断、治疗、管理和服务中间去,只要能通过对日常工作的思考和提炼,解决实践中遇到的问题,这就是创新。

一个好医生,应当对每一个病人都进行分析,同时对每个病人都提出最合理的一个方案来达到最好的治疗效果。不光是医生可以在临床中创新,护理人员同样也可以。对于医疗行为中存在的大量风险行为,护理人员提出了很多新的改进方法,以减低风险、提高诊疗水平,这也是创新。

附录

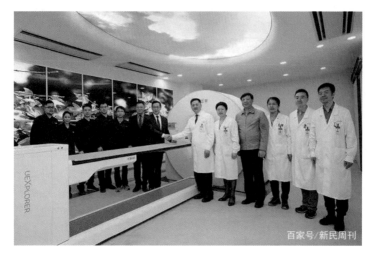

2019 年 4 月，全球首台全景动态 PET‑CT 成像系统在复旦大学附属中山医院进入临床试验阶段

不能否认的是，我们的评价体系有进一步改进的空间。医院和医学事业的发展需要多元化的人才，有研究型人才、临床型应用型人才、复合型人才等，评价标准自然也不能一概而论。相关部门已经意识到了这个问题，相信随着评价体系的进一步完善，一定能制定出分层分类评价的科学标准，让真才实学的人能脱颖而出，绩效上也能够得到体现。

三、 顶尖医学人才也应是给人温暖的人

（一）《新民周刊》：在高端医疗人才培养中，顶尖医学院和顶尖医院如何发挥作用

袁正宏：医疗资源里最紧缺是什么？是人才。三年，一家医院可以增加 1 000 张或者 2 000 张床位；但三年时间，能找到足够的高水平医生吗？很难。

高水平医学人才的培养需要 10 年甚至更久的时间，而高水平医学人才，又是医院不断实现高质量发展、可持续发展的重要保证。

复旦上医素来有医学界的"黄埔军校"的美誉，培养出了一大批海内

外知名医学大家、医学科学家和医学管理人才，应该说在高水平医学人才培养方面有一定的经验。我们坚信，高端医疗人才的培养上，医院可以发挥的作用是非常大的。

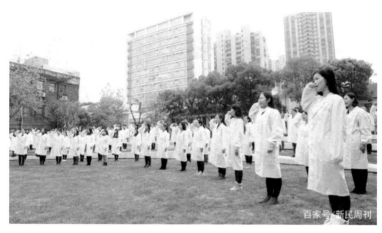

医学生们在誓言碑前宣誓

在医学院，学生学到了一些基础知识，大量的临床知识需要在医院学习，医学生的临床能力更需要在医院的实践中才能完成。医院在医疗服务上具有整体性和独立性，但医院的教学科研、人才培养和学科建设，则与医学院紧密相连。

所以需要加快医学教育创新，换句话说，就是要夯实高校附属医院医学人才培养主阵地的作用，否则医学教育高质量发展、高水平人才的培养是无法实现的。因此，复旦上医不断探索如何深化综合性大学医学教育综合管理体制改革，把附属医院教学、科研建设纳入学校发展整体规划，实化医院人才培养功能，强化医院临床教学主体职能，健全临床教学组织机构，建强医院临床师资队伍。

现在医院除了医生护士管理者以外，还有大批非医学背景的工作人员，比如人工智能、大数据、高端影像等专业，所以，如同我前述的，医院也要进一步完善研究型、复合型和应用型分类人才培养体系，聚焦临床科学研究能力，开展创新型医师科学家培养；大力推动医工、医理、医文学科交叉融合和复合型创新人才培养；以八年制临床医学教育新路径为突破，推动"基础-临床-预防"融通的整合式医学教育，健全临床医学教育、住院医师规培和继续医学教育的全过程管理衔接。

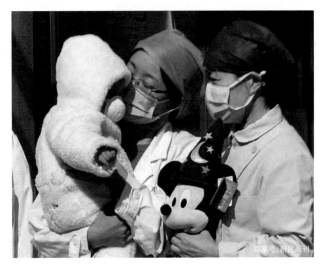

2020 年 2 月 20 日，上海最小新冠肺炎患者治愈出院

（二）《新民周刊》：疫情以来，公共卫生专业重新得到重视，现在学生报这个专业是不是热度有增加，怎么吸引优秀人才从事这个专业？医学生的培养周期很长，而上海又是一个经济发达的城市，如何让医学生沉下心来从事医学专业

袁正宏：这个问题非常好，但我想这个问题不能仅靠医学院一家来解决。

去年复旦大学发布了《加快公共卫生学科群建设行动计划》，扩大招生名额，加强学科建设，进一步提升了该学科的软件硬件，进一步完善学生培养的体系。

但一个人是否能安心工作、不流失，归根结底在于他/她的个人价值有没有得到真正体现，发展有无空间、工作有无得到真正尊重。所以要继续重视这个专业的发展，提高相关岗位的待遇，让全社会认同、尊重这个职业，这也是非常重要的一点。

当然，医院也要保证医生的待遇，在医院营造一个和谐温馨充满关爱的环境。比如复旦大学附属中山医院已经连续多年获评医院机构的最佳雇主奖项，如果大家在单位里工作很舒心、待遇也很好并且受人尊敬，那么会让人觉得辛苦得很值得。

很多人认为，医院是服务性行业，我不完全认同，当然，它有一定的服务性功能。医生面对的是患者，面对很多复杂的疾病，需要精湛的医术去解决临床问题，是专业性人才。医生需要不断

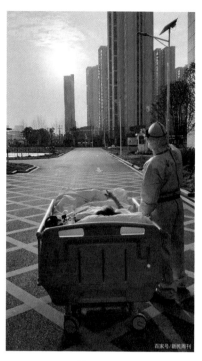

落日余晖

努力、提高自己的专业知识，为患者考虑最优的治疗方案，但医生也要得到患者的信任、支持和配合及社会的尊重，绝不是简单的服务和被服务关系。

学医很辛苦，我相信最后留下来做医生的这部分人，内心一定有对生命的尊重和热爱，愿意为医学事业做奉献。复旦上医非常重视人文教育，去年武汉抗疫期间那张"落日余晖照"温暖全网，故事发生在中山医院年轻医生身上，我认为是有一定的必然性的，因为培养有温度的医学创新人才，正是复旦上医所一直倡导的。

（来源：2021 年 11 月 13 日《新民周刊》）

附
录

附录四　要在建设"第一个复旦"的征程中走在前列

12月10日下午，"建设'第一个复旦'"开幕动员论坛在复旦大学邯郸校区光华楼举行。中山医院院长樊嘉院士参会并作了主题为"把握高质量发展内涵，打造国际顶级医学中心"的交流发言。会上，樊嘉院长表示，建设"第一个复旦"是党中央、总书记交给我们的光荣任务。"第一个复旦"不是欧美名校的模仿者、跟随者，而是扎根于中国大地、有着鲜明的中国特色、独一无二的办学特质、国际公认的顶尖竞争力的世界顶级高等学府。中山医院作为国内大型公立医院的排头兵、领头羊，更要在建设"第一个复旦"的征程中走在前列！

中山医院历史悠久，创建于1937年，是最早由中国人自己创建和管理的大型综合性医院之一。中山医院的创始初衷，就是要在中国的土地上，建立一家中国人自己的医院，为中国民众服务。建院以来，共有11

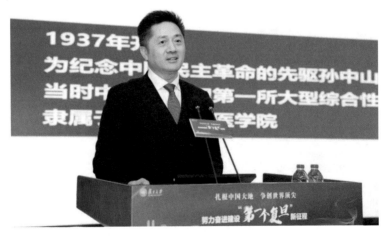

把握高质量发展内涵　打造国际顶级医学中心

名一级教授曾在中山医院工作过。一代代中山人传承着他们敢为人先，砥砺奋进的先进精神，埋头苦干，倾心钻研，培养出了一大批医学家，其中有两院院士 5 名。

从中山医院的发展历史来看，中山医院史本身就是一部医学科技创新的历史。作为中国人自己创建和管理的第一家大型综合性医院，中国医学

曾在中山医院工作的11位一级教授

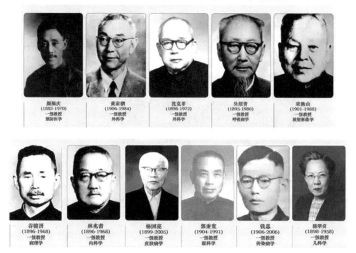

医院人才荟萃

建院至今，共有五位院士

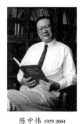 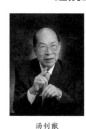 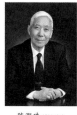 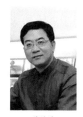 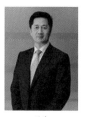

陈中伟 1929-2004
中国科学院学部委员
中国科学院院士
骨科专家
世界断指再植之父

汤钊猷
中国工程院院士
肝癌研究专家
肿瘤外科学家
小肝癌研究奠基人之一

陈灏珠 1924-2020
中国工程院院士
心血管病专家
医学教育家
中国当代心脏病学
主要奠基人之一

葛均波
中国科学院院士
心脏病学家
现任中山医院心内科主任

樊嘉
中国科学院院士
外科学家
肝肿瘤外科与肝脏移植专家
现任中山医院院长

备注：按照当选院士时间排序

两院院士

史上的许多"第一"都是在中山医院诞生。例如，国内首例肺功能检查、真丝人造血管、心脏直视手术、人工心肺机、人工肾透析机等。科技创新的传统在医院的发展过程中得以传承和发扬。

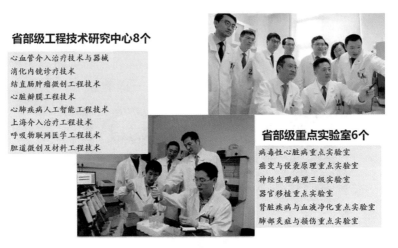

整合科技资源配置

进入新时代，中山医院构建了全新的科技创新的体系。21 世纪以来在医疗新技术、生物医药、医疗器械等领域取得了多项创新突破。正是通过持续不断地临床技术精进和医学科学创新，中山医院的综合声誉已排名全国第四、上海第一。进入新时代以后，中山医院更是进一步把握高质量发展内涵，提出了新的医院愿景，就是建设"世界一流的创新型、智慧型现代化医院"，打造国际顶级医学中心。

创新是医学高质量发展的灵魂。中山医院的全新科技创新体系主要从四个方面高质量推进和保障医院科创工作。包括：注重整合科技资源配置、注重临床需求问题导向、注重创新人才教育培养、注重激发科技创新活力。在整合科技资源配置方面，医院拥有强大的科研平台。其中包括 8 个省部级工程技术研究中心和 6 个省部级重点实验室。

第一方面，将各类科技资源进行了重新整合配置，成立了多学科临床诊疗中心、临床医学研究所、肿瘤防治中心、精准医学中心、生物治疗中

排名	医院名称	专科声誉	科研学术	总得分
1	中国医学科学院北京协和医院	80.000	15.396	95.396
2	四川大学华西医院	69.570	20.000	89.570
3	中国人民解放军总医院	58.658	12.734	71.392
4	**复旦大学附属中山医院**	**32.254**	**12.032**	**44.286**
5	上海交通大学医学院附属瑞金医院	32.807	11.436	44.243
6	华中科技大学同济医学院附属同济医院	23.676	14.150	37.826
7	复旦大学附属华山医院	25.232	9.415	34.647
8	中山大学附属第一医院	23.345	10.930	34.275
9	华中科技大学同济医学院附属协和医院	19.485	14.100	33.585
10	浙江大学医学院附属第一医院	17.002	14.060	31.062

2020年度复旦大学医院管理所综合排名

心、转化医学中心、影像诊断中心、检验医学中心、病理中心、妇科肿瘤中心、甲状腺疾病诊疗中心。

第二方面，科技创新体系坚持以临床需求问题为导向，注重开展规范的临床研究、解决临床实际问题、促进从临床到基础再到临床的快速转化。为此，医院成立了专门的临床研究管理部门，设立临床研究专项基金，这2年共资助2000多万人民币。医院还加强牵头多中心临床研究，建立可推广应用的共识和规范化方案。从2014年以来，设立了"中山医院临床新技术应用推广奖"，用于奖励在国际、国内领先的临床诊疗技术。

第三方面，注重创新人才的教育培养。医院的目标是打造一支结构合理、素质优良、数量充足的创新型、复合型、高层次人才梯队，这样才能始终保持医院科技创新的生机和活力。在这个梯队中，抓住"关键人才"的培养，例如领军人才、学术带头人、高水平学术骨干和具有潜力的青年骨干。

第四方面，注重激发科技创新活力。通过促进专利转化，激发员工的科技创新活力。从顶层设计上，医院制定和完善医学专利管理制度，构建

附录

- 设立"中山医院临床新技术应用推广奖"
- 自2014年以来已成功举办七届
- 每年评选出一等奖1名，二等奖2名，三等奖3名，入围奖10名
- 共计336项获临床新技术认证（包括27项护理新技术）

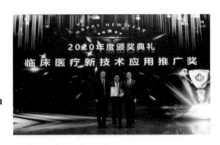

临床新技术应用推广奖

形成一支结构合理、素质优良、数量充足，创新型、复合型、高层次的人才梯队

抓住"关键人才"
- 科主任、学科带头人：加强领导力
- 优秀人才、后备人才：选拔和培养
- 走出去、引进来、广交流

制定人力资源发展规划，建设专业人才梯队
- 医师、护理、药剂、技师、科研、财会、管理、后勤、信息等
- 各层次人才梯队（国家海外高层次人才、杰青、长江学者、领军人才、优青等）

完善绩效考核机制，实行差异化的薪酬管理体制

创新人才教育培养

了专利转化的标准化流程。作为公立医院，提高医疗服务能力、提高疾病诊治水平、保障人类生命健康是第一要务。为此，医院科研工作把促进专利转化、鼓励技术创新、开展临床研究作为重中之重。

- **医学专利管理制度不断完善，专利全程管理，从全院创新科研项目遴选、培育、对接**
- **构建专利转化标准化流程**

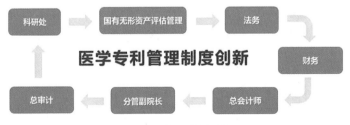

医学专利管理制度创新

2020年，中山医院专利转化26项，签约总金额1315.2万元人民币。以上四项措施有力推动了医院的科研发展，在最新发布的2020年度中国医院科技量值综合排名中，中山医院排名全国第三，上海第一。从引领医院快速发展角度看，科研创新带动了医疗服务水平的全面提升：中山医院每年门急诊人次近500万、住院人数近19万、手术人数近14万，连续两年获国家三级公立医院绩效考核A＋＋，CMI值达到1.49，出院患者四级手术占比等重要指标均为满分。创新助力中山医院以人民健康为中心，始终提供国际一流的医疗服务。

排序	医院名称	科技产出	学术影响	科技条件	量值
1	四川大学华西医院	64.72	18.8	16.48	100.00
2	中国医学科学院北京协和医院	37.67	18.05	13.78	69.5
3	**复旦大学附属中山医院**	**29.73**	**14.06**	**10.45**	**54.24**
4	浙江大学医学院附属第一医院	24.07	13.74	13.01	50.82
5	华中科技大学同济医学院附属同济医院	27.38	12.56	10.42	50.36
6	中国医学科学院肿瘤医院	22.88	16.18	9.88	48.94
7	北京大学第三医院	24.71	12.18	11.23	48.12
8	上海交通大学医学院附属瑞金医院	20.68	13.27	12.37	46.32
9	华中科技大学同济医学院附属协和医院	27.37	12.01	6.85	46.23
10	中南大学湘雅医院	28.64	7.99	9.14	45.77

2020年度中国医院科技量值（STEM）综合排名

智慧化是医院高质量发展的推动力。进入新时代以来，人民对于医疗的需求在发生改变，因此国家相继出台了一系列的政策和指引，推动智慧

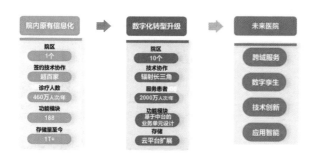

数字化赋能医疗

医院的建设，加快医疗服务和医疗管理的数字化转型。以 5G、人工智能等数字化技术为切入点，打造全场景覆盖医疗应用的服务生态圈，推动医疗智慧化到医院智慧化，再到医学智慧化的层级跃升。

在医疗智慧化方面，将打造中山模式"1234"战略，包括建设 1 站式中山智慧医疗生态圈；树立"以患者为中心，以疾病为中心"的 2 个理念；明确人性化、功能化、智能化 3 个定位；构建患者孪生、医生孪生、院区孪生、管理孪生 4 重孪生。

融合 5G 的医联体数据协同创新平台，将实现不同院区同质化管理，更有效地提升医疗服务能力和效率。数字孪生智慧医疗生态圈可以从全局

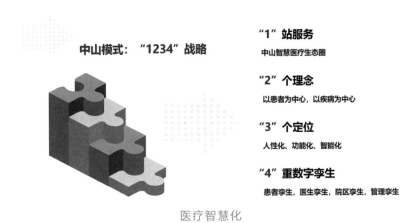

医疗智慧化

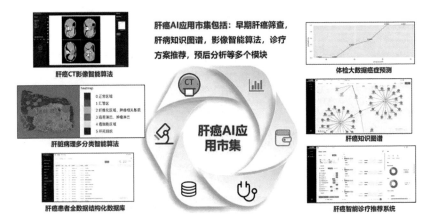

医疗智慧化-肝癌 AI 应用市集系统

的角度优化医疗资源的配置，为医护、患者、管理三方提供全场景的智慧服务。通过对医院数据的融合和集成处理，进一步开发出影像质控、辅助诊断等多种医疗应用，实现医疗的智能化。例如在肝癌的诊疗上，已建立了人工智能辅助问诊——肝癌 AI 应用市集系统，建设有早期肝癌筛查、肝病知识图谱、影像智能算法、诊疗方案推荐、预后分析等多个模块。

在医院智慧化方面，中山医院打造了院内院外无感知、线上线下一体化的智慧医院模式，从时间与空间维度上起到了降本增效的效果，使服务更具人性化、功能化与智能化。患者的诊前、诊中及诊后，都有数字化服务全覆盖，有效提升了患者的满意度。中山医院在智慧门诊、智慧病房、新型医疗技术、远程医疗及数字化转型等方面引入了大量新技术、新方法、新模式，智慧服务已覆盖了院前、院中和院后。

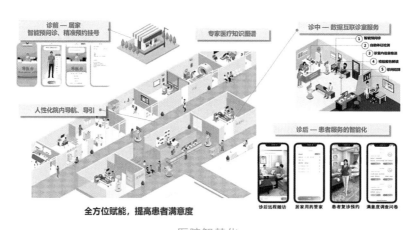

医院智慧化

中山医院牵头建设并运行了"长三角智慧互联网医院"。通过医院智慧化推动了区域之间的医疗同质化，显著提升了区域医疗服务能级。在医学智慧化方面，中山医院正进一步推动大数据与云计算、人工智能等技术落地落实，将"产、学、研"深度融合，不断推动医学进步。例如借助 AI 技术，赋能临床诊断，有效地提高医师读片的效率和质量。VR/AR 为外科医生提供了虚拟现实的模拟训练方式，可显著提升手术的质量和保障医疗安全。海量的医疗数据资源，经过人工智能技术的筛选和分析，将为临床诊疗和科研创新提供高价值的信息支持。

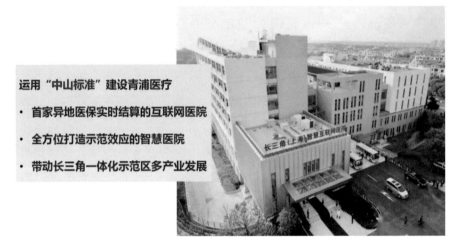

长三角（上海）智慧互联网医院

建设国际顶级医学中心是医院的目标。去年以来，习近平总书记多次强调，要加强国家医学中心建设，加快优质医疗资源扩容和区域均衡布局。"十四五"规划将国家医学中心明确为"十四五"重点工程项目。这是党中央、国务院对我国医学事业发展的重大战略部署，将有力地推动我国医学产业和事业的发展。

面对当前日益复杂的国际形势，突破外部科技封锁与参与全球创新竞争将成为支撑我国未来崛起的重要保障。生命安全和生物健康领域的重大科技成果是保障人民健康的国之重器，亟需依托国家医学中心解决我国在疫苗、生物技术、医药器械和医疗设备等领域的"卡脖子"问题。

中山医院积极创建国家医学中心，按照"边建设、边产出"的工作思路，把院企合作、攻关突破医学"卡脖子""临门一脚"问题作为内涵，把上海国际医学科创中心和青浦新城院区建设作为硬件，起草了建设方案，获得了国家发展改革委和国家卫生健康委的好评。今年9月，中山医院获批国家发展改革委首批国家医学中心（辅导类）建设单位。10月，《复旦大学附属中山医院国家医学中心建设项目可行性研究报告（代项目建议书）》已送国家发展改革委审批。

创建国家医学中心

中山医院的国家医学中心建设将面向国家战略需求和医药卫生领域重大科学问题，努力破解影响人民健康的重大疾病的预防、诊断、治疗和康复难题，以满足重大和疑难复杂疾病临床需求为重点，瞄准尖端医疗技术、国际前沿技术，重视平台学科、交叉学科建设，率先应用新技术、新产品，打破常规，形成一批在医疗技术、医疗质量、临床研究等方面领跑国际的优势学科，从而建成国际顶级的医学中心。医院坚信，世界不会有第二个"克利夫兰""霍普金斯"，但一定会有"第一个中山"。

在复旦大学党委的坚强领导下，在学校和上海医学院的具体指挥下，中山医院必将全力以赴，持续推进高质量发展，扎根于中国大地，服务于中国人民，助力学校高质量建设好"第一个复旦"。

（来源：2021年12月11日"复旦上医"微信公众号）

附
录

附录五　与病毒赛跑，加速攻关传染病防控关键技术

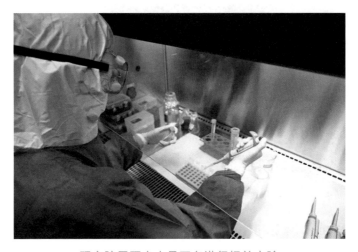

研究院里研究人员正在进行相关实验

新冠肺炎疫情仍在全球蔓延，"奥密克戎（Omicron）"这一新冠变异毒株的出现再度拉响疫情警报。全球抗疫形势严峻的当下，在上海，有这样一群人，不断与病毒赛跑，为上海乃至全国的精准防疫提供有力支撑。这就是上海市重大传染病和生物安全研究院的"抗疫战队"。

近日，记者探访上海市重大传染病和生物安全研究院，成立一年间，"边建边研"、与病毒赛跑，是这里的主节奏：在新冠病毒高效中和抗体、广谱抗冠状病毒药物靶点、新冠病毒疫苗研究、新冠肺炎疫苗接种策略、非药物干预措施等领域研究取得重要进展，在高水平学术刊物上发表文章 55 篇，多个成果转化正在推进；向上海和国家相关部门提交 8 期专报，收到国务院应对新型冠状病毒肺炎疫情联防联控机制综合组的感谢信……

作为落实上海"公卫20条"的重要举措，研究院成立之初就肩负特别使命。上海市重大传染病和生物安全研究院院长、复旦大学上海医学院副院长吴凡说："研究院正加速攻关传染病防控关键技术，为保障人民健康和城市公共卫生安全贡献上海力量。"

上海市重大传染病和生物安全研究院是由上海市人民政府和复旦大学共同建设的独立法人事业单位，依托复旦大学上海医学院进行系统化建设，实行理事会领导下的院长负责制，院长由复旦大学上海医学院副院长吴凡挂帅。市传研院于2020年11月30日正式揭牌成立，主要核心骨干已投入本市新冠疫情防控和科技重点研究，围绕重大传染病病原学和生物安全研究及技术转化、重大传染病临床试验和诊治、重大传染病与生物安全大数据与预警预测研究以及重大传染病与生物安全防控策略和政策研究四个主要研究方向边建边研，并在新冠病毒感染特征与致病机制研究、新冠肺炎流行病学研究等多个领域取得重要进展，为上海疫情防控工作取得阶段性成果贡献智慧。

一、"全链式"共享平台逐步建立

成立之初，研究院就定下五大核心任务：构建"全链式"科研平台；建立一支国际一流、长期从事传染病和生物安全的研究队伍；形成科研联合攻关新模式；建设重大传染病和生物安全创新型人才培养基地；构建直通国内外开放的合作体系。

血液、尿液、脑脊液、咽拭子、组织、核酸等多种标本类型，在-80℃系统实现全自动样本存取，达到百万级存储量，此外，与实体样本有关的临床诊疗、伦理审批、知情同意等健康相关信息也一起智能化存储与管理。

这是上海市重大传染病与生物安全研究院建设中的"基于传染病病例的队列生物样本库"与"基于生命全周期的自然人群队列生物样本库"，来自临床研究、科研院所的，针对新冠肺炎、季节性流感和禽流感、艾滋病等严重威胁全球公共卫生安全和我国人民健康的新发、重大传染病的生物标本，在这里实现系统化、标准化、规范化、智能化的样本管理与共享。

为支撑上海和国家公共安全体系而生的研究院已成立一年，技术能力更强的"全链式"共享平台逐步建立，更多元自由的协作机制和氛围让科研团队迅速、顺畅地开启探索。

二、 创新人才机制　为防控决策提供大量依据

如何实现科研人才快速集聚？研究院创新科研人员双聘体制机制，整合全市重大传染病和生物安全领域的科研力量，打造"上海协作平台"，为疫情防控决策提供科学依据，在多次疫情处置中得到采用。

如研究院承担的市政协"公共卫生应急管理体系建设"重大调研课题，团队为此走访了多个委办局，比对国内外不同城市的公共卫生应急管理体系建设，认为上海基本实现了统一指挥、专常兼备、上下联动、反应灵敏。课题主要负责人、研究院双聘 PI 罗力教授说："在实施常态化防控后，上海的历次疫情，做到了快速响应、精准防控，体现了"上海速度"

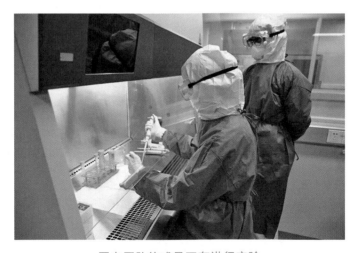

罗力团队的成员正在进行实验

和"上海精度"。这背后，是上海广大市民的高度自觉、基层网底的缜密厚实，以及强有力的公共卫生应急反应指挥体系，做到了迅速找到疫情源头、封锁传播链、切断传播途径，在防疫人员一次次与病毒赛跑中，守护了上海这座城市的安全。"

谈及下阶段防疫策略，罗力认为，通过限制入境人数、降低防控成本来助力疫情防控的策略，成效明显，但非长久之计。他们团队正在观察研究，以期拿出适应新情况、解决新问题的疫情防控新常态策略。

谈及"加盟"研究院，罗力也打开了话匣子，"研究院的成立提供了一个专注于传染病的研究平台，可以开展系列跨学科、跨界联合研究。例如，研究院探索试点'不定行政级别、享有一定自主权'的新型科研单位运行管理机制，对各领域专家学者都有吸引力。"

仅一年，研究院已引进 71 位双聘 PI。罗力的团队很有代表性，临床医学、基础医学、预防医学、数据科学、软件工程、经济学、管理学，甚至还有中文系研究生加盟。正是这支年轻的多学科团队，解决了上海在疫情蔓延初期的口罩分配难题。高效、公平调配 1.38 亿只口罩的背后，这个团队功不可没。

三、 加速打造基础设施

复旦大学上海医学院有两层楼面部署着研究院的"基础设施"——重大传染病和病原生物安全研究平台，包括了病原体高通量测序组学子平台、生物安全综合检测实验室（BSL2＋/3）和高致病性病原生物样本库。

"这三个子平台相互支撑，为各项科研工作提供了坚实的保障。"负责该建设的蔡启良教授介绍，比如结合第二代和第三代高通量测序，提升检测精准度和效率，降低成本；BSL2＋/3 实验室可保证生物安全环境下进行感染动物免疫细胞亚群、活体水平组织器官病变分析、体外感染细胞和污物表面等生理状态病原体颗粒的超高分辨率可见光或荧光可视踪检测，实现活体高深度和全景式扫描；高致病性病原样本库侧重于建立符合生物安全要求的病原样本库、标准菌种库、毒种库、感染细胞株库，保证病原生物学样本、毒株和细胞株的标准化、可追溯性以及重复性等。

四、 科技利器相继问世

受命建于新冠疫情紧急之时，该研究院的最大特点便是"边建边研"。一年来，研究院深刻落实"从快从早"，已研发多个具有自主知识产权的"科技利器"。

在这个研究院，多重呼吸道病原体荧光 PCR 检测方法、基因芯片、宏基因组测序等分子诊断方法相继问世，其中包括新冠病毒的检测试剂。在研究院双聘 PI、复旦大学附属中山医院呼吸科与危重医学科主任宋元林看来，市场上常见的检测试剂盒有不少未能满足临床需求的地方，要么检测时间长，要么价格高，或多重 PCR 只能检测少数临床常见病原微生物。

宋元林团队联合中山医院检验科郭玮主任团队，与伯杰联合研发的 38 联检测 PCR 试剂盒可在 4 小时内完成对既定 38 种呼吸道病原体的检测，涵盖临床常见 99.9％的真菌、结核、细菌、病毒等病原微生物，不仅适用于临床检测，也可进行大规模流行病学调查。该成果已实现转化，并在进一步临床验证中，初步结果显示具有较好的敏感性和特异性，且价格较低。

宋元林团队研究这个项目已有三四年，为何能在研究院获得快速进展？他认为，研究院为更多 PI 团队搭建了多纬度的合作平台，以往各科专家深耕于自己的专业领域，想要打个照面都难。而在研究院，物理空间近了，专家间的"头脑风暴"也变得愈加频繁。

宋元林还提到，研究院打破条条框框的同时，也让基础研究与临床研究结合得更紧密。目前，他手上多个科研课题如建设重症肺炎标本库、耐药菌感染免疫分型研究等，便是和公卫学院、基础医学院等学院的教授合作，联合攻关模式有望助力更多医学科技成果"加速跑"。

五、 参与全球健康治理 贡献"上海力量"

全球战"疫"一盘棋，各国科学家在病原、疫苗、药物、临床、流行病等各个领域正快速推进新冠肺炎相关研究，不断取得新的成果和进展。研究院的建设目标之一便是构建直通国内外开放的合作体系，参与全球健康治理，贡献"上海力量"。

作为研究院的双聘 PI，复旦大学公共卫生学院流行病学教授王伟炳团队在输入性风险预测、全球性疫情防控干预措施效果等研究领域已取得不少成果。

新冠病毒是否会像"非典"一样在夏天消失？去年春天，王伟炳团队从全球水平层面探究了 8 个国家 202 个地区的平均气温、平均最高气温、平均最低气温、相对湿度和紫外线与累计报告病例数和新冠病毒基本再生数（R0）的关系。成果最终报送上海市政府并建议：不能依靠春季回暖来抑制病毒的传播，建议继续执行适度严格的疫情防控措施。此后越来越多研究也证实了这项发表在《欧洲呼吸学杂志》上的"中国智慧"。

围绕新冠疫情，但不止于新冠疫情，针对严重威胁全球公共卫生安全

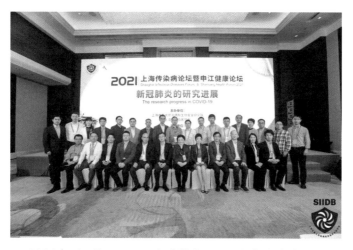

2021 年 11 月 30 日 研究院举办 2021 上海传染病论坛

和我国人民健康的新发、重大传染病，包括新冠肺炎、季节性流感和禽流感、艾滋病、结核、手足口病、肺炎链球菌病等，研究院正在进行高质量、智能化生物安全样本库建设。王伟炳透露，团队正与浙江、安徽、江苏三省联动，打造基于长三角区域的呼吸道综合征监测系统；与全国各大医院共同探索传染病症候群队列研究，以期尽早发现"苗子事件"，做到"四早"，守护人民健康。

不久前，研究院举办了"2021上海传染病论坛"，一系列新成果吸引国内外同行关注和热烈研讨，研究院释放信号——重大传染病防控关键核心技术正在储备。

如今，研究院"一岁"了，影响力越来越大。据悉，"十四五"期间，研究院还将引入一批具有国际影响力的科学家、创新型顶尖科技人才，由此，实现关键核心技术瓶颈的突破和能力的"双提升"，形成重大突发传染病应对能力的闭环建设，构建高效能、一体化的协同创新体系，打造"上海平台、全国网络、国际联盟"。

（来源：2021年11月30日"复旦上医"微信公众号）